U0396457

妊娠期糖尿病专科建设理论与实践

李映桃　吴伟珍　张莹　主编

Theory and Practice of Specialty Construction in Gestational Diabetes Mellitus Department

华南理工大学出版社

SOUTH CHINA UNIVERSITY OF TECHNOLOGY PRESS

·广州·

图书在版编目（CIP）数据

妊娠期糖尿病专科建设理论与实践 / 李映桃，吴伟珍，张莹主编 . -- 广州：华南理工大学出版社，2024.8. -- ISBN 978-7-5623-7777-1

Ⅰ. R714.256

中国国家版本馆 CIP 数据核字第 2024VZ0689 号

妊娠期糖尿病专科建设理论与实践

李映桃　吴伟珍　张　莹　主编

出 版 人：柯　宁

出版发行：华南理工大学出版社

（广州五山华南理工大学 17 号楼，邮编 510640）

http：//hg.cb.scut.edu.cn　E-mail：scutc13@scut.edu.cn

营销部电话：020-87113487　87111048（传真）

策划编辑：吴翠微

责任编辑：陈　蓉　宗　艺

责任校对：洪　静

印 刷 者：佛山家联印刷有限公司

开　　本：787 mm×1092 mm　1/16　印张：23.5　字数：598 千

版　　次：2024 年 8 月第 1 版

印　　次：2024 年 8 月第 1 次印刷

定　　价：218.00 元

广东药科大学	许依伊
东莞市松山湖中心医院	梁黎璇
珠海市妇幼保健院	李兆生　温景锋　段嫦丽
南方医科大学南方医院	肖超群　黄丽萍　王振宇
南方医科大学深圳医院	陈　黎　余婷瑜　卢澄钰
广东省第二人民医院：	孟丽丽
广东医科大学顺德妇女儿童医院	何洁云　梁丽碧
四川大学华西第二医院	赵永朝
中山大学附属第三医院	郭　严　范建辉
成都市妇女儿童中心医院	雷志萍
安顺市妇幼保健院	鲁　珊
大冶市妇幼保健院	李　娅
罗定市人民医院	陈华珍　张春华
佛山市妇幼保健院	陈　佳　陈海霞　郑寒龙　郭晓玲
深圳市罗湖区妇幼保健院	黄红丽　杨　芳　杨　恒
成都市双流区妇幼保健院	李　盈　王　娟　周小琴
渭南市中心医院	安晓娜　魏满莉　赵　涛　张　咪
云南红河州妇幼保健院	李树梅　松丽华
赣南医科大学第一附属医院	罗　峰　姚细保
重庆市涪陵区妇幼保健院	刘利平　赵竟屹
玉林市妇幼保健院	黄玉琼　曾伟兰　刘伟武
深圳市妇幼保健院	肖晓梅
洛阳市妇幼保健院	李淑华　韩　坤
赣州市妇幼保健院	柯　莹　胡莉琴
惠州市第一妇幼保健院	陈　平　袁雪蓉
韶关市妇幼保健院	吴侃倪
梧州市妇幼保健院	张鹏飞
暨南大学	朱苑桐

摄影和绘画　梁建钟　李映桃　朱苑桐

主编简介

李映桃 主任医师，教授，博士研究生导师

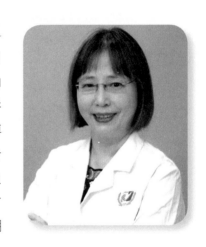

　　曾任广州医科大学附属第三医院产科主任、广州重症孕产妇救治中心副主任。专长于产科急危重症的救治和管理、产科适宜技术的研发和推广、妊娠合并糖尿病的发病机制研究及科普健康教育。现为国家博士后项目评审专家，广东省和广州市科技项目评审专家。兼任中国妇幼保健协会妊娠合并糖尿病专业委员会委员，广东省保健协会母婴安康分会主任委员，广州市医师协会母胎医学分会首届主任委员等。妊娠期糖尿病专科联盟发起人和负责人。

　　获评全国卫生系统先进个人、广州市最美医师、首届柔济名医和羊城好医生；荣获2020年度广东省医师奖、广东省医学科技奖科普奖，2022年度广东省科技进步奖一等奖、广州科普创新奖科普杰出人物奖，2023年度中华医学科技奖医学科学普及奖。

　　主持各级科研项目28项。获国家专利及著作权17项，广东省适宜技术推广项目9项。主编《产科急救快速反应团队演练及技术操作示范》《妊娠合并糖尿病疑难危重病例分析及多学科管理》《妊娠合并糖尿病知识读本》《图说糖妈妈饮食3+3》《孕期控糖一看通》《产科基本手术技能操作示范》等图书8部，主译《产科学手册》《产科紧急情况与创伤医疗管理》。在国内外发表学术论文逾百篇。

吴伟珍 副主任护师，硕士生导师

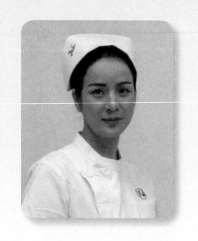

广州医科大学附属第三医院妊娠期糖尿病专区护长，医学硕士。专长于妊娠期糖尿病的护理管理、适宜技术的研发及推广。现为广东省保健协会母婴安康分会副主任委员，广东省护理学会糖尿病专委会副主任委员，妊娠期糖尿病专科联盟秘书，广州市工会"妊娠期糖尿病专科保健工作室"负责人，广东省护理学会"名护工作室"负责人。获评全国用户满意服务之星、广东好护士、广东省十佳科普工作者、广州市优秀护士、广医三院"十佳青年"等；荣获中华医学科学技术普及奖（第二完成人）、广东省科技进步奖一等奖（第二完成人）和广东省医学科技奖科普奖（第二完成人）等。主持及参与省市级科研课题15项。获国家发明专利1项、实用新型专利4项，广东省适宜技术推广项目5项。主编《孕期控糖一看通》《图说糖妈妈饮食3+3》，参编《妊娠合并糖尿病知识读本》《妊娠合并糖尿病疑难危重病例分析及多学科管理》。发表学术论文15篇。

张 莹 主任医师，教授，博士研究生导师

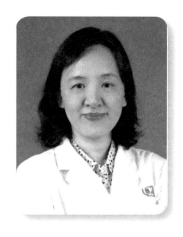

广州医科大学附属第三医院内分泌代谢科主任，内分泌代谢病学博士。长期从事内分泌代谢病临床、教学、科研工作。兼任广州市糖尿病学会副主任委员、广东省糖尿病学会常委、广东省药学会内分泌代谢用药专委会副主委、广东省预防医学会内分泌代谢专委会副主委、广东省健康管理学会内分泌代谢分会常委、广东省营养学会公共营养专委会常委、中国微循环学会糖尿病与微循环专业委员会委员、中国老年学和老年医学学会骨质疏松分会内分泌专家委员会委员、中国药学会临床内分泌用药评价分会常委等。获评岭南名医、羊城好医生等，荣获广东省科技进步奖一等奖（第三完成人）。研究方向：糖尿病、肥胖与生育相关内分泌代谢病。主持多个国家自然科学基金、广东省自然科学基金等项目，主持并参与多个国际/全国多中心临床研究项目，任多个国际期刊及国内核心期刊审稿人及编委。在国内外发表学术论文60余篇。主编《妊娠合并糖尿病疑难危重病例分析及多学科管理》。

前　言

自2023年初开始，"临床分娩量下降近半""产科'床等人'""部分产科医护被迫转岗"等相关报道频繁出现在网络媒体上，引发了"产科寒冬"的讨论。业内同仁开始反思，面临如此困境，是否只能选择转岗？如何从被动中寻找主动，通过产业技术和品牌建设实现临床突围？紧跟国内外产科专业发展趋势，加快学科建设进程，打造更完善的围产医学保健体系应当成为首要目标。亚专科建设是学科发展的基石，是专业技术深入发展的必由之路。

广州医科大学附属第三医院的妇产科有百年历史，是我国最早的妇产科临床医疗、教学基地之一。1998年成立广州市重症孕产妇救治中心，2010年成为国家临床（产科）重点建设项目单位，2017年荣获"广东省产科临床质量控制中心"和"广东省重症孕产妇救治中心"资质。坚持"专病、专技、专家、专科"的学科发展战略，2001年已经将产科分为"普通产科""重症产科"和"胎儿医学"3大专科，并逐步形成生理产科、早产防治专科、产后保健专科、孕前咨询专科、妊娠期高血压专科、妊娠期糖尿病（GDM）专科、胎盘源性疾病专科、双胎专科等亚专科门诊及专病管理小组。GDM专科成立于2010年，2015年成功立项为广州市工会"GDM专科保健工作室"，2017年成为中国GDM规范化诊治中心，2020年被授予广州市工会"广州市劳模和工匠人才创新工作室"称号并成为"广东省科普教育基地"，2022年牵头成立"GDM专科联盟"。GDM专科不断探索并践行专科发展的新模式，实现了"以治病为中心"到"以健康为中心"的转变，形成"医防融合""医育融合"的新型医疗模型。另外，也注入了人工智能和数字医疗等革命性的前沿技术。李映桃教授团队获得国家级和省市级课题30余项、广东省卫生健康适宜技术推广项目17项，编撰了9部书籍，发表了愈百篇医学论文，荣获包括2020年度广东省优秀护理集体、2022年度广东省科技进步奖一等奖、2023年度中华医学科技奖医学科学技术普及奖在内的68项荣誉。

我国GDM高发，达18.7%。疾病对母婴近远期健康影响巨大，导致医疗费用高昂。国内外一系列临床研究结果表明：经医防融合的健康监测、合理饮食与有氧运动等健康指导及临床干预措施，超80%的GDM妇女可以控制血糖水平达标，从而获得良好的母婴预后。其中健康教育是核心，让每个GDM孕妇成为自己的健康管理者是目标。目前国内各级医院都在积极推进和优先发展GDM专科，然而在如何将专科建设标准化方面，国内专家尚未形成共识。尽管GDM专科建设门槛较低且易于开展，但标准化和高质量发展仍是一个亟待解决的问题。

为此，我们汇聚广州医科大学附属第三医院GDM专科保健工作室的骨干成员，联合GDM专科联盟及其他相关单位，紧密合作，通过整合多年积累的智慧和经验，致力于撰写一部全面实用的GDM专科建设理论与实践著作，旨在协助GDM专科医护人员更好地开展工作。全书强调多学科协助、全孕周、全天候、医护患志愿者四位一体、线下联合线上，引入人工智能和数字医疗的围产保健新理念，彰显建设GDM专科需与时俱进，不断创新服务、创新技术、优化环境，并提供系统性规范管理服务。本书共分四篇18个章节进行阐述，第一篇为糖尿病妇女围产期管理，共包含6章，介绍妊娠期糖代谢相关知识及糖尿病妇女孕前咨询，糖尿病妇女孕早、中、晚期，分娩期及产褥期的保健，从营养膳食、体重管理、运动、胎儿监测、常见不适及应对措施、心理特点及疏导和相关疾病预防等方面进行系统性分节阐述；第二篇为妊娠期糖尿病专科建设，共包含2章，提出科室架构、制度、技术规范、环境及管理等方面要求，门诊和病房的一体化建设的管理与实践；第三篇为妊娠期糖尿病专科技术与管理，共包含4章，讲述了GDM专科的12种核心技术及其管理、妊娠合并糖尿病急症（糖尿病酮症酸中毒和低血糖）的急救技术、妊娠期高血糖病例的专科规范化管理示范，以及专科特色技术演练与效果评价；第四篇为妊娠期糖尿病专科建设的创新，共包含6章，包括GDM专科管理模式的创新、健康教育志愿者团队的建设及管理、GDM健康教育模式的创新、健康教育公众号的设立及管理、省级卫生健康适宜技术申报与推广，以及创新发明与专利的申报等。另外，本书附有14个健康教育工具。

鉴于编者学科建设和管理的经验有限，书中内容不足之处恳请同道们不吝指正。让我们携手并进，为促进我国GDM专科的建设，发展健康中国事业，增强孕产妇的获得感、幸福感和安全感作出贡献。

李映桃

2024年3月8日于羊城

目 录

第一篇 糖尿病妇女围产期管理

第二篇 妊娠期糖尿病专科建设

第一篇

糖尿病妇女围产期管理

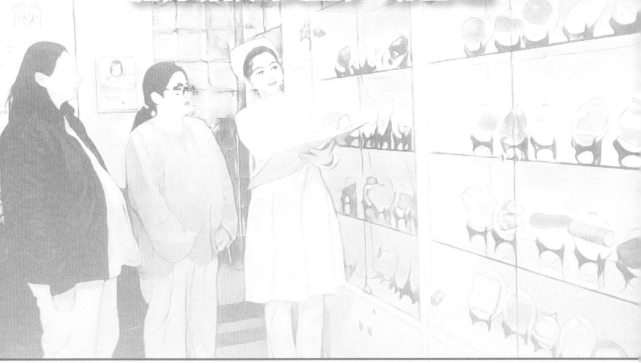

第一章　妊娠期糖代谢相关知识及孕前咨询

第一节　妊娠期母体血糖的生理变化

血液当中的葡萄糖简称为血糖，葡萄糖是身体里非常重要的一种组成成分，也是非常重要的能量来源。正常情况下，身体每日需要相当量的葡萄糖来为各个组织、脏器的正常运作提供动力。所以血糖浓度保持相对恒定是细胞进行正常代谢、维持器官正常功能的重要条件之一。

正常情况下，血糖在一天内呈动态波动，但会保持在一定范围内。血糖浓度的高低，取决于血糖的来源和去路的相对速度，其速度的调控依靠体内神经系统、激素以及某些组织器官等的共同作用。

一　妊娠期空腹和餐后血糖的特点

胎儿在尚未娩出之前，是通过脐带从母体汲取营养的，因此世界各国的饮食文化都有"孕妇一人养两人"的认知。即孕妇不仅需满足自身能量需求，还需供应胎儿生长发育所需的全部能量。由于胎儿无法直接利用脂肪和蛋白质作为能源来源，孕妇血液中的葡萄糖便成为胎儿生长发育的主要能源。随着孕周增加，胎儿对葡萄糖的需求量增多，至妊娠晚期达到顶峰，妊娠期间机体处于一种生理性胰岛素抵抗及糖耐量相对不耐受状态，而妊娠晚期尤甚。为适应宫内胎儿的发育需求，妊娠期女性的葡萄糖代谢发生了显著变化，表现为空腹血糖水平下降而餐后葡萄糖负荷增加，孕妇血浆葡萄糖的水平随妊娠进展而降低，空腹血糖约降低10%，但其机制目前尚不明了。

二　妊娠期母体血糖变化的潜在可能机制

（一）稀释效应

妊娠期血浆容量随孕周的增长而增加，于妊娠32～34周达到峰值，较非孕妇增加30%～50%，表现为孕产妇的空腹及餐前血糖较非孕妇偏低。

（二）葡萄糖的利用增加

妊娠中晚期胎儿-胎盘葡萄糖利用率上升，同时，由于β细胞功能增强，孕妇对葡萄糖的摄取也相应增加。葡萄糖和乳酸作为胎儿和胎盘的主要营养来源，其需求量在孕中期显著增加，并持续至哺乳期。

（三）糖原的生产不足

肝糖原的储备及其转化为葡萄糖的量，会受到循环葡萄糖浓度的限制。研究表明，葡萄糖较易被转运至胎盘，孕期因胎儿发育的需要，肝糖原的储备及转化能力大大减弱。另外，葡萄糖也是乳腺中乳糖合成的重要底物，产褥期哺乳使母体能量需求更大，因此每日储备的肝糖原更少。

妊娠期肾糖阈的下降会导致肾脏排泄的葡萄糖量增多，可致大多数女性妊娠期出现尿糖。

三　妊娠早期和中晚期的血糖生理变化

（一）妊娠早期血糖生理变化

由于胎儿从母体内获取的葡萄糖增加，妊娠期母体肾血浆流量及肾小球滤过率亦相应增加，但肾小管对葡萄糖的重吸收并没有相应增加，这导致一部分葡萄糖从尿中排出；雌、孕激素增强了组织对胰岛素的敏感性，加快了母体对葡萄糖的利用，从而使血糖水平降低。因低胰岛素血症可引起脂肪分解过多，使血中酮体增多，再加上妊娠反应易导致进食量减少，加速脂肪分解，所以妊娠早期至中期的空腹血糖呈下降趋势，孕妇容易发生低血糖和饥饿性酮症。

（二）妊娠中晚期血糖生理变化

因胎盘分泌的拮抗胰岛素样物质（如肿瘤坏死因子、雌激素、孕酮、瘦素、皮质醇、人胎盘生乳素和胎盘生长激素等）增多，妊娠期妇女对胰岛素的敏感性随孕周增加而下降，妊娠晚期胰岛素敏感性可降低33%～78%，人胎盘生乳素是变化最明显的激素之一。为了维持体内糖代谢在正常水平，人体对胰岛素的需求量增加，β细胞体积也增大，胰岛素分泌量增加超过50%。这一代偿机制的发生与位于人胎盘生乳素信号下游的 5-羟色胺促进了β细胞的生长和体积的增加有关。妊娠中期至妊娠晚期的空腹血糖则无明显变化，仅餐后血糖稍增高。

总体而言，妊娠可能是一种对胎儿葡萄糖供应有利的生理过程。胰岛素介导的葡萄糖利用率降低，可使碳水化合物更少地转换为游离脂肪酸，而更多地输送至胎儿组织。即使是轻度的胰岛素敏感性下降和餐后持续的高血糖，也可能有助于将营养从母体转移至胎儿，以促进胎儿的生长和发育。孕晚期饥饿会使体内的甘油三酯大量分解，产生脂肪酸及酮体，导致酮症酸中毒的风险增加。

第二节　妊娠期妇女的心理变化

一个人心理和情绪的健康基础是在生命早期的养育过程中奠定的。到成年期，这种情绪性发展也不会停止，这是健康的表现。围产保健中强调了孕妇的心理健康对宝宝的身体健康的重要性。

因妊娠期的特殊生理改变，特别是身体外形的改变、家庭中角色的转变、内分泌激素水平的变化，孕产妇心理会出现较大的变化。大部分孕妇能够适应妊娠期的各种心理变化，但也有一部分孕妇不能很好地调节自己的情绪变化，从而发生产前焦虑、产前抑郁、分娩恐惧等心理障碍。孕妇在妊娠早期、中期和晚期的心理变化特点如下。

一　妊娠早期

不管是否在计划中妊娠，几乎所有的孕妇都会产生惊讶和震惊的反应；在惊讶和震惊的同时，大多数孕妇又会出现爱恨交加的矛盾心理，尤其是原先未计划妊娠的孕妇，这种矛盾心理通常表现为情绪低落，抱怨身体不适，认为自己变丑、不再具有女性魅力等。这种矛盾心理有时甚至表现为孕妇排斥体内的胎儿，导致流产。

二　妊娠中期

多数孕妇以乐观喜悦和情绪稳定为主要倾向，随着腹部逐渐膨隆，尤其是胎动的出现，孕妇真正感受到孩子的存在，对于妊娠逐渐进入接受适应状态，心理反应趋于平静。但孕妇对妊娠的接受程度受诸多因素影响，同时，孕妇对妊娠的接受程度也可以影响其对妊娠的生理反应和不适感。

三　妊娠晚期

因子宫增大，孕妇出现行动不便、睡眠障碍、腰背痛等症状，孕妇在情感和心理状态方面异常脆弱。大多数孕妇盼着预产期的到来，然而随着预产期的临近，孕妇因婴儿即将出生而感到欢愉，但又可能因担心能否顺利分娩、分娩过程中母婴安危、胎儿有无异常而使心理负担加重，情绪不稳定，精神上感到压抑，出现紧张、焦虑、恐惧等情绪，也有的孕妇可能因为担心婴儿的性别是否为家人接受而出现恐惧、忧虑、神经衰弱等。而孕妇的不稳定情绪容易对分娩造成不良影响，对丈夫和亲人的依赖心理加重。

一般认为，妊娠是一种持续的、强烈的应激反应，容易出现焦虑、抑郁等情绪。而妊娠期糖尿病（gestational diabetes mellitus，GDM）妇女同时经历着妊娠和血糖异常波动两种机体变化，更容易产生焦虑、抑郁等情绪，继而导致交感神经释放胰高血糖素，升高患者血糖，影响血糖控制，使妊娠期糖尿病妇女进入"疾病导致心理障碍，心理障碍又加重疾病"的恶性循环中。

第三节　妊娠期高血糖的诊断与鉴别诊断

一　妊娠期高血糖的诊断

我国《妊娠期高血糖诊治指南（2022）》将2014版指南中妊娠合并糖尿病的概念更新为妊娠期高血糖，包括孕前糖尿病合并妊娠、糖尿病前期合并妊娠和妊娠期糖尿病。结合

《糖尿病分型诊断中国专家共识》等指南建议，不同类型的妊娠期高血糖分类如下：

（一）孕前糖尿病合并妊娠（PGDM）

PGDM 分为 1 型糖尿病（T1DM）、单基因糖尿病、继发性糖尿病、未定型糖尿病和 2 型糖尿病（T2DM）。

孕前已经确诊糖尿病者，具体参照非孕人群的糖尿病诊断标准。孕前未确诊糖尿病者，孕期发现血糖升高达到以下任何一项标准，则可诊断为 PGDM。

（1）空腹血糖（FPG）≥ 7.0 mmol/L（126 mg/dL）；

（2）伴有典型的高血糖或高血糖危象症状，同时任意血糖 ≥ 11.1 mmol/L（200 mg/dL）；

（3）糖化血红蛋白（HbA1c）≥ 6.5%，但不推荐妊娠期常规用其进行糖尿病筛查。

2022 版指南不再把单纯妊娠期口服葡萄糖耐量试验（OGTT）-2 h 血糖 ≥ 11.1 mmol/L 作为 PGDM 的诊断标准，建议该类孕妇妊娠期按照 GDM 管理，产后行 OGTT 检查以进一步明确诊断。

（二）糖尿病前期合并妊娠

糖尿病前期合并妊娠分为空腹血糖受损（IFG）和糖耐量受损（IGT），其诊断指标如表 1-1-1 所示。

表 1-1-1　糖尿病前期合并妊娠诊断指标

类型	FPG/mmol · L^{-1}	OGTT-2h血糖/mmol · L^{-1}
空腹血糖受损	≥6.1，<7.0	<7.8
糖耐量受损	<7.0	≥7.8，<11.1

孕妇在首次产前检查时进行 FPG 筛查以除外孕前漏诊的糖尿病，若 FPG 为 5.6～6.9 mmol/L，可诊断为 IFG 合并妊娠。明确诊断后应进行饮食指导，妊娠期可不行 OGTT 检查。

（三）妊娠期糖尿病（GDM）

GDM 是与妊娠状态相关的糖代谢异常，但未达到非孕人群的糖尿病诊断标准，其发生与妊娠中后期的生理性胰岛素抵抗相关，占妊娠期高血糖者的 75%～90%。GDM 分为 A1 级和 A2 级，其中通过营养和运动干预可将血糖控制达标者为 GDMA1 级，需使用降糖药物才能将血糖控制理想者为 GDMA2 级。

诊断 GDM 时需注意：由于妊娠早中期随孕期进展 FPG 水平逐渐下降，因此妊娠早期 FPG 在 5.1～5.6 mmol/L 范围内不作为 GDM 的诊断依据，需要随访；推荐此类妊娠早期检测到高风险糖代谢异常或既往未发现患有糖尿病的孕妇在孕期均进行以下检查。

（1）在妊娠 24～28 周行 75 gOGTT 检查：任何一个时间点血糖值达到或超过空腹血糖值 5.1 mmol/L，口服葡萄糖后 1 h 血糖值 10.0 mmol/L，口服葡萄糖后 2h 的血糖值 8.5 mmol/L，即诊断为 GDM。若首次产前检查 ≥ 妊娠 28 周，也建议尽早行 OGTT 试验。

（2）也可在妊娠 24～28 周复查 FPG，若 FPG < 4.4 mmol/L，发生 GDM 可能性极小，可

暂不行 OGTT 检查；若 FPG ≥ 5.1 mmol/L，可直接诊断 GDM；若 FPG 为 4.4～5.1 mmol/L，需行 OGTT 检查确诊，诊断标准同（1）。

二 妊娠期高血糖的鉴别诊断

（一）孕前糖尿病合并妊娠（PGDM）

1. T1DM

T1DM 由胰岛 β 细胞破坏、胰岛素分泌缺乏所致，经典 T1DM 患者发病年龄通常 < 20 岁，体型非肥胖，以酮症或酮症酸中毒起病，"三多一少"症状明显，血清 C 肽水平明显降低，大多数有胰岛特异性自身抗体（如 GADA、IA-2A 等），需依赖胰岛素治疗。T1DM 具有较大的异质性，按病因可分为自身免疫性和特发性两种亚型，且自身免疫性 T1DM 居多；按起病急缓可分为暴发型、经典型、缓发型三种亚型，以缓发型 T1DM 居多。

2. 单基因糖尿病

单基因糖尿病由影响胰岛 β 细胞发育、功能或胰岛素作用的单个基因突变所致，临床表现各异，包括新生儿糖尿病（NDM）、青少年发病的成人型糖尿病（MODY）、线粒体糖尿病、自身免疫单基因糖尿病、遗传综合征单基因糖尿病、严重胰岛素抵抗单基因糖尿病及脂肪萎缩单基因糖尿病。

3. 继发性糖尿病

继发性糖尿病由特定疾病或药物等相关因素所致，血糖升高可作为原发疾病的特殊表现或重要组分，包括胰源性糖尿病、内分泌疾病性糖尿病、药物或化学品相关性糖尿病、感染相关性糖尿病、罕见免疫介导性糖尿病及遗传综合征相关性糖尿病。

4. 未定型糖尿病

部分糖尿病患者表现不典型，根据其症状、体征，胰岛功能、胰岛自身抗体及基因检测等结果仍不能分型。

5. T2DM

T2DM 主要由胰岛素抵抗及胰岛素分泌相对不足所致，临床表型异质性大，患者通常发病年龄较大，体型肥胖，可有明确的 T2DM 家族史，起病缓慢，"三多一少"症状不明显，常有胰岛素抵抗相关表现（如黑棘皮、高血压、血脂异常、代谢综合征、多囊卵巢综合征等），部分可有酮症倾向，无须依赖胰岛素治疗。T2DM 为排除性诊断，需完善胰岛功能、胰岛自身抗体、基因检测等检查，排除其他病因引起的糖尿病后才可诊断。

（二）应激性高血糖

应激性高血糖指在严重创伤、脑血管意外、急性心肌梗死、感染性休克等强烈刺激因素作用下，因人体处于应激状态，体内胰高血糖素、肾上腺素、去甲肾上腺素等激素分泌增加，拮抗胰岛素而出现的血糖升高现象。当应激因素消除，血糖可恢复正常。

（三）GDM

GDM 是指在妊娠中晚期出现、一般只有轻度无症状性血糖升高的现象。该诊断应排除 PGDM、糖尿病前期合并妊娠、应激性高血糖及检验因素影响等可能。

（四）检验因素影响

1.血糖检测常见影响因素

血糖检测常见影响因素如表1-1-2所示。

表1-1-2 血糖检测常见影响因素

标本采集	指尖血糖：检测的是毛细血管全血，干扰因素较多，准确度因血糖仪不同而不同
	静脉血糖：检测的是静脉血浆，但药物、饮食、体重、运动、情绪和睡眠等都会影响静脉血糖的检测结果
检验方法	葡萄糖氧化酶法：如血中有还原性物质会共同竞争过氧化氢，可导致结果偏低
	己糖激酶法：无法完全排除严重溶血、脂浊、黄疸等影响因素，可导致结果偏低
标本放置条件与时间	常温下，因葡萄糖酵解作用，血标本的血糖浓度每小时可下降5%～7%
	温度越高，血糖下降速度越快

2.糖化血红蛋白检测常见影响因素

HbA1c检测常见影响因素如表1-1-3所示。

表1-1-3 HbA1c检测常见影响因素

红细胞生存周期的异常	假性降低：红细胞平均寿命降低（如溶血性贫血、大量失血、脾大、慢性肝病等）
	假性升高：红细胞平均寿命升高（如脾切除、再生障碍性贫血、维生素B_{12}缺乏等）
血红蛋白病	变异红细胞干扰测定结果
血液环境	尿毒症患者伴高尿素血症，使血红蛋白甲酰化，可使HbA1c假性升高
饮食及药物	长期大剂量服用维生素C、维生素E，抑制血红蛋白糖基化，可使HbA1c假性降低
	长期大剂量使用乙酰水杨酸盐、慢性麻醉剂、羟基脲或嗜酒，可使HbA1c假性升高
妊娠	妊娠时血容量增加，可使HbA1c假性降低
其他疾病	进展迅速的1型糖尿病可使HbA1c假性降低，严重黄疸、高脂血症等可使HbA1c假性升高

第四节 血糖与胎儿的生长发育

妊娠期间，胎儿的生长发育主要通过营养物质、胰岛素和胰岛素样生长因子1（IGF-1）等的共同作用来调节。胎儿能量的主要来源是通过胎盘从母体获取葡萄糖。随着妊娠的进展，胎儿对营养物质的需求量逐渐增长，母体的血糖作为胎儿生长发育最重要的环境因素，对胎儿的成长和代谢影响巨大。

一 大于胎龄儿和巨大儿

"大于胎龄儿"的定义以同胎龄正常体重分布指数为标准，指出生体重≥同胎龄儿平均体重的第 90 百分位数的新生儿。"巨大儿"指不考虑胎龄因素，当胎儿体重绝对值＞4000 g 或 4500 g；在我国，该定义是指任何孕周胎儿体重＞4000 g。母体高血糖状态可诱发胎儿高胰岛素血症，以及导致未被利用葡萄糖的增多，加速胎儿脂肪组织和蛋白质合成，使脂肪及糖原在胎儿各组织中沉积过多，造成躯体过度发育，显著增加成为大于胎龄儿或巨大儿的风险。且母亲孕期体重增长过多会使此类风险翻倍。研究显示，普通人群中巨大儿发生率为 11.2%，而妊娠期糖尿病母亲分娩的新生儿中巨大儿发生率则为 16.4%，孕前糖尿病母亲分娩的新生儿中巨大儿发生率高达 26.0%。研究发现，在妊娠早期空腹血糖≥5 mmol/L，巨大儿的发生率为 17.7%；妊娠晚期空腹血糖≥5 mmol/L，巨大儿的发生率为 22.1%。HbA1c＞6.8% 的 GDM 孕妇分娩时发生巨大儿的风险是 HbA1c＜6.0% 者的 5 倍。另外，GDM 孕妇体重正常者分娩巨大儿的比例为 13.6%，肥胖者为 22.3%。

二 小于胎龄儿和胎儿生长受限

"小于胎龄儿"是指出生体重＜同胎龄儿平均体重的第 10 百分位数的新生儿。"胎儿生长受限"通常指估计的胎儿体重或腹围小于相应胎龄的第 10 百分位数。妊娠早期高血糖可能抑制胚胎发育，导致胚胎发育落后。糖尿病母亲的婴儿中，约 10% 为小于胎龄儿。糖尿病妇女可因长期的高血糖状态导致全身血管硬化，合并妊娠后若血糖控制不佳，可影响母胎之间的物质交换和能量输送，导致胎儿宫内生长受限；另外，若妊娠中晚期母亲过分控制饮食导致营养摄入不足，亦可表现为小于胎龄儿和胎儿生长受限。

三 胎儿畸形

全球范围内每年约有 800 万个先天性畸形的新生儿出生，糖尿病母亲所生育的新生儿发生畸形的风险是普通人群的 4~8 倍。其中 GDM 孕妇分娩先天性畸形的风险稍微增加（OR=1.1~1.3），而 PGDM 者则增加 1.9~10 倍。高血糖诱发胎儿畸形的机制未明，有研究认为，宫内高血糖环境可能导致氧化应激，激活细胞应激信号传导，导致基因表达失调和靶器官凋亡增加，从而使发育中的胎儿罹患先天性畸形的风险增加。高血糖引起的高渗透压和体内葡萄糖过量可诱发多羟基化合物通路，致肌醇代谢异常改变，从而损坏胚胎卵黄囊细胞的结构发育与功能，进而影响营养物质的正常传递。孕早期血糖控制不佳，尤其是孕 4~8 周，若血糖水平大幅度波动，将直接影响胚胎细胞的增殖，使胚胎发育受损。高血糖引起的以下先天性畸形起源于胚细胞，包括尾部退化综合征、中枢神经系统缺陷（如神经管缺陷）、消化道畸形（如十二指肠闭锁、肛门直肠闭锁、左结肠发育不良）、骨骼畸形（如拇指多指畸形、股骨发育不全），以及泌尿生殖系统畸形（如先天性隐睾）。有研究进一步指出，妊娠合并糖尿病患者胎儿相关畸形的发生率与其孕前 10 周的 HbA1c 数值呈正相关关系。具体而言，妊娠期 HbA1c≤7.1% 时，先天畸形的风险为 1%~2%；

HbA1c 为 7.2%～9.1% 时，先天畸形的风险为 14%；HbA1c 为 9.2%～11.1% 时，先天畸形的风险为 23%；HbA1c ≥ 11.2% 时，先天畸形的风险可高达 25%。由此推测，有效控制妊娠期间孕妇的 HbA1c 水平可能有助于降低其子代先天性畸形的发生率。

四　新生儿窒息和产伤

孕妇的高血糖状态不仅影响胎儿及胎盘的血氧供应，还因胎儿高血糖及高胰岛素血症增加机体氧耗，导致胎儿宫内缺氧，严重者胎死宫内。此外，糖尿病母亲所分娩的胎儿多为大于胎龄儿或巨大儿，这是由于胰岛素刺激胎儿脂肪组织过度增加，使胎儿的躯体较胎头生长迅速，且因脂肪常分布于肩背部，导致头肩比例失调，胎儿体型不匀称。自然分娩过程中，该体型特征会使产程延长并明显增加难产的风险，易导致新生儿窒息、死产和继发产伤（如新生儿锁骨骨折、内脏出血、肩难产和臂丛神经损伤等）的发生率显著上升。据报道，出生体重＞ 4000 g 的 GDM 新生儿，肩难产发生率可达 5%～7%。

第五节　血糖与母体合并症及并发症

一　妊娠合并糖尿病低血糖

美国糖尿病学会低血糖的标准为血糖值 ≤ 3.9 mmol/L，中华医学会 2022 年发布的《中国妊娠期高血糖诊治指南》指出，目前尚缺乏充分的循证医学证据来制定妊娠期低血糖的定义和分类标准，但通常认为随机血糖值不应低于 3.3 mmol/L。孕妇过度控制进食量、刻意加大运动量、口服降糖药或胰岛素使用不当均可诱发低血糖，其症状和体征包括饥饿感、流汗、焦虑不安、感觉异常、心悸、震颤、面色苍白、心动过速、虚弱、乏力、头晕、视物模糊、认知障碍、意识模糊、低体温甚至昏迷等，对孕妇和胎儿构成危害。因妊娠期负反馈调节发生改变，许多 GDM 孕妇对低血糖的察觉能力会降低，在努力控制血糖达标的过程中，她们发生低血糖的风险增加了 3 倍，尤其是在妊娠早期。务必教育 GDM 孕妇及其亲属注意其出现的低血糖反应，以便及时检查其血糖水平，尤其是开车等关键时段。此外，GDM 孕妇还需要掌握如何自救，包括如何服用含糖食品或葡萄糖，糖尿病专科护士应在妊娠初期向 GDM 孕妇的伴侣传授相关知识。

二　糖尿病酮症酸中毒

糖尿病酮症酸中毒（diabetic ketoacidosis，DKA）是一种严重的产科急症，其发生率为 9%，可使 GDM 孕妇脱水，导致低血容量、酸中毒及电解质紊乱，严重时诱发肾功能衰竭、昏迷甚至死亡。妊娠是一种生酮状态，T1DM 以及少部分 T2DM 孕妇在血糖水平较低的情况下比未妊娠女性更容易发生 DKA。一旦出现不明原因的恶心、呕吐、乏力、头痛甚至昏迷等症状，应高度警惕为 DKA。DKA 致死胎率可达 9%～36%。当随机血糖＞ 11.1 mmol/L 时，应及时监测尿酮体和血酮体，出现酮症时行血气分析以明确诊断。

一旦确诊DKA，应立即启动多学科会诊，进行静脉给予胰岛素、适当补液、纠正电解质异常、监测酸中毒以及寻找并祛除诱因等规范治疗。

常见的DKA诱因包括：

（1）不规范产检，未能及时发现病情；

（2）胰岛素用量不足；

（3）感染；

（4）应用致血糖升高的药物，如β_2受体激动剂类宫缩抑制剂（利托君）、地塞米松促胎肺成熟药物以及利尿剂（如噻嗪类）等；

（5）其他应激因素，如先兆临产、子痫前期、情绪激动等；

（6）饮食不足或过量。

三 子痫前期

GDM与子痫前期（preeclampsia-eclampsia，PE）两种疾病的部分高危因素重叠，甚至互为高危因素。不仅GDM孕妇有较高的PE发生率，而且既往PE病史的产妇日后T2DM的发生风险也明显增加。T1DM患者若孕期发生PE，其日后罹患糖尿病性视网膜病变和肾脏病变的风险也将增加。有研究表明，GDM孕妇更易合并血管内皮的损伤，且损伤程度与血糖浓度呈正相关。高血糖通过诱导滋养层的炎症和自噬来抑制滋养层的迁移和侵袭，导致子宫螺旋动脉重构不足；促使中性粒细胞被过度激活，并释放过多的中性粒细胞胞外陷阱，导致绒毛间间隙阻塞；另外还加剧氧化应激，导致一氧化氮的合成和活性降低，引起血管舒张功能障碍。炎症因子的增加可使血管内皮损伤进一步加重，最终引发PE（包括高血压和多器官损伤）。GDM孕妇罹患PE的风险较正常孕妇高3～5倍。

四 早产

早产是GDM孕妇婴儿发生相关并发症的最主要病因，孕期高血糖会使早产的发生风险提高2～3倍。GDM孕妇的平均血糖水平与早产发生风险呈正相关，在PGDM人群中早产的发生率高达25%，GDM也是自发性早产的独立危险因素。

五 羊水过多

妊娠期间羊水量＞2 L称为羊水过多；羊水量＜0.3 L称为羊水过少。羊水量在数日内急剧增多称为急性羊水过多；在数周内缓慢增多称为慢性羊水过多。通常产前由超声检查诊断。根据美国母胎医学学会（SMFM）的指南，单胎妊娠羊水过多的定义为最大羊水池垂直深度（deepest vertical pocket，DVP）≥8 cm或羊水指数（amniotic fluid index，AFI）≥24 cm，其中一项达标即可确诊。

羊水过多在单胎妊娠妇女中的发生率为1%～2%，而GDM孕妇中的发生率则高达13%～36%。羊水过多可导致母体呼吸困难、早产、胎膜早破、胎儿异常（如巨大儿和出生缺陷）、脐带脱垂、产后出血和羊水栓塞等严重母婴并发症。母体高血糖导致胎儿的高血糖和渗透性利尿，随后导致胎儿多尿；另外，GDM 孕妇羊水中含糖量增高，渗透梯度增加，刺激羊膜分泌增加从而导致羊水过多。羊水过多通常是提示孕妇存在糖尿病的一个重要临床指标，也常常与血糖控制不佳、胎儿为大于胎龄儿及糖尿病胎儿出生缺陷高发密切相关。

六 糖尿病合并感染

由于 GDM 孕妇体内白细胞会出现多种功能缺陷，加上妊娠本身处于相对的免疫缺陷状态，白细胞所具有的趋化作用、杀菌作用均较非孕期明显下降，使得她们抵御疾病的能力降低，易合并感染。最常见为妊娠期无症状性菌尿和假丝酵母菌性阴道炎，这与妊娠期母体肾血浆流量及肾小球滤过率增加，但肾小管对葡萄糖的重吸收没有相应增强，导致一部分葡萄糖从尿中排出。因细菌在高血糖和尿糖环境中具有良好的生长繁殖倾向，尿糖持续阳性利于细菌生长，泌尿生殖道感染是 GDM 孕妇最常见并发症，也是母婴发生早产等不良妊娠预后的重要诱因。临床上需警惕反复发生假丝酵母菌性阴道炎的妇女为 GDM 高危人群。而良好的血糖控制是糖尿病患者预防和治疗感染的重要前提。

七 糖尿病微血管病变

糖尿病微血管病变是发生在糖尿病患者中的特异性损害，其主要表现为微循环障碍、微血管瘤形成和微血管基底膜增厚。常见的糖尿病微血管病变主要包括糖尿病肾（diabetic nephropathy，DN）和糖尿病视网膜病变（diabetic retinopathy，DR），均与高血糖密切相关。研究表明，HbA1c 的水平和 DR 相关，HbA1c ≥ 8% 时 DR 的发生率明显上升，HbA1c 增高时，氧解离困难导致组织缺氧，微循环中血小板功能异常，血液黏稠度增加，易于凝聚，加上缺氧引起小血管扩张，导致视网膜微血管病变。提示妊娠期严格控制血糖达标，可降低糖尿病微血管病变的发生风险及恶化风险。

第六节 糖尿病妇女的孕前咨询

一 孕前风险咨询及宣教

（1）PGDM 患者发生不良妊娠结局的风险显著增加，包括先天畸形、自然流产、早产、子痫前期、巨大儿及围产儿死亡等。有效的孕前咨询可以降低后代的健康风险及减轻相关医疗负担。

（2）应对 PGDM 的育龄期女性开展意外妊娠风险的宣教，强调通过计划妊娠以改善母婴结局的重要性。建议所有育龄期 PGDM 女性均接受孕前咨询，在血糖得到有效控制或 HbA1c 达标之前，应采取有效的避孕措施。

（3）对于 PGDM 合并视网膜、肾脏、心血管和周围神经病变者，计划妊娠前应组织多学科会诊，全面评估妊娠风险并调整用药方案。

二　孕前病情评估及妊娠风险咨询

（一）孕前病史回顾

（1）糖尿病的病史，包括病程、急性及慢性并发症、治疗情况（血糖控制及用药情况）等，以及其他伴随疾病和治疗情况；

（2）月经史、生育史、节育史、家族遗传病史及疫苗接种史；

（3）日常生活方式；

（4）家庭和工作单位的支持情况。

（二）代谢紊乱程度评估

计划妊娠前除了常规的弓形虫、风疹病毒、巨细胞病毒、单纯疱疹病毒检查，以及乙型肝炎病毒抗体、梅毒、人类免疫缺陷病毒抗体、血型鉴定、宫颈细胞学检查、宫颈机能评估等检查项目外，还需完善并评价血糖、HbA1c、血清肌酐、随机尿白蛋白/肌酐、尿微量白蛋白、24 h尿蛋白、肾小球滤过率、肝功能、甲状腺功能、血压、血脂及BMI等指标。

（三）糖尿病并发症或合并症及妊娠风险评估

1. 糖尿病视网膜病变

DR可能会在怀孕期间进展，甚至影响患者的视力。PGDM患者计划妊娠或明确妊娠时应接受一次眼科检查，并评价可能加重或促使DR进展的危险因素。对于有手术适应证者，如增殖性DR或黄斑性水肿等，采取激光治疗并待病情稳定6个月后再行妊娠，可减少DR加重的风险。对于患有增殖性DR或玻璃体出血等严重视网膜病变而未经治疗者，建议尽量避孕，非计划妊娠者建议终止妊娠为宜。

2. 糖尿病肾病

妊娠可加重已有的肾脏损害，导致部分患者出现暂时性肾功能减退。肾功能正常者，妊娠期血糖控制理想时，对肾功能影响较小。但较严重的肾功能不全（血清肌酐＞265 μmol/L）或肌酐清除率＜50 mL/（min·1.73 m^2）者，妊娠可对其肾功能造成永久性损害，且发生不良产科并发症风险明显升高，因此不建议该类患者妊娠。

3. 心血管并发症

合并高血压病的糖尿病患者，孕前应停用可能致畸的药物，改用妊娠期相对安全的降压药。合并心脏病高危因素的糖尿病患者，孕前需进行心电图和（或）超声心动图的检查，并与心内科医师共同评估风险。

4. 甲状腺疾病

糖尿病女性自身免疫性甲状腺疾患发病率高达40%，计划怀孕前，至少应进行甲状腺素、促甲状腺激素水平和甲状腺过氧化物酶抗体筛查，最好同时进行三碘甲状腺原氨酸和甲状腺球蛋白抗体检查，如有异常，需治疗待病情稳定后再计划妊娠。

5. 其他糖尿病并发症或合并症

包括胃轻瘫、尿潴留及体位性低血压等糖尿病神经相关病变，可增加妊娠期间高血糖管理的难度，需进行多学科联合诊治，并进行妊娠风险评估。

三　孕前综合管理

（1）加强糖尿病的自我管理教育，包括血糖目标设定、生活方式管理、运动管理以及医学营养疗法等相关知识；

（2）由于胎儿器官形成主要发生在妊娠的5～8周，多项研究表明，HbA1c水平控制在6.5%以下时，先天性畸形的发生风险最低（图1-1-1）。在不出现低血糖的前提下，空腹及餐后血糖尽可能接近正常范围，建议HbA1c＜6.5%时妊娠，以降低子代先天性畸形、巨大儿、子痫前期和其他并发症的发生风险。接受胰岛素治疗者，应控制HbA1c＜7.0%，餐前血糖维持3.9～6.5 mmol/L，餐后2h血糖＜8.5 mmol/L；

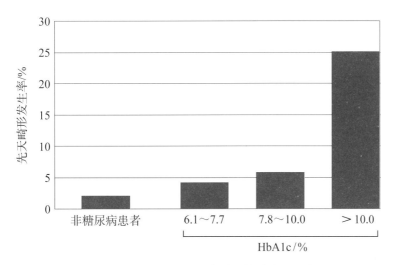

图1-1-1　HbA1c与出生缺陷发生风险

来源：TAYLOR R, DAVISON J M. Type 1 diabetes and pregnancy [J]. BMJ, 2007, 334 (7596): 742-745.

（3）血压控制在130/80 mmHg以下；

（4）体重超标者，计划妊娠前应咨询医师，共同制定个体化的减重计划；

（5）建议心功能达到能够耐受平板运动试验的水平。

四　孕前安全药物

1. 降糖药

孕期降糖药物首选胰岛素，PGDM妇女计划妊娠前可将口服降糖药物更换为胰岛素。除二甲双胍外，其他口服降糖药均不推荐应用于孕期。二甲双胍在孕期应用的安全性研究增多，胰岛素抵抗严重、胰岛素治疗剂量大的孕妇可在充分知情同意的基础上，由医师指导酌情继续应用或加用二甲双胍。

2. 降压药

血管紧张素转化酶抑制剂（ACEI）、血管紧张素Ⅱ受体拮抗剂（ARB）、β受体阻滞剂及利尿剂等降压药物存在潜在致畸风险，应在孕前更换为妊娠期有效且安全的降压药物，如拉贝洛尔、硝苯地平、甲基多巴等，用药前务必咨询专科医师。

3. 降脂药

孕期不建议使用他汀类、贝特类、烟酸类等存在潜在致畸风险的降脂药物，建议孕前更换为妊娠期有效且安全的降脂药物，如 Omega-3 脂肪酸、考来维仑等，用药前务必咨询专科医师。

4. 叶酸

强烈推荐计划妊娠前每日至少摄入 400 μg 叶酸或含叶酸的多种维生素。

【参考文献】

［1］谢幸，孔北华，段涛.妇产科学［M］.北京：人民卫生出版社，2018：105-106.

［2］ZHU W W，YANG H，WEI Y，et al. Evaluation of the value of fasting plasma glucose in the first prenatal visit to diagnose gestational diabetes mellitus in China［J］. Diabetes Care，2013，36（3）：586-590.

［3］HASHIMOTO K，KOGA M. Indicators of glycemic control in patients with gestational diabetes mellitus and pregnant women with diabetes mellitus［J］. World Journal of Diabetes，2015，6（8）：1045-1056.

［4］余昕烊，吴侠霏，漆洪波.昆士兰卫生组织《妊娠期糖尿病指南（2021年版）》要点解读［J］.中国实用妇科与产科杂志，2021，37（9）：933-936.

［5］CAI S，TAN S，GLUCKMAN P D，et al. Sleep quality and nocturnal sleep duration in pregnancy and risk of gestational diabetes mellitus［J］. Sleep，2017，40（2）：185.

［6］RAWAL S，HINKLE S N，ZHU Y，et al. A longitudinal study of sleep duration in pregnancy and subsequent risk of gestational diabetes：findings from a prospective，multiracial cohort［J］. Am J Obstet Gynecol，2017，216（4）：391-399.

［7］ZHONG C，CHEN R，ZHOU X，et al. Poor sleep during early pregnancy increases subsequent risk of gestational diabetes mellitus［J］. Sleep Med，2018，46：20-25.

［8］XU X，LIU D，ZHANG Z，et al. Sleep duration and quality in pregnant women：a cross-sectional survey in China［J］. Int J Environ Res Public Health，2017，14（7）：817.

［9］SEDOV I D，CAMERON E E，MADIGAN S，et al. Sleep quality during pregnancy：a meta-analysis［J］. Sleep Med Rev，2018，38：168-176.

［10］XU Y H，SHI L，BAO Y P，et al. Association between sleep duration during pregnancy and gestational diabetes mellitus：a meta-analysis［J］. Sleep Med，2018，52：67-74.

［11］REUTRAKUL S，ANOTHAISINTAWEE T，HERRING S J，et al. Short sleep duration and hyperglycemia in pregnancy：aggregate and individual patient data meta-analysis［J］. Sleep Med Rev，2018，40：31-42.

［12］QIU C，ENQUOBAHRIE D，FREDERICK I O，et al. Glucose intolerance and gestational diabetes risk in relation to sleep duration and snoring during pregnancy：a pilot study［J］. BMC Womens Health，2010，10：17.

［13］中华医学会妇产科学分会产科学组，中华医学会围产医学分会，中国妇幼保健协会妊娠合并糖尿病专业委员会.妊娠期高血糖诊治指南（2022）［J］.中华妇产科杂志，2022，57（1）：3-12.

［14］Diagnosis and classification of diabetes：standards of care in diabetes-2024［J］. Diabetes Care，2024，47（Suppl 1）：S20-S42.

［15］中国医师协会内分泌代谢科医师分会，国家代谢性疾病临床医学研究中心.糖尿病分型诊断中国专家共识［J］.中华糖尿病杂志，2022，14（2）：120-139.

［16］吴艳欣，王子莲.妊娠期高血糖的诊断、监测与预防［J］.中华全科医师杂志，2022，21（7）：624-629.

［17］张国军，翟培军，沈佐军，等.临床常用检验项目风险管理指导手册［M］.北京：人民卫生出版社，2019.

［18］中华人民共和国国家卫生和计划生育委员会.糖化血红蛋白检测：WS/T 461-2015［S］.北京：中国标准出版社，2015.

［19］中国胰岛素泵治疗指南（2021年版）［J］.中华内分泌代谢杂志，2021，37（8）：679-701.

［20］EINAV S, WEINIGER C F, LANDAU R. Principles and practice of maternal critical care［M］. Iug: Springer Nature Switzerland AG, 2020: 435-446.

［21］KRISTINE Y, LAIN M D, PATRICK M, et al. Metabolic changes in pregnancy［J］. Clinical Obstetrics and Gynecology, 2007, 50（4）: 938-948.

［22］王婕，富建华.糖尿病母亲婴儿相关并发症研究进展［J］.中华新生儿科杂志，2021，36（2）：64-67.

［23］PERSSON M, SHAH P S, RUSCONI F, et al. Association of maternal diabetes with neonatal outcomes of very preterm and very low-birth-weight infants: an international cohort study［J］. JAMA Pediatr, 2018, 172（9）: 867-875.

［24］黄俊巧，李映桃，刘梦玥，等.2022年中国妊娠期高血糖诊治指南与美国糖尿病学会妊娠合并糖尿病诊治指南比较［J］.国际妇产科学杂志，2022，49（6）：691-699.

［25］中华医学会妇产科学分会妊娠期高血压疾病学组.妊娠期血压管理中国专家共识（2021）［J］.中华妇产科杂志，2021，56（11）：737-745.

（李映桃　张莹　章雪玲　陈佳　张梦琪　李玉芳）

第二章　糖尿病妇女孕早期保健

第一节　营养膳食

　　孕早期一般指妊娠的头三个月，根据《威廉姆斯产科学》界定，孕周≤14周称为孕早期。大多数孕妇在此期间会发生早孕反应，表现出不同程度的恶心、呕吐、厌食、偏食等，影响孕妇的食欲，甚至有闻到菜味就会感到恶心和发生呕吐的状况。孕早期胎儿在母体内生长相对缓慢，怀孕满3个月时，胎儿的体重一般不会超过20 g，所以，此阶段应当选择个人偏好的食物，以增进食欲。对于油腻、抑制食欲的食物，不必勉强吃下去。食物的选择尽量清淡些，宜少吃多餐，不必拘泥于一日三餐的固定习惯，可根据饥饿感进食，争取保证每天营养的总摄入量达标。若呕吐十分剧烈，且饮食调理难以奏效者，可在医师的指导下采取适当的补液治疗措施。

　　《中国孕妇、乳母膳食指南（2022）》中指出："孕早期妇女不必增加主食量，但也不能少于每日200 g谷类食物；每日所需能量与孕前相同，此时期的孕妇需要注意膳食中的营养均衡，保证各种维生素、微量元素供给。"GDM专科护士在对孕妇进行营养教育时，需要让每位孕妇理解饮食的总原则：控制一日总热量摄入；三大营养物质（碳水化合物、蛋白质和脂肪）比例适当；少食多餐；增加膳食纤维摄入。此外还需注重微量营养素（维生素A、维生素B_1、维生素E、维生素B_2、钙、叶酸、铁、碘等）的摄入，因微量营养素摄入不足不仅关乎孕妇的身体健康，也是胎儿宫内发育迟缓的影响因素。而GDM的病理生理改变往往在孕早期就有迹可循，如果能在孕早期识别出营养相关危险因素并及时进行干预，对预防GDM的发生和改善母胎妊娠结局具有重要意义。

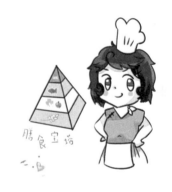

一　孕早期的膳食维生素A摄入量及其来源与GDM发生有关

　　膳食维生素A，尤其是动物性维生素A摄入充足可能会降低GDM发生风险。维生素A属于脂溶性维生素，多存在于动物性食物中，如动物肝脏（猪肝、鸡肝）、蛋黄、乳制品等，少部分以类胡萝卜素的形式存在于深绿色或红黄色的蔬菜和水果中，如西兰花、胡萝卜、菠菜、苋菜等。由于动物性和植物性维生素A在化学结构和代谢活性方面均有差异，因此，建议应重视孕妇孕早期足量摄入富含维生素A的食物，特别是动物性食物，以达到膳食维生素A的推荐摄入量，从而降低GDM的发生风险。

二 孕早期的叶酸摄入与胎儿神经系统发育有关

孕早期是胎儿主要器官，尤其是神经管及主要内脏器官发育形成的时期。胎儿神经管发育的关键时期在妊娠初期第17～30 d，如果此时叶酸摄入不足，可能导致胎儿神经系统发育异常。因为叶酸关系到胎儿的神经系统发育，所以强烈建议孕妇从计划怀孕开始补充叶酸，尤其在孕早期多摄入叶酸，以有效预防胎儿神经管畸形。许多天然食物中含有丰富的叶酸，包括各种绿色蔬菜（菠菜、生菜、芦笋、龙须菜、油菜、小白菜、花椰菜等）、动物肝肾、豆类、特定水果（香蕉、草莓、橙子等）、奶制品等均富含叶酸。建议孕前3个月及孕早期每天服用400 μg叶酸制剂。

三 孕早期母体对钙的需求量与普通成年人需求量大致相同

孕早期孕妇每天可以通过饮用牛奶及均衡饮食获取足量的钙，无须额外补充钙剂。到孕中晚期，胎儿生长发育对钙的需求量增加，需要额外补充钙剂。关于维生素 D 水平，按照国际公认标准，25 羟维生素 D［血 25-（OH）D］＜ 20 ng/mL（50 nmol/L）为缺乏，20～30 ng/mL（50～75 nmol/L）为不足，＞ 30 ng/mL（75 nmol/L）为充足。如存在缺乏或不足，可适当补充维生素 D，并建议孕妇每日进行适量户外活动以接受阳光照射，促进维生素 D 的合成。

四 孕早期的铁代谢水平可能与GDM和巨大儿的发生相关

有必要在孕早期对孕妇进行铁营养状态评估。铁饱和度和转铁蛋白饱和度是评估人体铁利用状态的重要指标。研究发现，孕早期铁饱和度＞ 50%、转铁蛋白饱和度＞ 50% 为GDM 的保护因素。孕早期适宜的铁营养和代谢水平（铁饱和度 25%～50%、转铁蛋白饱和度 25%～50%、铁蛋白＞ 30 ng/mL）是巨大儿的保护因素。由于糖尿病的发展也会促进体内铁的沉积，孕早期维持较高的铁饱和度和转铁蛋白饱和度，通过减少体内铁的蓄积，可对GDM 起到保护作用，进一步佐证了孕期铁营养状态均衡可能对预防GDM 具有重要作用。

五 孕期选用加碘盐与孕期甲状腺素合成增加有关

碘是合成甲状腺素的主要原料，甲状腺素对调节新陈代谢、促进蛋白质合成有极其重要的作用。碘缺乏易导致甲状腺素合成不足，从而影响蛋白合成和神经元的分化，使脑细胞数量减少、体积缩小、重量减轻，严重损害胎儿脑和智力发育。妊娠期缺碘还会增加早产、流产及死胎的发生率。因此建议孕期碘的摄入量增加到230 μg/d，比非孕期增加近 1 倍，即每天除摄入加碘盐 6 g 外，还需摄入富含碘的海产食品，如海带、紫菜、裙带菜、贝类等。

第二节　体重管理

孕早期是孕妇应对"怀孕应激状态"的调整和过渡阶段。研究表明，从孕早期开始，孕期增重的各种组成成分便随着孕周进展而发生变化。孕早期的增重表现为不成比例的脂肪增加或减少，这可能加剧孕妇胰岛素抵抗的发生风险，也可能提高GDM的发生概率。所以，孕早期可能是影响GDM发生的关键时期。另有研究发现，母亲孕期增重严重不足与后代罹患非情感性精神疾病的风险增加有关，即母亲孕期增重不足可能导致后代神经发育异常，且对女性后代的影响更为显著。因此，孕早期体重既不宜增长过快，也不宜下降。

孕早期增加的体重计算应基于孕前体重，计算方式如下：

孕期的总增重＝分娩前体重[①] − 孕前体重[②]。

孕早期增重＝孕12周体重 − 孕前体重。

一般而言，孕早期增重的推荐范围为0～2 kg，增重在此推荐范围内为增重适宜，低于推荐下限值为增重不足，高于推荐上限值为增重过多。如果孕早期的体重增加不明显甚至发生下降，尤其是伴妊娠剧吐者，其孕早期阶段的体重有可能不升反降。这部分减少的体重需要在孕中晚期逐步弥补，以保证胎儿体重均衡增长。反之，如果孕早期体重增长过快，孕中晚期则要严格控制体重增长，减缓体重增长速度，将体重增长调整到正常范围。2021年9月1日中国营养学会发布的《中国妇女妊娠期体重监测与评价团体标准》针对不同孕前身体质量指数（body mass index，BMI）孕妇设置了推荐总增重和孕早期增重目标，如表1-2-1所示。

表1-2-1 不同孕前BIM中国妇女妊娠期推荐总增重和孕早期增重目标

孕前BMI类别	孕前BMI/（kg·m⁻²）	总增长值范围/kg	妊娠早期增长值范围/kg
低体重	BMI < 18.5	11.0～16.0	0～2.0
正常体重	18.5 ≤ BMI < 24.0	8.0～14.0	0～2.0
超重	24.0 ≤ BMI < 28.0	7.0～11.0	0～2.0
肥胖	BMI ≥ 28.0	5.0～9.0	0～2.0

第三节　运动

孕早期运动可作为控制GDM发生风险的干预措施之一，在孕早期可鼓励无运动禁忌证的孕妇继续孕前的中等强度运动锻炼模式，鼓励孕妇提高孕早期运动锻炼水平并从事适度家务劳动。孕早期运动对孕妇的益处包括控制妊娠期体重过度增长、减少胰岛素抵抗，以及预防GDM，从而改善母婴预后并减少母婴并发症，保障母婴安全和健康。孕早期甚至孕前即开始运动干预，可使孕妇获益更大，主要益处如下：

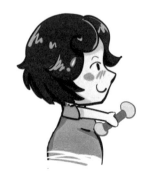

（1）有助于增加肌肉的力量，提升机体的能量，促进新陈代谢和血液循环，增加胎盘血流，促进胃肠蠕动，增强心肺功

---

① 分娩前体重指分娩前1周内的体重。

② 孕前体重指怀孕前1个月内的体重。

能和盆底肌张力，预防压力性尿失禁等。

（2）有助于孕妇适应孕早期的不良反应，减轻疲劳感，使她们心情愉悦、精力充沛，提高妊娠期的睡眠质量。

（3）有助于控制妊娠期孕妇体重的过度增长，降低孕妇便秘、痔疮的发率，并降低 GDM、高血压等疾病的发生风险。

（4）形成良好的运动习惯可为妊娠中晚期有效控制胎儿体重，减少胎儿脂肪量，提高抗逆性和促进神经行为成熟打下良好基础，通过一系列适宜性的代谢水平变化改善妊娠结局。

一 孕早期适宜的运动形式

孕早期适宜的运动包括散步、盆底肌肉锻炼〔凯格尔（Kegel）训练〕、上肢运动和卧床操等。

1. 散步

推荐餐后半小时进行，不可空腹运动，每次运动时间不宜超过半小时，运动时孕妇心率宜控制在每分钟130次以内，微微出汗为宜。应注意运动强度，嘱咐孕妇记录运动日记，监测体重增长情况。

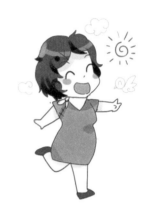

2. 盆底肌肉锻炼

盆底肌肉锻炼指妊娠期的特异性盆底肌肉运动训练，可有效减少尿失禁和盆腔脏器脱垂的发生。建议排空膀胱后，收缩盆底肌肉并保持2～5 s，然后放松肌肉2～5 s，重复10～15次为1组，2～3组/d。

3. 上肢运动

上肢运动是最安全的运动之一，不会引起子宫收缩。有研究证实，采用上肢功率计辅助GDM治疗的方法是有效的，甚至可以免除或减少某些患者的胰岛素治疗。上肢运动可选用以下方案：①在医院内采用上肢功率计进行运动；②在家让孕妇坐在稳固的椅子上，手持约2 kg重物（哑铃或饮料瓶内装水或沙），先交替左右上举各10次，然后双手同时上举10次，重复进行，持续20 min。

扫一扫，观看
"GDM孕妇卧床健康操"

4. 卧床操

GDM孕妇若合并宫颈机能不全需短时间卧床，可选择做卧床操（具体操作可以扫码观看）。

二 孕早期运动的注意事项

1. 运动间隔时间

GDM孕妇若未接受胰岛素治疗，其妊娠期运动无额外注意事项。根据美国运动医学学会（ACSM）和澳大利亚运动科学学会（AAESS）的建议，GDM孕妇妊娠期运动间隔时间不应超过 2 d，因为运动对于胰岛素敏感性的改善和葡萄糖被动摄取作用通常仅能维持 48 h。但若 GDM 孕妇使用胰岛素治疗，需警惕运动引起低血糖，尤其是孕早期阶段。

2. 运动时长

孕早期孕妇的运动应从低强度、短时长开始。孕早期运动时间 ≥ 3.5 h/周可降低 GDM 的发病风险，尤其初孕及初产妇效果明显。一项关于妊娠结局与运动关系的研究发现，妊娠 11～14 周孕妇流产率随运动时间的延长而上升，故妊娠早期建议适当减少运动强度及持续时间。

3. 运动场所

运动的场所要选择空气流通、温湿度适宜的室内。如果进行室外运动，要注意选择蚊虫少、阴凉、路面平整以及人车流量较少的场所。

4. 运动后身体反应

运动时不宜体温过高，锻炼身体后腋下体温不宜超过 38.3℃。运动后沐浴时应注意保暖并补充足够的水分。若运动强度过大，持续时间过长，运动环境高热潮湿，致母体中心体温升高 > 1.5℃，可能会影响胚胎的发育。已有研究证实，在孕早期 45～60 d，母体高热 > 39℃ 可致胎儿出生缺陷，但目前暂无过度运动致胎儿畸形的报道。

第四节 胎儿监测

糖尿病妇女的胎儿，因孕早期高血糖及酮症的影响，存在致畸风险，这些影响常在全孕期逐渐显现，需由产前诊断科进行超声全周期管理重点监测。孕早期的监测重点是胎儿早期流产风险、胚胎停育风险、胎儿颈项透明层（nuchal translucency，NT）与唐氏筛查，以及六大致死性畸形（如无脑儿、严重脑膨出、严重开放性脊柱裂、严重胸腹壁缺损伴内脏外翻、单腔心、致死性软骨发育不良）。

一 孕早期胚胎处于不稳定状态易发生流产的风险

孕早期受饮食、药物、环境、遗传和孕妇年龄等多种因素影响，易出现流产，需对孕早期的胚胎进行监测。建议妊娠 6～8 周行超声检查胚胎发育情况，孕 11～14 周行超声检查，检测胎儿颈项透明层厚度以筛查胎儿出生缺陷。

二 孕前未控制血糖者有流产、胚胎停育的风险

孕早期血糖过高会使胎儿发育异常，最终导致胚胎停育而流产，糖尿病合并妊娠的流产发生率高达 15%～30%。因此应在孕早期（妊娠 6～8 周）行超声检查，以确定宫内妊娠、孕周、胎儿存活、胎儿数目、子宫附件等情况。

三 胎儿颈项透明层与早期唐氏筛查

NT 是孕早期胎儿唐氏筛查的重要检查指标，最佳检测时间段为 11～13^{+6} 孕周。NT 是

早期妊娠胎儿颈背部皮下液体积聚的超声特征。目前该筛查已经在国内医疗机构广泛开展，NT 厚度与唐氏综合征等染色体病呈明确正相关，被视为筛查唐氏综合征胎儿的有效指标。因此，NT 值结合母体 β-HCG、PAPP-A 等血清学指标进行唐氏筛查，可作为孕早期唐氏筛查的重要手段，其检出率明显比孕中期唐氏筛查高。

有研究发现，胎儿 NT 增厚的原因可能与心血管畸形（如心室间隔缺损、主动脉狭窄等导致的心功能衰竭）、头面颈部血管及淋巴管发育不全相关，因此孕早期 NT 检查亦可作为除唐氏筛查外的结构畸形筛查的重要手段，可以排除如无脑儿、脑脊膜膨出、腹壁裂、脐膨出、骨发育不良、较严重先心、膈疝、内脏反位等较严重的胎儿异常。若检查结果显示 NT 增厚，或合并胎儿结构畸形，或唐氏筛查阳性，则有介入性产前诊断指征，应排除染色体微缺失/微重复综合征甚至罕见遗传性疾病的可能。在介入性产前诊断结果正常情况下，NT 增厚仍预示较高的胎儿结构畸形发生率及围产期死亡率，故需要定期进行超声检查以监测病情进展。

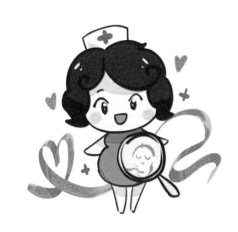

第五节　预产期的核查与修正

接诊高血糖孕妇时，应核对孕周及基本情况是基础，以便全面掌握该孕妇孕期情况，同时为后续评估胎儿发育相关指标提供确切的标准。统估算预产期的传方法基于末次月经（停经前月经来潮的第一日），该方法假设妇女月经规律，即月经周期为 28 天，则完整孕期为 280 天。但通过末次月经推算孕龄存在局限性，因为很多妇女月经周期不规律、月经紊乱、排卵时间变异，导致该方法评估预产期的可靠性不佳。因此，必须结合孕早期（孕 14 周前）的 B 超检查结果来判断并核实孕龄。

可以根据以下几个要素核对孕周，进行预产期的核查与修正。

1. 月经周期

月经周期规则者可用内格勒规则（Naegele rule）推算预产期，该规则是全世界通用的预产期概算法，由末次月经的第 1 天推算，月份减 3 或加 9，天数加 7。

2. 基础体温推算排卵期

基础体温升高日为排卵/受精日，逆向推算 14 d 则为"精确"的末次月经的第 1 天，再用内格勒规则推算预产期。

3. 受精卵植入时间

胚胎受精日及移植的准确时间，逆向推算 14 d 则为"精确"的末次月经的第 1 天，再用内格勒规则推算预产期。注意根据胚胎培养天数调整，即 3 d 胚胎或 5 d 胚胎分别前推 17 d 或 19 d 为"精确"的末次月经的第一天，再用内格勒规则推算预产期。

4. 末次性生活时间

精子在女性体内存活时间一般不超过 72 小时，排卵前 1～2 天为受孕的黄金时间。依据末次性生活时间，结合超声或 HCG 值推算出末次月经时间，再用内格勒规则推算预产期。

5. 早孕反应开始时间

早孕反应一般在 6～8 周开始出现，以此推算出末次月经时间，再用内格勒规则推算预产期。

6. 首次妊娠试验阳性时间

对有多次妊娠试验结果者，由阴性转阳性的日期可视为受精日，以此推算末次月经时间，再用内格勒规则推算预产期。

7. 超声

大量研究表明，在自然受孕的妊娠早、中期（≤23 周），精确、高质量的超声检查比"确切的"月经日期更能准确确定孕周，是评估孕周和预产期的最理想方法。尤其是当顶臀径为 10～84 mm 时，确定孕周的可信度及可重复性最佳。若妊娠＜9 周时，根据超声测得的头臀长推算的孕周与根据末次月经推算的孕周相差超过 5 d；或在妊娠 9～14 周时，相差超过 7 d，应以超声检查确定的孕周为准。若末次月经情况不详，则应完全根据超声检查结果确定孕周。孕 20 周前可通过测量双顶径（biparietal diameter, BPD）、胎儿小脑径等估计孕周。利用妊娠中晚期超声确定孕周，需联合考虑双顶径、头围、腹围和股骨长度等多项参数。

8. 胎动开始时间

一般在孕 16～18 周开始有胎动。可逆向推算受精日或末次月经，以核查预产期。

第六节 常见不适及应对措施

一 恶心、呕吐

1. 主要表现

主要表现为恶心呕吐，导致无法进食，严重者可引发水电解质和酸碱平衡紊乱，甚至危及生命。有研究显示，孕早期出现呕吐症状的孕妇比例高达 87%。近年来，妊娠期恶心呕吐症状的发生率呈显著升高的趋势，恶心呕吐症状常伴随各类情绪障碍，加重孕妇妊娠反应，形成恶性循环。

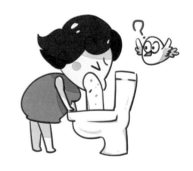

2. PUQE-24 评估系统

PUQE-24 是评估妊娠期恶心呕吐严重程度的一个客观有效指标，出自澳大利亚和新西兰产科医学会（SOMANZ）2019 年发布的指南。该评估系统是对孕妇 24 h 内的恶心呕吐情况进行量化评估，结果分为轻度、中度、重度 3 个级别。初步评估结束后，还应对病人的体重和心理健康进行评估。PUQE-24 评估表如表 1-2-2 所示。

表 1-2-2　PUQE-24 评估表

1. 在过去的 24 h 里，您感到恶心或胃部不适的时间有多长？				
（1）从来不会	（2）1 h 或更少	（3）2～3 h	（4）4～6 h	（5）超过 6 h
2. 在过去的 24 h 里，您有呕吐或者反胃的情况吗？如果有，次数是多少？				
（1）没有	（2）1～2 次	（3）3～4 次	（4）5～6 次	（5）7 次以上
3. 在过去的 24 h 里，您有干呕或无呕吐的恶心感吗？如果有，次数是多少？				
（1）没有	（2）1～2 次	（3）3～4 次	（4）5～6 次	（5）7 次以上

注：≤6 分为轻度；7～12 分为中度；≥13 分为重度（括号内为分数，相加可得总分）。

3. 应对措施

（1）对于症状较轻者给予喜食、易消化的食物；少量多餐；清淡饮食为主，避免让其闻到厨房的油烟味；可采用流质饮食，尽量经口摄入少量食物。用姜和陈皮配餐，可缓解部分孕妇的呕吐症状。

（2）症状较重者如果完全不思进食，也必须补充一些水分，可饮用果汁、口含糖果、陈皮或姜制品等。让其远离厨房的油烟味，尽量食用新鲜蔬菜、水果、薯类。必要时住院给予鼻饲喂养或肠外营养支持来补充营养。特别注意的是，GDM 孕妇妊娠期呕吐容易发生低血糖和饥饿性酮症，应认真计算每日进食的食物种类和热量，定期监测空腹体重。若 GDM 孕妇无精打采、尿酮体阳性、血糖值 < 4 mmol/L，应及时就诊，必要时给予静脉补液营养治疗。另外，因妊娠剧吐、进食量不足、热量不足，胰岛素的需要量会相应减少，应及时调整胰岛素的使用剂量。主张每餐进食后精准计量碳水化合物的量，评估每日当餐的胰岛素与碳水化合物的比例，计算平均需要量再用药，严防低血糖发生。

（3）早期干预有利于预防病情恶化为妊娠剧吐。应将门诊作为首诊机制，根据病人病情严重程度、资源可用性及偏好进行门诊和住院的个性化处理，推荐门诊服务而非要求所有病人入院。鼓励居家治疗以减少外界干扰，因家庭的情感支持最为及时。PUQE-24 评分 < 13 分的病人应进行门诊管理；妊娠剧吐及 PUQE-24 评分 ≥ 13 分的病人若存在严重电解质紊乱、1 型糖尿病、其他高危疾病、需要持续口服药物治疗、门诊治疗无效的情况，应进行住院管理。门诊管理期间，孕妇需定期检查，至少每周或每 2 周检查 1 次。

二 尿频

1. 主要原因

孕早期夜尿频多属于生理现象，主要有以下两方面原因：

（1）肾血浆流量及肾小球滤过率（glomerular filtration rate，GFR）于孕早期分别增加 30% 和 50%，导致代谢产物如肌酐等增多，而且 GFR 受体位影响，孕妇在卧位时尿量增多，因此会出现夜尿频多症状。

（2）随着孕期推进，子宫在盆腔里逐渐变大，膀胱因受增大子宫的压迫，膀胱逼尿肌收缩，可出现尿频症状。有研究对大量孕妇进行问卷调查发现，孕早期尿频发生率为59%，孕中期上升至61%，孕晚期则高达81%。

2. 应对措施

（1）尿频不适感一般无须处理，但若尿频伴有尿痛、尿急、发热、尿道烧灼感等症状，则可能存在泌尿系统感染，应及时就医治疗。

（2）不要憋尿，有尿意应及时排空。虽然膀胱有一定的伸展性，但长期不及时排尿，长期滞留的尿液将超出其承受范围，致使膀胱的排尿功能受损。此外，潴留尿液聚集在膀胱内容易滋生细菌，并会导致尿路感染甚至沿着输尿管上行感染引起肾炎等并发症，导致尿频更严重。

（3）白天应保证每日饮水量达 2000 mL（约相当于 6～8 杯），睡前 1～2 h 减少喝水，可以减少起夜次数。

（4）每次如厕后用清水清洗外阴，保持会阴部清洁卫生。及时更换内裤，并选用纯棉质内裤。

（5）晚餐避免摄入利尿类食物，如西瓜、冬瓜、海带、绿豆、红豆、薏米等。

（6）尽量少喝咖啡、浓茶等刺激性饮品，因为咖啡因会使人兴奋难以入睡，且有利尿作用。

（7）通过缩肛运动训练盆底肌的张力，有助于控制排尿。

三 疲乏

孕早期出现嗜睡、乏力是常见的妊娠反应。

1. 主要原因

（1）激素变化。体内的激素水平发生显著变化，特别是孕激素和雌激素的增加，导致出现疲劳感。

（2）代谢变化。身体的代谢率增加，需要为母体和胎儿提供更多的能量，导致疲劳。

（3）情绪变化。孕早期情绪波动影响睡眠质量，导致白天感到疲倦。

2. 应对措施

（1）营造舒适的环境。改善居家环境，如摆放绿植、鲜花；保持室温舒适，凉爽。

（2）保持作息规律。保证充足睡眠，确保每晚有足够的休息时间，并尽可能提高睡眠质量。

（3）均衡膳食。摄入充足、均衡的营养，尤其是富含铁和蛋白质的食物，注重补充含铁丰富的食物，以满足身体的营养及能量需求。

（4）保持规律、适度的运动。进行轻度到中度的运动，如散步、瑜伽、健康操等，帮助抗压和解乏。

（5）饮水量充足。充足的水分摄入有助于维持体内水平衡，因此保证每日有充足的饮水量。

（6）减少压力。聆听舒缓的音乐，尽可能减少生活和工作中的压力，保持心情愉快。

四 乳房胀痛

孕妇的乳房胀痛大多出现在孕 4~6 周，一般在怀孕的头 3 个月症状最为明显。

1. 主要原因

怀孕初期，体内激素水平（尤其是雌激素和孕激素）急剧上升，以促进妊娠的维持和发展。雌激素和孕激素等激素的增加会使乳腺组织增生，导致乳房胀痛。此外，孕激素和雌激素的增加促使乳腺管增长和分枝，导致出现胀痛。另外，为了支持胎儿的生长发育，身体的血液量会增加，这也会增加乳房的血液供应，导致乳房胀痛。

2. 应对措施

（1）穿着合适的内衣。选择支撑性好、材质柔软、透气性强的孕妇文胸，以减轻乳房的压迫感。

（2）温水热敷。可选用温毛巾热敷，每次约 20 min，有助缓解乳房胀痛。热敷完毕后，可以涂抹成分安全的润肤露促进舒适感。

（3）适当按摩。轻柔按摩乳房有助于促进血液循环，减轻胀痛。注意需在热敷后进行按摩。按摩的手法可以有以下两种：①双手在乳房下方来回按摩。②双手环绕乳房做顺时针或逆时针按摩（不刺激乳头）。注意按摩时动作要保持轻柔。如没有乳头凹陷，应避免刺激乳头，以防诱发宫缩，按摩完再用温水清洗乳房。

（4）注意饮食和休息。有研究发现，咖啡的摄入也是加重乳房疼痛的因素之一。因此应保持清淡饮食，营养均衡，避免摄入过多咖啡因，以保证充足的休息。

（5）注意清洁。日常注意乳房的清洁与护理，也有助于防止乳管阻塞，减轻乳房胀痛。

（6）避免过度触碰乳房。在日常生活中，尽量避免压迫和碰撞乳房。

五 便秘及痔疮

1. 主要原因

（1）饮食习惯。孕早期因饮食结构不合理，特别是早孕反应造成剧吐，可能导致缺乏纤维和水分摄入，容易出现便秘，进而引发或加重痔疮的症状。

（2）激素水平变化。妊娠期间因孕激素分泌增多，胃酸分泌减少，胃肠道的肌张力下降及肌肉的蠕动能力减弱，导致食物在胃肠道停留的时间加长，不能及时排出。而食物长时间停留在肠道内，残渣中的水分又被肠道重新吸收，粪便变得又干又硬，更难排出体外。此外，孕妇体内的激素水平变化会导致血管壁的松弛，使静脉更容易扩张，从而引发便秘和痔疮。

（3）缺乏运动。妊娠期运动量不足，不利于肠道的蠕动，久坐久躺均容易引起便秘。

2. 应对措施

（1）养成以下良好的排便习惯：①每天在固定的时间排便。结肠运动在晨醒和餐后最为活跃，因此建议孕妇在晨起或餐后 2 h 内排便；有便意要立马排便，蹲厕时间不能过长，控制在 10 min 内。②建议采用坐厕排便，抬高脚步，使膝关节高于髋部，必要时借助小板凳等工具。③早上醒来空腹喝一杯水，每天饮用 6~8 杯水。

（2）保证摄入足够的膳食纤维。在保证营养均衡、全面的同时，适当增加富含膳食纤维的食物，按照《中国居民膳食营养素参考摄入量》的建议，推荐每日摄入 25～30 g 膳食纤维。主食粗细搭配（小米、糙米、藜麦、全麦面包等），食用水果（苹果、香蕉、梨等）、蔬菜（芹菜、红薯、玉米、西兰花等）、豆类、坚果类等。需要注意的是，GDM 孕妇慎选西瓜、哈密瓜等糖分高的水果。

（3）清淡饮食，避免进食辛辣、刺激的食物，如浓茶、咖啡、辣椒等。

（4）增加水分的摄入，每日饮水 1.5～2 L。值得注意的是，GDM 孕妇不适合饮用蜂蜜水。

（5）可适当食用酸奶，酸奶里含有肠道益生菌，也可以促进肠道的蠕动，但注意不要大量食用，否则会适得其反。

（6）养成规律的作息、运动习惯。

（7）必要时可让医师给予小麦纤维素或乳果糖口服，尽可能少用开塞露。

第七节 心理特点及心理疏导

一 孕早期的心理特点

孕早期的心理变化除了如第一章第二节所描述之外，GDM 孕妇在孕早期还处于多重应激的重压之下。应激会促进体内胰岛素拮抗激素的产生，从而引起血糖升高。长期应激还会导致抑郁。糖尿病妇女的情绪状态变化较普通人更明显，因此应早期筛查，以发现GDM 孕妇是否存在抑郁情绪。

二 孕早期的心理疏导

孕早期孕妇的家庭功能不仅可通过自我效能感和心理一致感分别对健康促进行为产生影响，也可通过自我效能感间接影响心理一致感，进而影响健康促进行为。孕产妇相关保健工作人员可以从自我效能感和心理一致感角度出发，构建针对性的干预措施，以维持和改善孕妇孕早期的健康促进行为。医护人员、社区服务人员、患者及其家属须共同努力，消除孕妇对心理健康障碍的错误认知，及早干预，以维护母婴健康。

具体措施如下：

（1）应鼓励孕妇先自我调节，放松心情，保持乐观的心态，学会自我心理调整和减压，从容应对妊娠带来的种种生理上的不适，以及 GDM 需增加监护和治疗所带来的痛苦和不便。必要时求助心理科医师进行心理辅导。

（2）适当参加户外活动，多食用新鲜的蔬菜水果，保持生活规律、营养均衡，与亲人朋友多交流，同时进行孕期心理状态的自我评估和调整。

（3）合理安排工作和生活，减少来自单位和家庭的压力，让家庭参与 GDM 科学管理，获得家庭的支持和配合，以使治疗和监护更顺利。

（4）如情况仍不见好转，或已出现不能胜任日常工作和生活的情况，丧失兴趣或愉悦感，有伤害自己和他人的冲动等症状，应立即建议其寻求心理科和产科医师的帮助，在医师的指导下服用对自身和胎儿没有副作用的抗抑郁药物，以免病情延误，给孕妇和胎儿带来不良后果。

第八节　孕早期咨询和出生缺陷的预防

一　GDM孕妇的孕早期咨询

血糖过高不仅对母体健康构成严重威胁，诱发其他产科并发症，还会导致胎儿早产、新生儿适应力差，更易患有脑部和神经方面的疾病，先天畸形发生率较正常妊娠高8～10倍。如母体妊娠期血糖控制不佳，高血糖将持续性损伤孕妇机体功能，而血糖波动性则将引发孕妇机体"应激"反应，从而导致更为严重的不良妊娠结局。对GDM孕妇进行健康教育，应重点讲述以下孕妇血糖水平变化与母体及新生儿不良妊娠结局的关系。

（1）母体异常升高的血糖将借助胎盘运输至胎儿，但母体内的胰岛素无法通过胎盘进入胎儿体内，导致胎儿血糖持续性增高，这将诱导胎儿胰岛β细胞异常增殖，合成大量胰岛素，引发高胰岛素血症。同时诱使氨基酸转移系统活化，胎儿蛋白、脂肪合成能力上升，而脂肪分解能力下降，致使胎儿过度发育，最终发育成巨大儿。

（2）血糖水平异常还将导致羊膜分泌功能异常增强，胎儿因高血糖和高渗性利尿而大量排尿，导致羊水过多，增加宫腔内压，可能引发胎膜早破，导致早产。

（3）母体长期的高血糖症状将导致血管病变并抑制胎儿血氧供给，与此同时，胎儿伴有的高血糖状态将增加机体氧耗，两者共同作用促使胎儿宫内缺氧，引发胎儿窘迫或死胎。

（4）如母体血糖水平未得到有效控制而出现酮症，母体血液内的酮体将随胎盘进入胎儿体内，导致胎儿出现酸中毒，这将大幅增加胎儿病死率。

（5）当新生儿脱离母体高血糖环境后，其体内的胰岛素依然处于较高水平，这可能引发新生儿低血糖。

（6）GDM发病期间，母体内的白细胞功能将大幅减退，加上妊娠带来的免疫缺陷，母婴白细胞功能将大幅降低，对病原体的抵御能力下降，因此极易出现感染症状。

二　高血糖出生缺陷的预防

1.健康教育

高血糖对母体和胎儿的健康影响较大，易增加围产儿病率和出生缺陷率。大量研究表明，对GDM孕妇进行有效的血糖控制后，母亲结局大幅改善。应以开设护理专科门诊进行产前咨询、开放孕妇学校进行有计划的授课、网络平台互动等方式进行产前干预，可有效提高GDM孕妇的依从性和满意度，同时对高血糖的治疗和妊娠结局起到积极的促进作用，并节省医疗费用。

2.多学科团队管理

孕前糖尿病或糖尿病前期的妇女应由多学科团队管理，使其达到并维持正常血糖。多学科团队成员通常包括产科、内分泌科、营养科等医护人员；管理措施包括医学营养管理、体重管理、运动和饮食建议、药物治疗、超声检查等。因此，GDM专科护士门诊应组建以GDM专科护士为主导，产科、产前诊断科、内分泌科、营养科和新生儿科共同协作的专业化团队，为GDM孕妇提供产前咨询，进行系统全面的管理，如制定精细化饮食治疗、个性化运动指导、规范化药物指导、全程化体重管理与监测、系统化心理指导等措施。以期实现早预防、早诊断、早干预，减少母婴并发症的发生，保障母婴安全。

3.糖尿病妇女安全用药咨询

未使用有效避孕措施且有性生活的PGDM育龄期女性，应注意以下情况：

（1）若孕前和孕早期曾使用存在潜在致畸风险的药物，如血管紧张素转化酶抑制剂、血管紧张素Ⅱ受体拮抗剂、β受体阻滞剂、利尿剂、他汀类以及贝特类药物，并不建议因此终止妊娠。但一旦确定妊娠，应立即停用此类药物，调整用药为安全的方案。建议选用的降压药物包括拉贝洛尔、硝苯地平、甲基多巴等；降脂药物包括Omega-3脂肪酸、考来维仑等。

（2）若孕前和孕早期未将口服降糖药物（二甲双胍和格列苯脲）更换为胰岛素，并不建议因此终止妊娠；但一旦确定妊娠，应立即停用此类药物，调整用药为胰岛素的方案。虽然孕期应用二甲双胍的安全性研究增多，研究认为除二甲双胍外，其他口服降糖药均不推荐应用于孕期。二甲双胍的孕期使用仍然建议在知情同意的基础上，在医师指导下酌情继续应用。

（3）孕早期如血糖不达标（应用胰岛素治疗者HbA1c＞7.0%），虽然子代先天性畸形、巨大儿、子痫前期和其他并发症的发生风险高，但目前尚无确切的、个体化的、降低上述风险的血糖阈值标准，也不建议因此终止妊娠，但需三级医院多学科协助诊疗，尽快控糖达标，并进行严密的母胎监测。国外也有文献建议，对于HbA1c＞10.0%者，医学指征建议终止妊娠。

【参考文献】

［1］陈露露，石海君，漆洪波．加拿大妇产科医师协会"妊娠期糖尿病指南（2019）"要点解读［J］.实用妇产科杂志，2021，37（1）：23-27.

［2］成德翠，李菲菲，周学欣，等.高龄、肥胖、孕早期体重增长、一级亲属糖尿病家族史单因素以及复合因素对妊娠期糖尿病发病的影响［J］.现代妇产科进展，2021，30（5）：341-345.

［3］中国营养学会膳食指南修订专家委员会妇幼人群膳食指南修订专家工作组.孕期妇女膳食指南［J］.中华围产医学杂志，2016，19（9）：641-648.

［4］中华医学会妇产科学分会产科学组.孕前和孕期保健指南（2018）［J］.中华妇产科杂志，2018，53（1）：7-13.

［5］American College of Obstetricians and Gynecologists. Weight gain during pregnancy. Committee Opinion No. 548［J］. Obstet Gynecol, 2013, 121: 210–212.

［6］王芃鹏，董洪利，孙鸿，等.孕妇孕早期膳食维生素A摄入量与妊娠期糖尿病的相关性研究［J］.中华预防医学杂志，2021，55（11）：1293-1298.

［7］代正燕，刘丹，李润，等.孕期增重及总重与妊娠期糖尿病关系的队列研究［J］.中华流行病学杂志，2016，37（10）：1336-1340.

［8］中国妇幼保健协会妊娠合并糖尿病专业委员会，中华医学会妇产科学分会产科学组.妊娠期运动专家共识（草案）［J］.中华围产医学杂志，2021，24（9）：641-645.

［9］SAVVAKI D, TAOUSANI E, GOULIS D G, et al. Guidelines for exercise during normal pregnancy and gestational diabetes: a review of international recommendations［J］. Hormones, 2018, 17（4）：521-529.

［10］COLBERG S R，CASTORINO K，JOVANOVIČ L. Prescribing physical activity to prevent and manage gestational diabetes［J］. World J Diabetes，2013，4（6）：256-262.

［11］WANG C，WEI Y，ZHANG X，et al. A randomized clinical trial of exercise during pregnancy to prevent gestational diabetes mellitus and improve pregnancy outcome in overweight and obese pregnant women［J］. Am J Obstet Gynecol，2017，216（4）：340-351.

［12］MA R，SCHMIDT M I，et al. Clinical management of pregnancy in the obese mother：before conception，during pregnancy，and postpartum［J］. Lancet Diabetes Endocrinol，2016，4（12）：1037-1049.

［13］张海英，鲍妍宏，等. 孕早期中度及以上体力活动降低妊娠期糖尿病的发病风险［J］. 中华围产医学杂志，2019，22（4）：233-239.

［14］中国妇女妊娠期体重监测与评价：T/CNSS 009—2021［S］. 北京：中国营养学会，2021.

［15］钟婕，周英凤，章孟星. 孕期运动预防妊娠期糖尿病效果的系统评价再评价［J］. 护士进修杂志，2019，34（12）：1057-1065，1145.

［16］冯雅慧，湛永乐，吕嬿，等. 孕早期体力活动与妊娠期糖尿病关系的队列研究［J］. 中华流行病学杂志，2020，41（6）：829-833.

［17］于鹏丽，周云平，周黎雪，等. 孕早期家庭功能对孕妇健康促进行为的影响：基于自我效能感、心理一致感的多重中介效应分析［J］. 中国实用护理杂志，2022，38（6）：449-455.

［18］黄菲玲，马良坤，马帅，等. 孕早期铁代谢水平与妊娠期糖尿病和巨大儿相关［J］. 中华健康管理学杂志，2020，14（6）：515-520.

［19］PLOWS J F，STANLEY J L，BAKER P N，et al. The pathophysiology of gestational diabetes mellitus［J］. Int J Mol Sci，2018，19（11）.

［20］李敏敏，张彬艳，石国帅，等. 育龄妇女孕早期患病与新生儿先天性心脏病的关联［J］. 中华流行病学杂志，2019，40（9）：1130-1133.

［21］毕烨. 孕期增重和孕早期体质指数与后代非情感性精神疾病发生风险的关系［J］. 中华预防医学杂志，2018，52（1）：2.

［22］郑渝，刘宁，李妍. 妊娠期恶心呕吐护理管理的最佳证据总结［J］. 循证护理，2020，6（12）：1277-1284.

［23］王德亮，巩瑞春. 妊娠期糖尿病患者血糖与母体并发症及新生儿代谢性疾病不良妊娠结局相关性分析［J］. 国际医药卫生导报，2020，26（10）：1381-1384.

［24］翟立晶. 规范化治疗妊娠期糖尿病对妊娠结局的作用研究［J］. 糖尿病新世界，2022，25（11）：30-32，36.

［25］田静慧. 产前全程护理干预对妊娠期糖尿病（GDM）孕妇妊娠结局的影响［J］. 糖尿病新世界，2020，（21）：98-99.

（郑暄　章雪玲　李映桃　张莹　吴绮冰　梁伟璋　何青　李志华　郑寒龙　何洁云）

第三章 糖尿病妇女孕中期保健

第一节 营养膳食

一 孕中期营养膳食需求

孕中期（怀孕4～6个月）是胎儿迅速发育的时期，此阶段的营养状态对母婴健康的影响至关重要。一方面，胎儿体重迅速增长，组织器官也在不断分化和完善；另一方面，孕妇的体重也在此时迅速增长，孕期体重的60%甚至更多都是在孕中期增加的。因此，这个时期的营养饮食非常重要。就一日摄入总能量而言，单胎妊娠每日所需热量需要比孕早期每日所需热量多200 kcal。

在孕中期，孕妇的早孕反应普遍已经过去，多数孕妇胃口大开，这时应不失时机地调整饮食，补充营养。在保证饮食质量的同时，还要适当提高各种营养素的摄入量。有研究发现，GDM孕妇孕中期的铁蛋白水平高于非GDM孕妇，高铁蛋白水平是预测巨大儿的独立危险因素。这提示铁代谢水平失调可能在GDM和巨大儿的发生机制中起一定的作用。因此，GDM孕妇不能不加限制地过多进食，以免造成巨大儿（胎儿体重＞4 kg）的发生，影响正常分娩。

二 孕中期营养膳食注意事项

（1）避免挑食、偏食，防止矿物质及微量元素的缺乏。强调富含铁及维生素A食品的摄入及含碘食物的供给。

（2）做到荤素搭配，营养合理。

（3）把关食物的质量，科学烹饪，切忌食用未煮熟的肉类。

（4）孕妇对热量的需要与孕早期相比明显增加。应适当增加米饭、馒头等主食，以及鱼、禽、虾、肉、蛋、奶、豆制品、花生、核桃等副食。

（5）保证粮谷类食物的摄入量，食用一定数量的粗粮，如小米、玉米、红薯等。

（6）孕中期是胎儿骨骼发育的关键时期，孕妇对钙的需求量增加了40%。奶制品、豆制品、海产品、多叶的绿色蔬菜等都是较好的钙源，可多选择此类食物。

第二节 体重管理

妊娠期增重是衡量母体营养状况的重要指标之一，不合理的妊娠期增重会增加不良妊娠结局的发生风险。流行病学研究发现，妊娠期增重过量与妊娠期糖尿病、妊娠期高血压和子痫前期、分娩期并发症、产后持续高体重状态、肥胖和中年时心脏代谢综合征等相关。妊娠期增重越多，新生儿出生体重亦会相应增加，而新生儿出生体重过高会导致婴儿远期肥胖发生风险增加，以及成年后高血压、心脏病及糖尿病等发病风险升高。妊娠中晚期是体重管理的关键时期。

孕中期增重计算方式如下：

孕中期增重＝孕28周体重－孕12周体重。

对于理想体重（即 BMI=18.5～24.9 kg/m²）的孕妇，整个孕期增重 12.5 kg 左右为宜，其中孕中期增重 5 kg 为宜。

一 单胎 GDM 孕妇增重指标

孕早期及孕中初期（孕龄＜20孕周）体重增长主要为母体体重增加，孕中、晚期体重增长主要为胎儿体重增加。但对不同 BMI 的孕妇采用同一体重增长标准并不恰当，可导致孕前低体重孕妇的体重增长不足，而孕前超重/肥胖孕妇体重增长超标。因此孕妇的孕期体重增长标准需要根据孕前 BMI 进行个体化调整。

二 双胎 GDM 孕妇增重指标

由于怀有双胎的 GDM 孕妇与单胎的 GDM 孕妇体重增长标准不同，具体可以参考表1-3-1。

表 1-3-1 不同孕前 BMI 妇女孕中期推荐增重标准（2009 年美国医学研究所）

孕前BMI/（kg·m⁻²）	单胎总体重增加		双胎总体重增加	
	增长值范围/kg	孕中晚期每周增重/kg	增长值范围/kg	孕中晚期每周增重/kg
低体重（BMI＜18.5）	12.5～18	0.51	19～27	0.8
正常体重（18.5≤BMI＜24.9）	11.5～16	0.42	17～25	0.7
超重（25≤BMI＜29.9）	7～11.5	0.28	14～23	0.6
肥胖（BMI≥30）	5～9	0.22	11.5～19	0.5

第三节　运动

一　孕中期适宜运动的形式

一般来说，孕中期是进行运动的最佳时机。最安全的运动形式应符合维持 GDM 孕妇孕期体重的合理增长且不引起胎儿窘迫和子宫收缩。此阶段，孕妇可根据场地及兴趣开展合适的运动，散步、游泳、瑜伽、健身操、爬楼梯、上肢运动等都是妊娠期推荐的运动形式，其中散步是最受欢迎的运动之一。广州医科大学附属第三医院（以下简称"广医三院"）研发的"GDM 孕妇健康操"（图 1-3-1），深受 GDM 孕妇欢迎，可扫码观看。

扫一扫观看
"GDM 孕妇健康操"

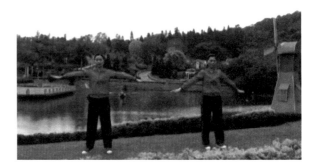

图 1-3-1　GDM 孕妇健康操

二　孕中期不适宜的运动形式

（1）竞赛及身体接触性运动，如女运动员妊娠后应停止剧烈运动和参加比赛。

（2）关节过屈或过伸的运动。

（3）平衡及协调性要求高运动，包括剧烈的跳跃和快速转体，如滑雪、体操、篮球、足球、跳伞、潜水、骑马等，因这些运动存在腹部创伤及摔倒的风险。另外，非高原居住的孕妇也不建议在海拔 2500 m 以上的地方散步。

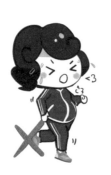
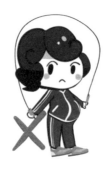
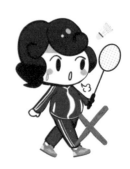

三 孕中期运动的注意事项

（1）散步时不宜走得太急，要慢慢地走，以避免对身体振动太大或造成疲劳，散步的时间和距离应根据孕妇自身感觉来调整，以不觉劳累为宜。

（2）大多数习惯跑步的孕妇可坚持至孕中晚期，跑步时间最好缩短到 45 min 以内，应避免进行快速跑步或竞赛性质的跑步，以慢跑（快步走）为宜。

（3）爬楼梯时应注意速度不宜过快，避免摔倒。尤其孕中晚期应注意扶稳楼梯扶手，最好由亲属陪伴，保证安全。

（4）游泳也是一个不错的选择。游泳和水中运动要求在泳池中进行，孕期水疗运动非常安全，能提高孕妇妊娠期自我管理的积极性。研究显示，中等强度的有氧水中运动可以提升体能、力气，减少外周水肿。水疗运动可以减少肌肉骨骼关节受伤的风险，并且是一种缓解腹部疼痛的运动方式。注意事项包括以下几点：①游泳时间以 1 h 为宜；②每周应不少于 2 次；③当室温和水温低于30℃时不能下水游泳；④游泳时动作要稳健平缓，入水时千万不可纵身跳水，要防止池内人多拥挤使腹部受碰撞。

（5）妊娠未满 4 个月或有过流产、早产、死胎史及阴道出血或腹部疼痛，或患有心脏病、妊娠中毒症、高血压、癫痫症，以及患有耳鼻喉方面疾病的孕妇都应避免游泳。

1. 安全运动五步法

（1）运动前检测血糖。运动前检测血糖值< 4.0 mmol/L 时，先吃点东西再运动，避免低血糖；运动前血糖值> 13.9 mmol/L 时，应该延后运动，避免出现应激性的血糖升高。

（2）热身运动5～10 min。

（3）锻炼20～30 min。

（4）放松恢复10～20 min。

（5）运动后检测血糖。运动后血糖值< 4.5 mmol/L 时，应立即进食含糖食品，防止低血糖。

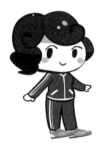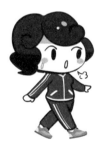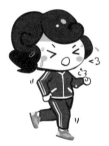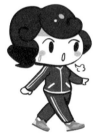

运动前穿运动鞋　　　准备运动（慢走）　　　正式运动（快走）　　　放松运动（慢走）

2. 孕中期运动的禁忌证

（1）妊娠高血压综合征；

（2）胎膜早破或提早出现阵痛；

（3）宫颈闭锁不全/宫颈环扎术；

（4）孕中期或孕晚期有持续阴道流血；

（5）胎儿宫内发育迟缓；

（6）多胎妊娠；

（7）妊娠妇女有慢性高血压或甲状腺功能亢进，以及心脏、血管或肺部疾病等；

（8）以前有过3次或3次以上自然流产；

（9）早产；

（10）前置胎盘。

3. 需中止运动并尽快就诊的情形

（1）阴道出血或有液体漏出；

（2）骨盆前下方疼痛；

（3）感到头晕、无力、呼吸费力甚至困难；

（4）腹部剧烈疼痛；

（5）胸部疼痛；

（6）胎动减少；

（7）严重头痛等。

第四节 胎儿监护和胎动计数

一 胎儿监护

孕中期是评估胎儿在宫内是否健康的最佳时期。国内外围产保健指南均建议采用超声检查进行产前胎儿出生缺陷筛查。母体长期高血糖状态可导致胎儿多发畸形，如心血管系统（大血管异位，房、室间隔缺损）、中枢神经系统（无脑儿、脑脊膜膨出、小头畸形）、骨骼系统（尾骨退化综合征）、消化系统（食管气管瘘、肠闭锁、肛门闭锁）等发育不全，以及肺发育不全、肾发育不全、多囊肾等。妊娠早期血糖控制不佳的孕妇，尤其要注意在孕20～24周应用Ⅲ级超声检查对胎儿解剖结构进行系统筛查，以期尽可能发现胎儿结构畸形，特别是中枢神经系统和心脏的发育异常。有条件者推荐22～26周行胎儿超声心动图检查。

需要注意的是，期望通过Ⅲ级超声检查检出所有胎儿畸形既不可能也不切实际，且检查结果和图像质量受孕妇腹壁脂肪厚度、胎儿体位、仪器分辨率、羊水量等因素影响。

二 胎动计数

人们常说十月怀胎是一趟艰难的旅程，而胎动则是宝宝送给妈妈的第一份精神补给。胎动的出现，让妈妈真正感知到了小生命的存在。胎儿在子宫腔内会进行伸手、踢腿等自主性活动撞击子宫壁，从而引起腹壁的变化。一般从怀孕18～20周开始，母体可明显感知到胎儿的活动。胎动是一种主观感受，受孕妇的敏感程度、羊水量、腹壁厚度、药物使用，以及孕妇是否认真对待等诸多因素影响，个体差异较大。妊娠18～20周时，胎动若有若无，如蝴蝶扇动翅膀一样；妊娠20～24周时，感觉胎动逐渐增加，可感觉到胎儿在子宫内做翻跟头、蠕动等动作；妊娠24～28周时，胎动呈现为胎儿可能有呃逆出现，腹部出现规律的跳动。

美国妇产科医师协会（ACOG）的指南推荐了2种胎动计数方案：

（1）产妇侧卧位，2 h内感受10次以上胎动即为满意的胎动；

（2）指导产妇每次自数胎动1 h，每周3次，以确定胎动的基础水平，当胎动达到或超过基础水平时即为满意的胎动；当胎动低于基础水平，则需要进一步检查以评估胎儿宫内状态。

我国大多数产科专家建议应当每日进行3次胎动计数，早、中、晚各1次（尽量在相对固定且安静的时间进行），每次1 h。将3次胎动的平均数乘以12，即为当日大致的胎动次数。正常胎动频率为每小时3～5次，12 h内胎动次数应大于30次。

目前研究发现，胎动计数并不能降低胎儿死亡率，并且过早进行胎动计数反而会导致孕妇的焦虑和不必要的临床干预。并非所有的孕妇都必须每天进行胎动计数，但应该提醒孕妇在感觉胎动明显减少时必须及时就诊。大量研究表明，胎动减少与围产儿不良结局的风险增加相关，但是每天胎动计数对预防胎死宫内发生的有效性尚不确定。目前尚无证据支持低危孕妇通过胎动计数减少胎死宫内的发生。

第五节　常见不适及应对措施

一　体重增长过快，血糖难以调控

1. 可能的主要原因

（1）从孕中期开始，胎盘生理性分泌大量拮抗胰岛素的激素（如雌激素、孕酮、瘦素、皮质醇、胎盘催乳素和胎盘生长激素等），以促进胎儿利用葡萄糖快速生长和发育，且激素分泌量随孕周的增加而增加，导致孕妇出现空腹血糖下降，餐后血糖异常增高的症状。

（2）孕期常伴随诸多适应性生理代谢改变，以满足胎儿生长发育需要，会出现"生理性"高脂血症。正常孕妇的血脂水平从妊娠9～13周起逐渐升高，于孕31～36周达到峰值，血清中总胆固醇及甘油三酯等脂质水平较非孕期升高2～3倍，此后血脂会维持高水平直到分娩后24 h内迅速下降，产后4～6周可恢复至正常水平。所以，孕中期后，孕妇体重增长显著加速。

2. 应对措施

（1）科学饮食和保持运动。

（2）经规范饮食和运动治疗后，血糖控制仍不达标或血糖控制达标而体重管理不达标者，应尽早实施胰岛素治疗。

（3）对孕前糖尿病妇女，应根据血糖情况结合糖尿病类型作个性化处理：T1DM患者可以适度增加胰岛素剂量；T2DM患者可以增加胰岛素剂量或加用二甲双胍控糖。

二 瘙痒

1. 可能的主要原因

（1）自怀孕至产后 1 个月左右，因激素水平变化加，孕妇身体和皮肤均会发生变化，皮肤尤为敏感，易起疹子，多为红色风团样丘疹和斑块，感觉瘙痒，严重时影响生活作息与情绪。

（2）在不同的季节，孕妇会出现不同的皮肤问题，如夏季潮湿多流，易诱发湿疹或皮肤毛囊炎等问题；冬季则因为皮脂分泌减少，皮肤易干燥，严重时甚至会出现皮肤皲裂，进而引发冬季湿疹或缺脂性湿疹等。此类症状在全身任何部位都有可能发生。

（3）个别孕妇出现瘙痒难耐、坐立不安、夜不能寐、痛苦不堪的情况，甚至抓破皮肤方能暂时止痒，造成皮肤破损感染。若发生皮肤化脓性感染且伤口经久不愈合，应及时就医。

2. 应对措施

（1）建议衣服材质以棉质为主，避免化纤衣物摩擦产生静电，形成对皮肤刺激的外在因素。

（2）建议洗澡水温不宜过高，洗澡时间不宜过长，洗完后应立即涂抹润肤霜以保持皮肤湿润。不要等到感觉皮肤干燥才进行润肤，经常润肤可以补充肌肤流失的水分，使肌肤柔软润滑。

（3）应尽量避免使用肥皂、沐浴露等清洁产品。

（4）要注意排查妊娠合并胆汁淤积综合征和糖尿病。

（5）皮疹严重者，及时进行皮肤科会诊，在皮肤科医师指导下外用 10% 尿素乳膏、薄荷霜、0.1% 丁酸氢化可的松霜等药物缓解症状。

三 皮肤色素沉着

1. 可能的主要原因

因妊娠期雌激素和孕激素的增加，多数孕妇出现弥漫性色素沉着，分娩后虽可自然消退，但大多难以恢复至孕前肤色。约70%的孕妇，尤其是肤色较深者，在妊娠后半期可出黄褐斑，分娩后可能完全消退，但也可能持续存在。

2. 应对措施

夏天出门应采取有效的防晒措施，避免暴晒，减少色素沉着。

四 妊娠纹

1. 可能的主要原因和机制

怀孕期间，妊娠激素水平变化导致雌激素抑制皮肤真皮层的弹力纤维生长，糖皮质激素分解弹力纤维蛋白，使弹力纤维变性。随着孕周增加，子宫的逐渐增大使腹壁皮肤张力增大，导致真皮层胶原纤维和弹性纤维断裂。90%以上的妇女在妊娠6～7个月时在胸部、大腿、臀部和腹部出现粉红色或紫色的萎缩纹，即妊娠纹。

2. 应对措施

（1）控制孕妇体重增长速度以限制胎儿体重过度增长，确保腹围缓慢增加，从而维持孕妇腹壁的弹性。用牛皮筋来举例：牛皮筋被拉开 10 cm 跟被拉开 20 cm 相比，肯定是被拉开 20 cm 的时候更容易断裂。同理，体重增长得太多，皮肤被撑开的范围也就越大。

（2）适当运动。运动能加速血液循环，使血液中的氧气和水分有效传送到皮肤细胞，同时有效控制孕期体重的增长，消耗掉多余的热量，减少腰腹部脂肪的堆积，提升皮肤弹性，从而降低妊娠纹发生的概率。

（3）注意饮食的全面、均衡和足量。合理摄入富含蛋白质和维生素的食物，可以增加肌肤弹性。每日保证足够的饮水量，也有助于皮肤的新陈代谢，预防妊娠纹的发生。

（4）用托腹带缓解腹部压力。特别是多胎妊娠和肥胖妇女，利用托腹带托起腹部可以一定程度上减轻下肢负担，减缓因腹部增长产生的向下延展拉扯的力量，从而避免妊娠纹的形成。

五 下肢静脉曲张

约有 1/3 的孕妇会出现不同程度的下肢静脉曲张。

1. 可能的主要原因

（1）妊娠期雌激素增加，其对血管壁内的平滑肌有舒缓作用，使静脉壁更加松弛而易于发生静脉曲张。加上怀孕时全身血流量增加，使原本闭合的静脉瓣膜分开，造成静脉血液逆流。

（2）胎儿和子宫随孕期的进展而增大，压迫盆腔的静脉丛和下腔静脉，使下肢血液回流受阻，造成静脉压升高，曲张的静脉愈发明显。

（3）静脉曲张有家族遗传倾向。血管先天静脉瓣膜薄弱而闭锁不全或孕期体重过重等也是发生静脉曲张的原因。

2. 应对措施

（1）采取左侧卧位休息，可帮助改善下肢静脉的血液循环，减轻下肢静脉压力。

（2）关注体重增长，避免过度肥胖，减轻循环系统负荷。

（3）适度运动，避免长时间维持坐或站立体位，久坐或久站易造成血液瘀滞于下肢，流动缓慢，加重静脉曲张。建议适度运动，如慢走、游泳和做孕期保健操等，但不建议过度锻炼。

（4）始需舟车长途旅行，建议穿着弹力袜并定时进行足背运动以促进血液循环。

第六节 心理特点及心理疏导

一 孕中期心理特点

内分泌系统在维持机体内环境稳定、适应外环境变化以及调节人体生长发育与生殖中具有重要作用，且与精神活动和行为也有密切关系。临床实践发现，某些精神疾病常伴随内分泌功能的异常，内分泌失调的患者也常表现出精神活动的异常。此外，一些针对精神障碍的治疗同样也会导致机体内分泌状态的改变。胰岛素的自然分泌具有昼夜节律性，睡眠不规律或睡眠时间不足均会造成血糖的波动，极易发生高血糖或低血糖，再叠加上孕中期的生理变化，孕妇容易出现胰岛素抵抗，尤其 GDM 孕妇的血糖随孕周的增加而愈加难以调控。糖代谢异常可诱导下丘脑 - 垂体 - 肾上腺（（hypothalamic-pituitary-adrenal, HPA））轴功能失调，去甲肾上腺素和皮质醇水平升高，增加细胞因子介导的炎症反应，使孕妇易出现抑郁情绪。

二 孕中期心理疏导

（一）孕中期保证充足的睡眠

睡眠时间有个体差异，应以消除疲劳、使身体舒适为度，并养成良好的作息习惯。每晚平均睡眠时间建议为 7～8 h。除夜间睡眠外，白天还应有 30～60 min 的休息时间。但同时也要注意，睡眠时间过长会让体重增加过多，血糖也难以控制；若睡眠不足，身体抵抗力差，则容易罹患各种生理和心理疾病。

提高睡眠质量有如下方法：

（1）睡前洗个热水澡或者用热水泡脚，水温控制在 35～38℃为宜。

（2）睡前喝牛奶有助于安眠。

（3）睡觉时保持身体清爽，内衣、裤要选择棉织品，睡衣要宽松、舒服。

（4）保持卧室通风，使用空调的时间不要太久，可适当使用电风扇，孕妇感觉清凉舒适有利于胎儿的发育。

（5）卧室最好采取一些隔音和遮光的措施，以减少噪音和强光对睡眠的干扰。

（6）尿频严重会影响睡眠质量，避免临睡前喝过多的水或汤。

（7）夜间少看喜剧或惊悚片，夫妻和睦相处，睡前避免胡思乱想。

（8）有心理和工作压力者应及时咨询心理科医师，进行排解和干预。

（二）孕中期进行心理引导和科普宣教

1. GDM 孕妇家庭团队健教

孕中期及时给予 GDM 孕妇关于血糖管理的信心，定期向她们讲解相关疾病知识，增强其对疾病的认知和掌握相关知识，支持 GDM 孕妇使用胰岛素进行治疗，减轻其心理负担。叮嘱对 GDM 孕妇家属，尤其是丈夫，积极参与到孕妇的日常生活干预中，包括合理地为妻子准备餐饮，掌握胎动计数和胎心监测，以及测量血压与体重的方法等，同时指导 GDM 孕妇掌握早期胎教的方法，叮嘱夫妻双方共同关注孩子成长，提高 GDM 孕妇的幸福感，稳定其情绪。

2. 建立 GDM 孕妇团体心理辅导平台

研究发现，团体心理辅导能营造轻松的人际交往氛围。通过辅导员与组员之间以及组员之间的互动，能有效缓解孕妇的焦虑和抑郁情绪。团体心理辅导又称为同伴教育方式，通过团体活动及现代便捷的通信手段，从饮食、运动、孕期保健、情绪控制等各方面进行干预。孕妇通过与同伴教育者的不断交流，熟悉程度逐渐加深，各成员之间相处也日益融洽，伴随着情感分享的增多，沟通层次不断升级，最终实现深度交流。同伴教育者"前辈"的身份及成功生育健康宝宝的经验易让孕妇产生信赖感，从而提升其依从性，使沟通内容能进一步深入内心。GDM 孕妇在信任同伴教育者的基础上更乐于接纳其提供的观点、知识及技能，从而有效改善其抑郁状况，为孕育健康宝宝做好充分准备。广医三院产三区的"糖妈妈俱乐部"是该模式的良好典范。

第七节　流产和早产的预防

早产是全球新生儿发病率和死亡率的最常见原因，欧洲发病率为 5%，非洲高达 18%，而中国约为 10%。早产的上限为妊娠不满 37 周分娩，而下限标准各国不同，很多发达国家与地区采用妊娠满 20 周作为标准，也有部分采用满 24 周。目前，中国仍然将妊娠满 28 周或新生儿出生体重 > 1000 g 作为早产判定标准。根据原因不同，早产分为自发性早产和治疗性早产。前者包括早产和胎膜早破后早产；后者是因妊娠合并症或并发症，为母婴安全的需要提前终止妊娠。孕期高血糖会导致早产的发生风险提高 2～3 倍。

一　早产的高危人群

1. 有晚期流产及（或）早产史者

有早产史的孕妇其早产再发风险是普通孕妇的 2 倍，前次早产孕周越小，再次早产的风险越高。如果早产后有过足月分娩，则再次单胎妊娠者不属于高危人群。但若前次是双胎妊娠且在 30 周前早产，即使此次是单胎妊娠，早产风险也较高。

2. 子宫颈长度异常者

孕中期阴道超声检查发现子宫颈长度（cervical length，CL）< 25 mm 的孕妇。

3. 有子宫颈手术史者

曾接受子宫颈手术，如宫颈锥切术、环形电极切除术（loop electrosurgical excision procedure，LEEP）治疗者，发生早产的风险增加，子宫发育异常者早产风险也同样会增加。

4. 孕妇年龄过小或过大者

孕妇年龄小于 20 岁或大于 40 岁。

5. 妊娠间隔过短者

两次妊娠间隔如控制在 18～23 个月，早产风险相对较低。

6. 过度消瘦或过度肥胖者

BMI < 18.5 kg/m^2，或孕前体重 < 50 kg，营养状况差者易发生早产。BMI ≥ 30 kg/m^2 的肥胖妇女，合并代谢紊乱及心血管疾病风险高者，其医源性早产风险也高。

7. 多胎妊娠者

双胎的早产率近 50%，三胎的早产率高达 90%。

8. 辅助生殖技术助孕者

采用辅助生殖技术妊娠者，早产发生风险较高。

9.胎儿及羊水量异常者

胎儿存在结构畸形和（或）染色体异常、羊水过多或过少者，早产风险增加。

10.有妊娠并发症或合并症者

如孕妇并发重度子痫前期、子痫、产前出血、妊娠期肝内胆汁淤积症、GDM，并发甲状腺疾患、严重心肺疾患、急性传染病等，早产风险均增加。

11.异常嗜好者

有烟酒嗜好或吸毒者，早产风险增加。

二 早产的预防措施

（一）提供咨询与评估

结合既往妊娠史，对风险因素进行评估，提供专业的咨询服务。

1.孕前宣教

避免低龄（＜20岁）或高龄（＞40岁）妊娠；提倡合理的妊娠间隔（＞6个月）；避免多胎妊娠；提倡平衡营养摄入，避免体重过低时妊娠；戒烟、戒酒；控制如高血压、糖尿病、甲状腺功能亢进、红斑狼疮等原发病；停止服用可能致畸的药物。对计划妊娠妇女，应注意其早产的高危因素，对有高危因素者进行针对性干预。

2.详细了解早产高危因素

孕早期应通过超声检查确定胎龄，排除多胎妊娠，若为双胎，应了解绒毛膜性质，有条件应测量胎儿颈项透明层厚度，以评估胎儿非整倍体染色体异常及部分重要器官畸形的风险。第一次产检时应详细了解早产高危因素，以便尽可能针对性预防；提倡平衡饮食，合理增加妊娠期体重；避免吸烟、饮酒。

3.控制血糖达标

GDM孕妇早产率明显高于非糖尿病孕妇，其发生率为9.5%～25%。对妊娠合并糖尿病、宫颈机能不全者，应指导其进行孕期体重管理，使体重达标，同时注意避免重体力活动及长时间站立，避免过度增加腹压的动作；过度运动也有可能引起早产，故孕期应避免持续时间过长和过度的有氧运动；且严格控制血糖达标可预防早产的发生。

（二）注重细菌性阴道病

既往有早产史的GDM孕妇更易罹患细菌性阴道病，常规筛查与治疗是有益的。

（三）注重菌尿问题

GDM孕妇常见尿糖阳性，无症状性菌尿发生率高，应警惕GDM孕妇的尿路感染与早产风险相关，推荐筛查并使用抗生素治疗尿路感染。

（四）优化早产的预测方法

超声经阴道测量CL是国内外指南均推荐的预测方法，建议所有孕妇在孕18～24周行单次测量以进行筛查；建议高危人群14～26周间，每两周1次连续监测CL。对筛查出的短宫颈、早产高危人群进行相应治疗以预防早产。

（五）注重医疗方法预防早产

国内外指南均推荐孕酮疗法和宫颈环扎术作为早产的预防医疗手段。

1. 孕酮疗法

1956 年，Csapo 提出孕酮跷跷板理论，即高水平孕酮可抑制子宫收缩，低水平孕酮则有助于子宫收缩。孕酮被认为是大多数哺乳动物（包括灵长类）维持妊娠所必需的，其水平下降与分娩启动有关。孕酮治疗可将 34 周前自发性早产的风险从 27.5% 降至 18.1%。

目前研究证明，能预防早产的特殊类型孕酮包括微粒化孕酮胶囊、阴道孕酮凝胶和 17α 羟基孕酮己酸酯 3 种。3 种药物各自的适应证略有不同：①对于有晚期流产或早产史的当前无早产症状者，不论宫颈长短，均可推荐使用 17α 羟基孕酮己酸酯。②有前次早产史，此次孕 24 周前宫颈缩短（CL < 25 mm）者，可用微粒化孕酮胶囊 200 mg/d 或孕酮凝胶 90 mg/d 阴道给药，至妊娠 34 周，能减少孕 34 周前早产及围产儿病死率。③对无早产史，但孕 24 周前阴道超声发现宫颈缩短（CL < 20 mm）者，推荐使用微粒化孕酮胶囊 200 mg/d 或孕酮凝胶 90 mg/d 阴道给药，至妊娠 36 周。

2. 宫颈环扎术

宫颈功能不全又称子宫颈内口闭锁不全、宫颈口松弛症，是宫颈本身的内在结构缺陷，会导致妊娠者无法维持妊娠，出现反复无痛性宫颈扩张和妊娠中期分娩（即孕中期流产），是导致流产和早产的一种疾病，但目前无诊断"金标准"。目前宫颈功能不全的临床诊断主要基于既往有 1 次或 1 次以上孕 14～36 周的自发性早产或流产史，并排除诸如宫缩、临床产兆、出血、感染和胎膜早破等明确的病理影响因素。宫颈功能不全的临床表现为在孕 16～23 周阴道检查发现无痛性宫颈扩张和（或）孕 24 周以前经阴道超声检查发现 CL < 25 mm。宫颈环扎术是目前治疗宫颈机能不全的唯一有效手术，可以避免子宫颈口扩张，降低其上行性感染风险，起到延长孕周、降低孕 37 周前有复发性早产发生风险的作用。

（1）适应证：①对于有 1 次或 1 次以上不明原因妊娠中晚期流产或早产史者，在排除宫缩发动、胎盘早剥等其他病理妊娠因素后，可在下次妊娠 13～14 周行预防性宫颈环扎，即择期环扎。②不论患者既往是否有中晚期流产史或早产史，在妊娠中晚期体格检查时发现宫颈进行性扩张 ≥ 1 cm，无宫缩、无禁忌证，即可行紧急宫颈环扎术；对于双胎妊娠晚期宫颈扩张或胎膜暴露者，也可行紧急宫颈环扎术以延长孕周，降低早产风险。③对于既往有小于 34 孕周早产病史者，此次妊娠自 16 周起超声随访 CL，如孕 24 周前发现 CL ≤ 25 mm，推荐行治疗性宫颈环扎术。④对于无妊娠中晚期流产或早产史者，孕周 < 24 周且 CL ≤ 10 mm，建议宫颈环扎术和阴道黄体酮治疗两者结合使用。

（2）禁忌证：宫内感染、活动性出血、早产临产、胎膜早破、胎儿窘迫、胎儿严重畸形或死胎等。

（3）并发症：①近期并发症包括出血、感染及手术刺激可能增加子宫收缩的风险；宫颈创伤、胎膜早破、缝线异位和环扎线难以拆除等。②远期并发症包括宫颈撕伤、瘢痕，以及后续妊娠都需要重复进行宫颈环扎术。

对于宫颈环扎术的并发症，国内外指南均提出，为患者施行宫颈环扎术的团队需确保制订一个拆除缝合线的计划。广医三院团队于 2015 年成立广州市教育工会宫颈机能不全创新工作室，进行了以下创新：①研发手术器械，优化手术流程和技巧，使手术成功率达

99.5%。②建立了宫颈机能不全的诊治规范，包括严格的手术指征、环扎术孕妇治疗早产用药指引、紧急入院的绿色通道建立及保障拆除缝合线安全的拆线图文规范，让环扎孕妇随身携带环扎手术前和环扎手术后的图片及手术记录，拆线后留线圈图并记录宫颈是否裂伤等。③开展了线下联合线上的医防融合防早产工作。线下主要是每周工作日的医师产检门诊和周二上午的专科护士防早产教育门诊，由专科护士进行早产相关健康教育、窥诊检查、白带取材、阴道超声宫颈情况登记、宫缩和胎动记录、用药情况分析评价等工作，并登记在"宫颈功能不全教育手册"内；线上主要是借助微信群、微信小程序等新媒体工具进行医护免费线上教育和咨询指导，将医防融合的护理服务从线下延续到线上，落实以母胎安全为中心的人文化的安全优质护理。形成独具特色的"门诊－病房－家庭"三维空间的、多学科（以产科为中心，协同医学超声科、营养科、产前诊断科、新生儿科）协作共管的、以患者为中心的、一体化的、全孕周的、医防融合的创新性管理模式，保障了母胎健康。本院成功抱婴回家率高达98.5%。工作室于2021年出版《宫颈机能不全防治》和《宫颈功能不全手册：孕妈版》，系列创新工作受到广州市教育工会的表彰，被授予"工匠人才创新工作室"称号。

【参考文献】

[1] 赵明喆，魏镜，段艳平，等.妊娠期糖尿病与产后抑郁发作的相关性［J］.中国医学科学院学报，2022，44（3）：422-427.

[2] 朱佳妮，李传馨，金芳泽，等.妊娠糖尿病患者膳食多样化现状调查与孕期增重的相关性研究［J］.护士进修杂志，2023，38（11）：978-982.

[3] WANG Z, FAN H B, YANG W W, et al. Correlation between plasma ferritin level and gestational diabetes mellitus and its impact on fetal macrosomia［J］. J Diabetes Investig, 2018, 9（6）: 1354-1359.

[4] ZEIN S, RACHIDI S, AWADA S, et al. High iron level in early pregnancy increased glucose intolerance［J］. J Trace Elem Med Biol, 2015, 30: 220-225.

[5] KATARIA Y, WU Y, HORSKJÆR P H, et al. Iron status and gestational diabetes—a meta-analysis［J］. Nutrients, 2018, 10（5）: 621.

[6] 袁雨，漆洪波.结合中国实践谈WHO2016年孕期保健指南［J］.中国实用妇科与产科杂志，2017，33（6）：567-571.

[7] 巫丽琼，陈咏莲，董兴盛，等.团体心理辅导结合同伴教育在改善多胎妊娠选择性减胎术孕妇负情绪中的作用［J］.中国医学创新，2019，16（10）：88-92.

[8] 梁灿容，陈菲娜，陈燕华.强化健康认知护理联合心理疏导在孕产妇门诊护理中的应用［J］.国际护理学杂志，2021，40（13）：2351-2354.

[9] 中华医学会妇产科学分会产科学组.孕前和孕期保健指南（2018）［J］.中华妇产科杂志，2018，53（1）：7-13.

[10] 胡娅莉.早产临床诊断与治疗指南（2014）［J］.中华妇产科杂志，2014，49（7）：481-485.

[11] WIERZCHOWSKA-OPOKA M, KIMBER-TROJNAR Ż, LESZCZYŃSKA-GORZELAK B. Emergency cervical cerclage［J］. J Clin Med. 2021, 10（6）: 1270.

[12] 胡敏，韦莉霞，陈江鸿.宫颈机能不全孕妇行经阴道宫颈环扎术后早产或流产的危险因素［J］.广西医学，2022，44（12）：1341-1345.

［13］SHENNAN A H, STORY L. Cervical cerclage：green-top guideline No.75 February 2022：green-top guideline No.75［J］. BJOG 2022,129（7）：1178-1210.

［14］Practice bulletin no. 145：antepartum fetal surveillance［J］. Obstet Gynecol, 2014, 124（1）：182-192.

［15］李博雅，杨慧霞.胎儿监测方法及评价［J］.中华围产医学杂志,2016,19（6）：442-445.

［16］李映桃.宫颈机能不全防治［M］.广州：广东科技出版社,2021.

（郑暄 章雪玲 王艳 王振宇 李映桃 黄俊巧）

第一节　营养膳食

　　孕晚期（怀孕 7～9 个月）胎儿生长迅速，细胞体积迅速增大，大脑的发育达到顶峰，表现为大脑皮层增殖和髓鞘化加速。同时，肺部迅速发育，以适应出生后血氧交换功能。胎儿的皮下脂肪大量堆积，体重猛增，每月体重增加 700～1000 g，营养对胎儿的影响较孕早期和孕中期更为突出。孕晚期胎儿迅速生长的同时，对能量需求也达到顶峰，胎盘分泌的激素进一步增多，对母体胰岛素产生拮抗作用，使更多的血糖能够为胎儿所利用。孕晚期营养摄入不足，尤其是蛋白质和能量的摄入不足，会影响胎儿的正常发育，并可能引发严重的后果。母体营养不良或营养素储备过少还可能影响分娩的过程，导致产程延长。

　　GDM 孕妇应合理控制每日总能量摄入，妊娠中晚期以摄入 1800～2200 kcal/d[①] 为宜。国际糖尿病联盟和美国内分泌协会不建议孕前超重和肥胖的 GDM 孕妇在整个妊娠期过度限制能量摄入和减重，但对于孕前肥胖的妇女，应减少 30% 的热量摄入，且摄入量不应低于 1600～1800 kcal/d。推荐每日碳水化合物的摄入不低于 175 g（即主食量 200 g 以上），摄入量占总热量的 50%～60% 为宜，并应分布在 3 次正餐和 2～3 次加餐中。应优先选择血糖生成指数较低、对血糖影响较小的食物，同时保证维生素和矿物质的摄入，有计划地增加富含铁、叶酸、钙、维生素 D、碘等的食物，如瘦肉、家禽、鱼、虾、奶制品、新鲜水果和蔬菜等。

一　蛋白质的需求量

　　孕晚期蛋白质摄入量不应低于 70 g，每周建议食用 2～3 次深海鱼类。另外，饱和脂肪酸的摄入应不超过总能量的 7%，限制反式脂肪酸的摄入，推荐每日摄入 25～30 g 膳食纤维。已有大量的研究证实，孕期蛋白质、能量摄入不足会直接影响胎儿的体格和神经系统发育，导致早产、胎儿生长受限或低出生体重儿。而早产儿、低出生体重儿成年后发生向心性肥胖、胰岛素抵抗、代谢综合征、2 型糖尿病等代谢性疾病的风险增加。

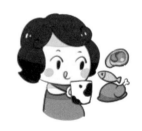

二　叶酸的需求量

　　孕晚期应继续口服叶酸补充剂 400 μg/d，并每天摄入绿叶蔬菜。叶酸在细胞 DNA 合成

---

① 1 kcal/d=4.184 kJ/d。

过程中是重要辅酶。孕中、晚期血容量和红细胞生成增加，叶酸缺乏会影响幼红细胞核中DNA 的合成，使细胞核的成熟和分裂延缓甚至停滞，进而影响血红蛋白的合成，最终导致巨幼红细胞性贫血。叶酸是体内蛋氨酸循环的甲基供体，其缺乏可导致高同型半胱氨酸血症，该病症可损伤血管内皮细胞，并可激活血小板的黏附和聚集，诱发妊娠期高血压疾病。

三　铁的需求量

孕晚期铁的推荐摄入量应在孕前 18 mg/d 的基础上增加 11 mg/d，达到 29 mg/d。孕晚期应每天增加 20～50 g 红肉摄入，每周吃 1～2 次动物内脏或血液。随着妊娠的进展，孕妇的血容量和红细胞数量逐渐增加，胎儿、胎盘组织的生长均额外需要铁，孕妇对铁的生理需求量比月经期高 3 倍，且该需求随妊娠进展持续增加。建议妊娠中晚期摄入元素铁 30 mg/d。孕晚期膳食铁摄入不足容易导致孕妇及胎儿发生缺铁性贫血或铁缺乏。缺铁性贫血是全球性公共卫生问题，在欠发达国家和地区尤其普遍。孕期缺铁性贫血是我国孕妇常见的营养缺乏疾病，发生率约 30%，对母体和胎儿的健康均会构成许多不良影响。例如缺铁性贫血可使孕产妇抵抗力下降，导致身体虚弱，易并发产褥期感染、产后大出血、心力衰竭等，甚至危及生命；缺铁性贫血使胎盘缺氧则易诱发妊娠期高血压疾病及妊娠期高血压疾病性心脏病；孕妇贫血还会增加早产、低出生体重及儿童期认知障碍发生的风险。

四　碘的需求量

建议孕妇除了坚持选用加碘盐的同时，还应常食用含碘丰富的海产品，如海带、紫菜等。孕期碘的推荐摄入量为 230 μg/d，比非孕时增加近 1 倍，食用碘盐仅可获得推荐量的50% 左右。孕期碘缺乏后果严重，轻者可导致胎儿大脑发育落后、智力低下及反应迟钝，重者可导致先天性克汀病，表现为矮、呆、聋、哑、瘫等症状。此外，妊娠期缺碘导致的甲状腺素合成不足还会增加早产、流产及死胎的发生率，以及妊娠期高血压、胎盘早剥等严重妊娠期并发症的发生率。由于多数食物中碘含量有限，加碘盐能确保规律地摄入碘。尽管如此，孕妇仍需常吃含碘丰富的食物。以食盐中加碘量 25 mg/kg、每天摄入 6 g 盐，烹调损失率按 20% 计算，每天从碘盐中可摄入碘约为 120 μg，仅能满足普通人群的碘需求量，对于孕妇是不足的。

五　钙的需求量

孕晚期建议奶制品的总摄入量达到 500 g/d。从孕 18 周起，胎儿骨骼和牙齿开始钙化，至分娩时新生儿体内约有 30 g 钙沉积。这些钙主要在孕中晚期逐渐沉积于胎儿骨骼和牙齿中，孕晚期每天沉积量增至 330 mg。尽管妊娠期间钙代谢发生适应性变化，孕妇仍可通过增加钙的吸收率来适应钙需求量的增加。虽然孕期钙的推荐摄入量为 800 mg/d，但考虑到国内孕妇的饮食习惯，建议仍需额外补充钙剂 0.6～1.5 g。孕期钙营养缺乏时，母体会动用自身骨骼中的钙来维持血钙浓度并满足胎儿骨骼生长发育的需要，因此，孕期钙营养不足对母体健康的危害更加明显。研究发现，孕期饮食不含奶类的中国妇女产后骨密度比同龄非孕妇女下降16%。孕期低钙摄入也会增加发生妊娠期高血压疾病的风险，孕妇增加奶制品的摄入可使妊娠期高血压疾病的发生率降低35%，子痫前期的发生率降低55%，早产的发生率降低24%。另有研究证实，孕妇饮奶可降低孩子出生后对牛奶过敏的风险。

第二节　体重管理

一般来说，妊娠的不同时期孕妇的体重增长的速度各有不同。妊娠早期，孕妇体重增加不明显，尤其是伴有妊娠剧吐时孕妇的体重可能不升反降。在孕13周后，随着患者早孕反应消失，孕妇的体重开始快速增长，平均增长约400 g/周。胎儿的生长发育也在妊娠晚期最快，例如在孕28周时胎儿体重为1000 g，但到孕40周时胎儿体重为3000 g以上，平均每4周约长700 g，身长平均增长5 cm。

孕妇整个孕期体重的增加包括母体和胎儿两方面。母体增重包括：子宫970 g，乳房405 g，血液1450 g，组织间液1480 g，脂肪沉积3345 g。胎儿增重包括：胎儿3400 g，胎盘650 g，羊水800 g。

孕晚期增重计算方式如下：

孕晚期增重＝分娩孕周体重－孕28周体重。

一　单胎妊娠孕妇增重指标

孕期总增重12.5 kg左右为宜，其中孕晚期以增重5 kg为宜，此标准仅适用孕前体重为理想体重（BMI=18.5～24.9 kg/m^2）的孕妇。如果孕前属于低体重（BMI＜18.5 kg/m^2），孕期总增重12.5～18 kg为宜；如果孕前属于超重（即25 kg/m^2≤BMI＜29.9 kg/m^2）孕期总增重7～11.5 kg为宜；如果孕前属于肥胖（BMI≥30 kg/m^2）孕期总增重5～9 kg为宜。

二　双胎妊娠孕妇增重指标

美国医学研究所建议孕前体重为理想体重的双胎妊娠孕妇孕期增重17～25 kg，超重的孕妇增重14～23 kg，肥胖的孕妇增重11.5～19 kg。适当放宽孕中早期增重，相对严格控制孕中晚期和孕晚期增重，可能是既有利于预防早发型子痫前期又不增加GDM发生率的合理选择。

第三节　运动

妊娠前和妊娠期的规律运动可明显降低正常体重孕妇，尤其是超重和肥胖孕妇的GDM发生风险。规律运动可提高GDM妇女的血糖达标率，并减少母婴不良结局，因此，所有无妊娠期运动禁忌证的GDM孕妇均应进行个体化的规律运动。

一 孕晚期推荐的运动形式

推荐的运动形式包括有氧运动和抗阻力运动，例如步行、快走、游泳、固定式自行车运动、瑜伽、慢跑、分娩球类及伸展类运动，以及力量训练。孕晚期进行有氧运动结合抗阻力运动的混合运动模式，比单独进行有氧运动更能改善妊娠结局。

二 孕晚期避免的运动形式

孕晚期应避免引起静脉回流减少和低血压的体位的运动，如仰卧位运动；易引起摔倒、外伤或者碰撞的运动，如接触性运动（冰球、拳击、足球和篮球等）和一些高风险运动（滑雪、冲浪、越野自行车、骑马、潜水和跳伞等）。

三 孕晚期运动的注意事项

孕晚期宜进行每周 3～5 d，每次 20～30 min 的中低强度有氧运动及抗阻力运动。由低强度开始，循序渐进地增加运动强度，以达到中等强度水平（心率储备 40%～59%，心率储备计算方法为 220– 年龄）的运动为宜。

运动时应注意以下方面：

（1）建议在亲属的陪伴下或专业人员的指导下运动。

（2）在妊娠 9～10 个月期间，游蛙泳易使髋骨松动，应谨慎进行。

（3）如果孕妇在平躺运动时感到头晕、恶心或不适，应立即调整运动体位，避免采用仰卧位。运动期间，孕妇应该有充足的水分供给，穿宽松的衣物，并避免在高温高湿环境中运动。运动过程中出现任何不适，应立即停止运动并及时就医。

（4）对于需要使用胰岛素治疗的孕妇，需警惕运动诱发的低血糖，应注意防范低血糖反应和延迟性低血糖。避免清晨空腹且未注射胰岛素之前进行运动。血糖水平 < 3.3 mmol/L 或 > 13.9 mmol/L 的孕妇应停止运动并检测尿酮体。

第四节　胎儿监测和胎动计数

一 胎儿监护

根据我国《妊娠期高血糖诊治指南（2022）》，何时对无须用药且血糖控制良好的 GDM 孕妇进行胎儿监护尚未达成共识。建议此类孕妇根据具体情况，适时运用电子胎心监护、胎儿生物物理评分、胎动计数等手段监测胎儿宫内状况。无应激试验（non-stress test，NST）异常者应进一步进行超声检查。

加拿大妇产科医师协会（SOGC）的《妊娠期糖尿病指南（2019）》推荐，孕前糖尿病或 GDM 孕妇，从妊娠 28 周开始，每 3～4 周应进行 1 次超声检查以评估胎儿生长状况和羊水量；妊娠 36 周开始，每周进行一次胎儿健康评估，健康评估包括 NST、NST 联合羊水指数测量、胎儿血管多着勒超声测定，以及胎儿生物物理评分。

（一）胎心监护无应激试验

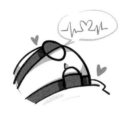

NST 分为反应型和无反应型。有关反应型的定义有多种说法，最常用的是 20 min 内出现 2 次或 2 次以上胎心加速（图1-4-1）。无反应型是指超过 40 min 未出现足够的胎心加速。根据国内专家共识的推荐：在 NST 图形基线正常、变异正常且不存在减速的情况下，若 NST 达到反应型标准，即可停止，无须持续监护满 20 min。无反应型最常见的是胎儿处于睡眠周期，但也有可能是与胎儿神经系统抑制（如酸中毒）有关。其理论基础是在无酸中毒或神经系统发育完善的情况下，胎动时出现胎心率的短暂上升，提示胎儿自主神经功能正常。

NST 可从妊娠 36 周开始。由于血糖控制欠佳与不良妊娠结局和新生儿不良结局相关，对于需用药控制血糖的 GDM 孕妇，可在妊娠 32 周开始，每周进行 1 次 NST；在妊娠 36 周开始，每周进行 2 次 NST。如合并其他高危因素，胎心监护的孕周可进一步提前。

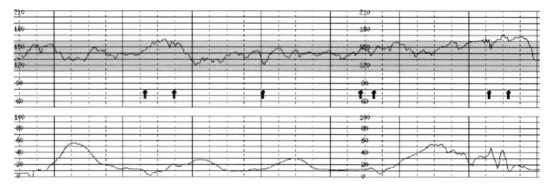

图 1-4-1 胎心监护 NST 反应型

（二）胎儿血管多普勒超声测定

胎儿血管多普勒超声测定指运用多普勒血流探测仪监测胎儿-胎盘循环血流动力学变化，以评估胎盘功能及胎儿血流，是一种无创性的检查手段。监测子宫动脉、脐动脉、胎儿大脑中动脉和静脉导管等血管血流动力学参数，有助于判定胎儿宫内缺血缺氧情况及其严重程度，对于选择终止妊娠时机具有重要意义。

1. 脐动脉多普勒血流监测

脐血流动力学改变可反映胎儿、母体及胎盘的某些病理、生理变化。脐动脉（umbilical artery，UA）多普勒血流监测作为评估供应胎盘的血管阻力的无创检测方法，一般在妊娠 28 周后进行。常用的测量流速指数，以收缩期峰值频移（S）、舒张末期峰值频移（D）和心动周期的平均峰值频移（A）为特征，具体指标有收缩舒张期比值（S/D）、阻力指数（RI，S-D/S）和搏动指数（PI，S-D/A）（表 1-4-1）。

表1-4-1 不同孕周UA各阻力指标正常值

孕周	例数	第5百分位	第50百分位	第95百分位	第5百分位	第50百分位	第95百分位	第5百分位	第50百分位	第95百分位
20	61	1.13	1.39	1.64	0.68	0.80	0.85	3.16	4.91	6.63
21	102	1.06	1.29	1.50	0.69	0.77	0.84	3.15	4.30	5.89
22	214	1.00	1.27	1.52	0.67	0.76	0.83	3.00	4.14	6.11
23	116	0.98	1.21	1.53	0.66	0.74	0.84	2.90	3.90	6.17
24	80	0.98	1.22	1.60	0.64	0.73	0.81	2.71	3.73	5.37
25	81	0.83	1.10	1.40	0.59	0.69	0.79	2.45	3.19	4.84
26	90	0.81	1.10	144	0.57	0.69	0.81	2.33	3.20	4.74
27	83	0.83	1.06	1.41	0.58	0.68	0.78	2.40	3.08	4.17
28	106	0.78	1.01	1.23	0.55	0.66	0.74	2.19	2.90	3.93
29	129	0.76	0.98	1.26	0.55	0.65	0.75	2.26	2.86	3.83
30	101	0.77	0.98	1.23	0.56	0.64	0.72	2.22	2.79	3.63
31	100	0.72	0.92	1.19	0.52	0.63	0.73	2.12	2.68	3.70
32	107	0.70	0.95	1.25	0.51	0.63	0.72	1.97	2.65	3.60
33	101	0.70	0.91	1.20	0.51	0.62	0.71	2.02	2.58	3.46
34	105	0.67	0.85	1.15	0.49	0.59	0.71	1.96	2.42	3.39
35	118	0.61	0.84	1.11	0.45	0.59	0.68	1.86	2.42	3.14
36	103	0.63	0.83	1.12	0.47	0.58	0.69	1.89	2.40	3.12
37	104	0.64	0.81	1.09	0.45	0.58	0.69	1.96	2.33	3.12
38	101	0.56	0.81	1.13	0.43	0.57	0.68	1.77	2.33	3.14
39	105	0.56	0.82	1.05	0.43	0.57	0.68	1.78	2.34	3.07
40	111	0.57	0.80	1.05	0.44	0.56	0.65	1.78	2.28	2.88

数据来源：徐加英，韩绯，张亦青，等.胎儿脐动脉及大脑中动脉阻力参数正常值［J］.中华围产医学杂志，2007，10（3）：166-169.

脐动脉血流的S/D值并非固定，不同的孕周数值也不同。较公认的判断异常的标准如下：①脐动脉的RI值和PI值大于各孕周的第95百分位数或超过平均值2个标准差，预示胎儿宫内状况不佳；②脐动脉的舒张末期血流波形消失或返流，预示胎儿在宫内处于缺血缺氧的高危状态，需要采取积极措施予以处理。据文献报道，一条脐动脉代表近50%胎盘血管床阻力，因此，脐动脉这3个指标可作为监测胎盘血管阻力的有效方法。当胎盘微循环阻力增加时，血流灌注量下降，而胎盘功能不足时脐动脉S/D比值升高，故常用S/D比值作为血流阻力测定的指标，普遍认为其对指导临床诊断和治疗有所作用。

2. 大脑中动脉多普勒血流监测

胎儿慢性缺氧时，脑血管会发生代偿性扩张，使舒张期血流量增加，表现为大脑中动脉（middle cerebral artery，MCA）搏动指数降低。因此，MCA搏动指数降低反映了胎儿生长受限（fetal growth restriction，FGR）及胎儿缺氧时的"脑保护效应"。在<孕32周的FGR病例中，MCA血流对预测新生儿酸中毒和不良结局的准确度有限。尤其当脐动脉舒张末期血流正向时，不可单独将MCA血流作为决定分娩时机的依据。但在≥孕32周的FGR病例中，如果脐动脉舒张末期血流正向，MCA搏动指数降低（<第5百分位数）对新生儿酸中毒有一定预测价值，可作为决定分娩时机的参考。

3. 其他脐/胎儿血管多普勒超声测定

胎儿静脉导管是脐静脉和心脏之间短而窄的连接通道，其血流测定值反映的是这两个结构之间的压力差。利用多普勒超声测定胎儿静脉导管是监测胎儿的发育受限和先天性心脏病的重要手段，也可用于确定胎儿是否存在酸中毒和预测围生期死亡风险。当胎儿脐动脉血流异常时，需要进一步测定胎儿静脉导管血流。如果血流数值正常，可以继续观察；如果出现异常，须进一步测定脐静脉血流。

正常脐静脉的多普勒血流波形表现为无搏动的、平稳的血流频谱，呈单相性，不受胎儿心房和心室收缩与舒张的影响。但在低氧状态时，静脉导管入口扩张，静脉导管与脐静脉之间的阻力差减少，心房搏动波传入脐静脉，导致脐静脉搏动波出现。脐静脉频谱的改变与下腔静脉系统的压力改变有关，反映右心室功能和三尖瓣返流的状况。当下腔静脉压力增高时，如右心衰、三尖瓣返流和完全性房室传导阻滞，脐静脉血流频谱可呈现周期性搏动。

根据胎儿脐动静脉，大脑中动脉、静脉导管等血流的检测结果，可以综合判定胎儿宫内的供氧状态和安危状况。脐动静脉血流测定已在临床应用多年，随机对照试验表明，应用脐动脉血流测定评估胎儿健康状况可以改善围产儿结局。文献荟萃分析也表明，脐动脉多普勒血流测定可以显著减少围产儿死亡，然而，国际妇产超声学会（ISUOG）临床指南强调，脐动脉多普勒血流测定不应作为健康孕妇的筛查试验，因尚无证据表明其在正常孕妇中有使用价值；对于怀疑有胎盘功能不良（如怀疑FGR或胎盘病变）的孕妇，应进行脐动脉血流测定以评估胎儿-胎盘循环状况。

脐动脉舒张末期血流降低、缺失或反流，提示应加强胎儿监护或考虑分娩。脐动脉血流动态监测可以减少29%的FGR高危胎儿围产期死亡。脐动脉舒张末期血流缺失或反向，以及静脉导管舒张末期血流缺失或反向，均会增加FGR的死胎风险。脐动脉舒张末期出现逆向血流者，应加做大脑中动脉血流及静脉导管血流测定，计算脑-胎盘率（C/P，大脑中动脉搏动指数PI与脐动脉PI之比），正常妊娠的C/P平均为1.8～1.9，C/P降低与胎心监护异常和羊水粪染等胎儿宫内不良状况以及多种新生儿不良结局（低Apgar评分和酸中毒等）显著相关；C/P显著减低（C/P<1）提示严重胎儿窘迫，需行紧急剖宫产。在预测不良围产结局和胎儿窘迫所致的紧急剖宫产方面，C/P较单用UA或者MCA指标更有价值。

美国母胎医学会（SMFM）推荐对FGR的处理措施如下：①如果出现脐动脉的舒张末期血流缺失且孕周≥34周，应终止妊娠；②如果出现脐动脉的舒张末期血流返流，在积极促胎肺成熟治疗的基础上，若孕周≥32周，应终止妊娠；③即使舒张末期血流依然存

在且孕周 ≥ 37，如果 S/D 比值升高（≥ 第 95 百分位），亦应及时终止妊娠。

（三）胎儿生物物理评分

胎儿生物物理评分包括 NST 联合实时超声的四项观察指标（包括胎儿呼吸运动、胎儿运动、肌张力和羊水量），共 5 部分。每项评分为 2 分（出现）或 0 分（不出现），合计 8 分或 10 分为正常，6 分为可疑，4 分以下为异常。无论总分多少，当出现羊水过少时，都应该进一步评估。羊水过少的诊断方法包括羊水最大暗区垂直深度 ≤ 2 cm（不包括脐带及胎儿肢体）或羊水指数（amniotic fluid index，AFI）≤ 5 cm。研究显示，与 AFI 相比，采用羊水最大暗区垂直深度诊断羊水过少，可以减少不必要的产科干预，且不增加不良妊娠结局风险。当羊水过少时，首先应评估是否存在胎膜早破，如已破膜，则羊水量减少不能反映胎盘功能减退。建议单纯持续性羊水过少（羊水最大暗区垂直深度 ≤ 2 cm）的孕妇于孕 36～37 周终止妊娠。对于孕周 < 36 周、胎膜完整的羊水过少孕妇，应结合孕周及母胎状态决定是否终止妊娠；如果暂不终止妊娠，应监测羊水量、NST 和胎儿生长情况。如胎膜已破，则不需要监测羊水量。

（四）无应激试验联合羊水指数测量

该测量具有快速、简便、安全、无创伤的特点，已广泛应用于临床，为临床胎儿宫内缺氧的监测提供参考。孕中晚期，羊水量反映了胎儿尿量。胎盘功能减退会导致胎儿肾灌注减少，从而导致羊水过少，因此可以用羊水量评估胎盘功能。NST 反映短期内胎儿酸碱平衡状态，羊水量评估反映较长时间内胎盘功能状况。当 NST 为反应型且羊水最大暗区垂直深度 > 2 cm 时为正常，否则为异常。NST 联合 AFI 测定表明，羊水量测定比 NST 更为重要。无论 NST 有无反应，羊水过少都会影响羊水污染率及新生儿 Apgar 评分。因此，AFI ≤ 5 cm 是胎儿宫内缺氧的信号，尤其是 NST 阴性、AFI ≤ 5 cm 时，应考虑适时终止妊娠。

二 胎动计数

建议孕妇 28～42 孕周自数胎动，主观感受胎儿是否存在宫内缺氧。

（一）监测时间

孕 29～38 周为胎动最频繁的时期，孕 38 周以后由于胎儿入盆，胎动会略为减少。胎儿一般早晨活动最少，中午以后逐渐增加，傍晚 6 时至晚上 10 时胎动开始活跃。在一天之中，胎动有两个活跃高峰，一次是在晚上 7～9 时，另一次是在晚上 11 时到次日凌晨 1 时。孕 28 周后，孕妇可选择任意体位、姿势、地点进行胎动计数，但最好是在固定时间进行，便于进行比较和观察生活规律。自数胎动建议每天 3 次，每次 1 h。每日固定于早、中、晚各 1 h 数胎动，将这 3 个时间段的胎动数乘以 4，则为 12 h 胎动数。

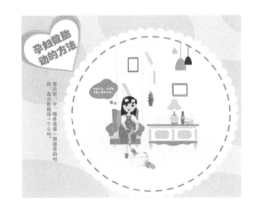

（二）正常胎动的评价

胎动 1 h 不少于 3 次、12 h 不少于 30 次。通过胎心监护来客观记录胎动次数及其与胎儿心率的关系，若 20 min 有 2 次以上的胎动并伴有胎心的加速，则为正常。

（三）胎动异常的判断方法

（1）若胎动少于 3 次 /h、12 h 胎动小于 20 次，则为异常。妊娠后期，孕妇感觉胎动减少可能预示着胎儿会在未来几天内死亡。

（2）可算出每周的胎动次数的平均数，如果每天胎动次数大于平均数的 50%，或少于平均数的 30%，均为异常胎动。

（3）如果胎动频繁或无间歇地躁动，也可能是胎儿宫内缺氧的表现。

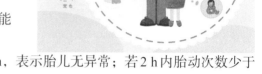

（4）记录 10 次胎动所需的时间，若小于 2 h，表示胎儿无异常；若 2 h 内胎动次数少于 10 次，则为异常。

（5）如发现胎动异常增多或无胎动超过 1 h，则为异常。

（四）胎动异常的应对策略

1. 孕妇应对策略

应尽快前往医院就诊，最好在 2 h 内。若身边有远程胎心监护，应立即进行远程胎心监护。

至少 40% 的孕妇在妊娠期间有 1 次或多次对胎动减少感到担忧，但大多数都是暂时的，所以宝妈们不用过度恐慌，及时就诊是关键。

2. 医护的临床处理

孕妇就诊后应立即行详细的病史询问，并结合多普勒监测胎心率、胎心监护和超声检查进行评估。评估包括死胎相关的母体、产科及胎儿危险因素，其目的在于排除即将发生死胎的可能危险因素，以及尝试评估胎动异常的可能原因（如 FGR 和胎盘功能下降等）。根据孕周、胎儿发育情况、胎儿宫内缺氧状况的评估结果，制订相应的治疗计划。

若胎心监护正常，胎动恢复正常，无高危因素（医师评估病史），孕妇不必过度忧虑，可正常产检；若胎心监护正常，胎动正常，有高危因素（医师评估病史），建议 24 h 内行产科超声检查；若胎儿评估正常，但持续性胎动减少或胎心监护异常，建议住院，根据孕周及是否存在危险因素决定需否终止妊娠。

第五节　胎儿体重的评估

一　评估胎儿体重的意义

评估胎儿体重（estimated fetal weight，EFW）是产前监护胎儿生长发育情况的重要指标，也是临床医师为孕妇选择适宜分娩方式的参考依据。准确预测胎儿体重对于 FGR 和大于胎龄儿及巨大儿的诊断，以及分娩方式的选择都有重要意义。

整个孕期持续良好的血糖控制和体重管理可以预防巨大儿和大于胎龄儿的发生。否则，大于胎龄儿会增加肩难产、剖宫产、母体和新生儿产伤等风险。糖尿病伴微血管病变或高血压的孕妇，其 FGR 的风险是无血管病变孕妇的 6～10 倍。FGR 与胎儿和新生儿的死亡率增加有关。一般建议 GDM 孕妇的目标个体化胎儿体重在同孕龄第 20 百分位数与第 80 百分位数之间，以利于自然分娩。

推荐妊娠 20 周后通过动态监测来评估胎儿生长状况；对于血糖控制不佳和使用胰岛素治疗的孕妇，妊娠晚期应每 2～4 周进行 1 次 B 超检查，以便早期识别胎儿生长发育异常。

二　预测胎儿体重的方法

孕晚期 EFW 评估方法主要分为临床测量法和超声测量法两种。

1. 临床测量法

医师在临床上估计胎儿体重通常依靠腹部触诊、测量孕妇子宫高度（以下简称"宫高"）和腹围等。一般来说，宫高的增长可以较准确地预测胎儿的体重增长情况。宫高是指从耻骨联合上缘至子宫底最高点的距离，表示子宫的长径，脐水平的腹围代表子宫横径及前后径。这三个径线综合起来，能较准确地反映子宫大小，是产科检查中简便又可靠的方法。但由于受孕妇身高、腹壁脂肪厚度、子宫张力大小、羊水量多少、胎方位不同以及临床医师测量时方法的不同等诸多因素影响，临床测量法的误差较大，其准确性往往不及超声测量法。

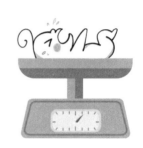

目前的临床测量法常用估算公式有：

（1）胎儿体重（g）＝宫高（cm）×腹围（cm）×0.9+500

（2）胎儿体重（g）＝宫高（cm）×腹围（cm）（胎头浮动）

胎儿体重（g）＝宫高（cm）×腹围（cm）+200（胎头已衔接）

（3）改良 Johnson 法：胎儿体重（g）＝［宫高（cm）-n］×155

（S＝+1 时 n＝11；S＝0/1 时 n＝12；S＝-2 时 n＝13）

若产前估测的胎儿体重和新生儿出生后体重相差≤250 g，即为估计合理。

2. 超声测量法

该方法通过对胎儿一项或多项径线的测量，利用数理回归法所得的计算式来估计胎儿体重。超声测量法比临床测量法的触诊估计所得数据更客观、受影响因素少，且操作方便，对母婴均无损害。超声测量法常用到的指标有双顶径（BPD）、股骨长（femur length，FL）、腹围（abdominal circumference，AC）、头围（head circumference，HC）等。国内较常用的超声估重数理回归公式为：

$$\lg weight = 1.326 - 0.00326\ AC \times FL + 0.0107\ HC + 0.0438\ AC + 0.158\ FL$$

三　胎儿生长受限

FGR 是指胎儿在妊娠过程中受各种不利因素影响，未能达到其遗传的生长潜能，表现为足月胎儿出生体重＜2500 g；或胎儿体重低于同孕龄平均体重的 2 个标准差；或低于同孕龄正常体重的第 10 百分位数。严重的 FGR 是指胎儿体重小于同孕龄第 3 百分位数。数据显示，FGR 发病率为 3%～10%，我国平均发病率约为 6.39%，是围产期常见并发症之一。妊娠早期高血糖具有抑制胚胎发育的作用，另外糖尿病合并微血管病变者，胎盘血管也常伴发异常，导致胎儿宫内血流供应减少，影响胎儿发育。GDM 孕妇中 FGR 的发生率约 21%；受到血糖控制不良、胎儿宫内窘迫及妊娠并发症等影响，部分合并 FGR 的 GDM 孕妇需提前行剖宫产终止妊娠，从而导致早产儿发生率的升高。

四 大于胎龄儿及巨大儿

当 EFW 超过正常值标准 90% 上限，可产前超声诊断为大于胎龄儿。发现疑似巨大儿时，首先要通过早孕头臀径（crown-rump length，CRL）核实孕周，排除 GDM 常见的胎儿中枢神经系统及先天性心脏病等畸形。若 EFW 或 AC 均超过同孕龄标准 90% 时，则发生巨大儿机会增加。但无论如何精准测量或采用其他方法测量，EFW 均与胎儿出生后的体重均存在不同程度误差，而增加这些随机误差的其他因素还包括孕妇肥胖、羊水过少、设备质量差异和操作经验不足等。有研究发现，三维超声在监测软组织方面较二维超声更能准确预测胎儿出生体重。也有研究者建议，在分娩前 7 d 进行超声波检查，以获得预测出生体重的最佳结果。

妊娠期糖尿病性巨大儿处于不正常发育状态，导致胎儿躯干和头部发育不对称，与正常新生儿相比，其肩与头、胸与头的比例明显增加，双顶径又较双肩径小，所以极易发生肩难产。相关数据显示，在自然分娩中肩难产的发生率为 0.2%～3.0%。巨大儿出生时的体重范围在 4000～4199 g、4200～4399 g、4400～4499 g，其相对应的肩难产发生率分别为 2.00%、4.00%、6.00%，当出生体重 ≥ 4500 g 时，肩难产发生率超过 20%。

第六节 常见不适及应对措施

一 低血糖和酮症风险高，血糖难以调控

孕晚期的血糖升高常常具有以下特点：餐后血糖升高速度及水平明显，血糖高峰出现在进餐后 60～90 min，且餐后高血糖状态可维持到下一餐前逐渐降低至最低水平；而全天血糖的谷点多出现在凌晨 2：00—6：00，约有 15% 的妊娠期糖尿病患者多在 18：00—22：00 和 0：00—6：00 发生低血糖。

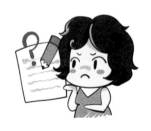

1. 可能的主要原因

（1）妊娠晚期的生理改变。因胎儿体格发育的第二个高峰在孕 32～36 周，胎盘分泌的拮抗胰岛素激素随孕周增加而增加。胰岛素抵抗在孕 24～28 周快速增强，于孕 32～36 周时达顶峰，直至足月妊娠时略有下降，分娩后逐渐消失。为代偿不断增强的胰岛素抵抗，胰岛素分泌量随孕周进展可增加 2～3 倍，而胰岛素敏感性却下降 45%～80%。在

孕中晚期每日热量不变的情况下，PGDM 和 GDMA2 孕妇有可能因胰岛素的使用剂量不当，导致空腹和餐后低血糖的风险增加，尤其在孕 36～39 周，胎儿的体格发育趋向变慢，胎盘的功能趋向不良，胰岛素拮抗会突然减轻，若不及时减少胰岛素使用剂量，易引发低血糖。

（2）脂代谢改变。主要表现为孕早、中期脂肪存储增加和孕晚期脂肪分解加剧，到了孕 31～36 周则达到峰值，血清中总胆固醇及甘油三酯等脂质水平较非孕期升高 2～3 倍。妊娠期间饥饿可致甘油三酯分解升高，产生脂肪酸和酮体，增加酮症酸中毒的风险，尤以妊娠晚期最为明显。

2. 应对措施

（1）实施科学的糖尿病饮食和运动治疗，合理控制母胎体重增长，预防 FGR 和巨大儿发生。

（2）针对 PGDM 和 GDMA2 孕妇，鉴于在妊娠中晚期因胰岛素拮抗随孕周增加而增加，孕 24～36 周可以适度增加胰岛素剂量；但在妊娠 34～38 周，需根据血糖调整并逐步减少胰岛素剂量，以维持血糖达标，严防低血糖和酮症发生。

二 抽筋

1. 可能的主要原因

孕期抽筋易在夜间睡觉时发生，主要原因包括缺钙、疲劳、睡眠姿势不佳、睡觉时受凉等，也与身体负荷过重、长时间的站立有关。

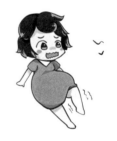

2. 应对措施

（1）抽筋发生时，孕妇可以试着下床并脚跟着地，或在平躺时将脚跟抵住墙壁以缓解疼痛感。

（2）注意饮食均衡，科学补钙。另外，也要注意适量运动，避免运动过量，多注意休息，防止久坐久站；睡觉时可以借助孕妇枕改善睡眠姿势，更好地预防抽筋。

三 失眠

1. 可能的主要原因

现代生活压力大，失眠现象十分普遍，缺觉的孕妇也不在少数。激素水平波动、生理和心理状态的改变等都影响着孕妇的睡眠时间和睡眠质量。有调查显示，妊娠期失眠的发生率高达 52%～62%。临近预产期，身体沉重，胃肠胀满感，躺卧不适，胎动和起夜次数明显增多，以及新陈代谢过快引起的怕热、多汗等症状，均导致怀孕后期孕妇的睡眠状况堪忧。

2. 应对措施

（1）养成良好的作息和睡眠习惯。可在睡前冲热水澡，选择在每天晚上 11 点胎动开始频繁前睡觉，以提高入睡效率。

（2）调整心态，放松心情。睡前听舒缓的音乐，营造舒适的睡眠环境。选择左侧卧的姿势，辅以睡眠枕，可以提升睡眠质量。

（3）注意饮食，保持清淡。不喝咖啡等兴奋性饮料，少吃或不吃易造成水肿的高盐食物和易引起胃肠道损伤的辛辣食物。睡前3h食用有助睡眠的食物，比如喝温牛奶。

四 水肿

据统计，约75%的女性在怀孕期间会有不同程度的水肿发生，尤其怀孕7～8个月后更加明显。水肿多发生在四肢，最常见的是双脚。

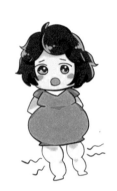

孕期水肿通常有生理性和病理性两种。生理性水肿常发生在孕妇下肢足踝的两侧、足背及小腿，并呈凹陷性水肿，即用手指按压后，按压处出现凹陷，平卧休息6～8h后自行消失。若平卧后水肿持续不消退，或者是妊娠晚期体重每周增长＞500g，则需警惕为病理性水肿了。

1. 可能的主要原因

（1）内分泌变化。孕妇的内分泌系统发生变化，导致肾小管对钠和水的吸收增加，同时因雌激素、醛固酮分泌增多，可引发水肿。

（2）血液量增加。孕妇循环血量增加，心脏排血量亦会增多；全身毛细血管床的数量增多、管径增粗，更多的液体穿过毛细血管壁进入组织间隙，使血液中的水分容易渗透到组织间液中，从而造成肢体水肿。

（3）子宫压迫。随着子宫的增大，其对下腔静脉造成压迫，下腔静脉回流不好致使下肢的血液循环变差，引发下肢水肿。

（4）妊娠高血压疾病。此类疾病除了表现为水肿外，还伴有血压升高或蛋白尿等症状。

2. 应对措施

（1）建议低钠饮食，可降低脚部水肿的发生率。

（2）保证充足的休息时间，避免过于紧张和劳累。尽量避免长时间站立或蹲坐。

（3）在睡前或午休时将双脚用枕头垫高15～20min，不仅能缓解孕期水肿，还能预防下肢静脉曲张等疾病。坐着时，可以把脚抬高休息，并适当转动踝关节和脚部，促进血液循环。

（4）采取左侧卧位睡姿，避免压迫到下肢静脉，以减少血液回流的阻力。

（5）出现水肿后，注意动态监测血压和进行尿液分析，警惕妊娠高血压疾病的发生。

五 耻骨疼痛

1. 可能的主要原因

正常耻骨联合的间隙比较狭窄，仅4～5mm。孕期激素分泌会使骨盆间的韧带松弛，妊娠分娩时会生理性增宽2～3mm，一般不超过10mm。一旦间隙大于10mm，就称为"耻骨联合分离"。在分离的过程中，可能还会伴随耻骨错位等情况，引发耻骨疼痛。一般在孕晚期胎头入盆以后，这种疼痛会更加明显。当双腿分离或抬脚时出现疼痛，尤其是在清晨起床时，严重者从床上起身或转身都会因为疼痛变得相当困难。

2. 应对措施

（1）控制体重，避免体重增长过多过快导致巨大儿的产生。

（2）注意饮食，不吃辛辣或者刺激性较强的食物，避免便秘；坐姿如厕，减少因排便时间长引发压迫耻骨联合而加剧疼痛。

（3）睡觉时要采取侧卧，并在两腿中间放置一个软枕头，以避免侧躺时股骨关节过度内缩，再度引发疼痛。

（4）使用托腹带减轻耻骨联合分离引发的疼痛。

（5）适度运动，增加整个骨盆周围肌肉（大腿内收肌、臀大肌等）的力量，提高骨盆的稳定性。但需避免过度散步和爬楼梯，长时间的单腿站立及平衡体式，以及幅度过大、同一动作保持时间过长的动作。

六 胸闷

1. 可能的主要原因

妊娠晚期，特别是临近预产期，增大的子宫上推膈肌，会引起呼吸困难。此外，孕妇贫血也会出现这种情况。孕妇用力过度时，亦会感到呼吸困难。

2. 应对措施

（1）控制体重增长，避免感冒等呼吸系统疾病发生。

（2）运动后出现胸闷，应减少运动量。

（3）夜间休息时，在头部下方多垫一个枕头以改善呼吸状况。

（4）如果孕妇轻微活动后出现心悸、气促，应及时就医，鉴别有无心肺疾患。

七 阴道流液

1. 可能的主要原因

阴道分泌物是女性健康状况的晴雨表，正常的分泌物呈液体状，没有异味，颜色为乳白色。怀孕之后，由于雌性激素水平迅速提升达到峰值，同时流经阴道的血液也显著增加，新陈代谢更加旺盛，因此阴道分泌物的量也有明显增多的迹象。

2. 应对措施

（1）临近预产期，分泌物会迅速增加，类似蛋清状或者果冻样，是由宫颈分泌并脱落的黏液栓。若伴有下腹坠痛或见红，可能是先兆临产的征兆，建议及时就医评估头盆情况及入院时机。

（2）若分泌物量大且不受控制地排出，而且质地稀薄，颜色呈透明状，类似水样自然流出，而且无尿味，应警惕胎膜早破，需尽快入院。

（3）阴道分泌物多至需用护垫，并伴有腥臭味或者难闻的味道，应警惕阴道炎，需尽快就医检查并治疗。

八 阴道流血

孕期，尤其是孕中晚期出现阴道流血是极严重的情况，最终有可能导致不良妊娠结局。而孕中晚期妊娠出血的原因有很多，如见红与临产、前置胎盘、胎盘早剥、子宫破裂（罕见）、前置血管（罕见）和宫颈、阴道病变等，需通过病史、超声检查和阴道窥诊才能进一步确诊。建议孕产妇只要发现阴道出血，应尽快急诊就诊，不要错失诊治良机。

九 腹痛

腹痛是孕产妇在孕晚期最常见的不适，包括生理性和病理性腹痛。

1. 生理性腹痛

表现为不规律的生理性宫缩痛，频繁的胎动以及子宫受刺激后引起的宫缩都会产生轻微的腹痛，这种腹痛往往不规则，持续时间短，体位改变或稍事休息可缓解。如果是足月后出现规律性腹痛，伴有见红和宫口开大，则为临产表现，需由医师进行产检和胎心监护评估。

3. 病理性腹痛

急性腹痛可能由妊娠特发性并发症或内科、外科、妇科等其他原因引起，也是导致孕产妇不良预后的原因之一。由于妊娠期的生理变化，如恶心和呕吐、非特异性白细胞增多、妊娠子宫增大导致盆腹腔脏器移位等，更是增加了妊娠期腹痛诊断和鉴别诊断的难度。而且腹痛的性质、严重程度、部位或者诱因常会随时间而发生变化，建议孕妇只要出现腹痛，均需尽快入院，不要错失诊治良机。

第七节　心理特点及心理疏导

一 孕晚期的心理特点

孕产妇在孕晚期，尤以临产前的应激状态最为明显，其焦虑和抑郁水平明显上升。随着胎儿的不断长大，孕产妇身体内出现的种种压迫症状更为明显，呼吸急促、睡眠不佳、下肢水肿等的不适更强烈。此外，孕产妇觉得自身笨拙、丑陋、邋遢，更渴望丈夫的关爱，也容易引发情绪波动，导致焦虑和抑郁出现。随着预产期的迫近，孕产妇也开始为分娩过程是否顺利和出生的宝宝是否健康而担忧。既盼望着孩子早点出生，以解除负担，又担心分娩时疼痛，纠结于分娩方式的选择。特别是曾有高危妊娠史，或有妊娠合并症、并发症的孕产妇，对能否顺利分娩，分娩时母婴是否安全的担忧更强烈。

有研究发现，孕晚期抑郁的发生率为 16.52%，焦虑的发生率为 11.13%，孤独感的发生率为 26.26%。与初中及以下文化程度孕产妇相比，大专及以上文化程度的孕产妇出现孤独感的可能性较低；家庭年收入较高的孕产妇出现抑郁、焦虑及孤独的可能性均较低。表明孕产妇自身的文化程度和家庭年收入对于其孕晚期的心理健康状况有较大影响，医护人员应针对个体差异开展孕期心理指导，注意通过与孕产妇多沟通，了解其心理状态，对 GDM 孕产妇给予有效的心理疏导。细致耐心的解释沟通工作，能够在很大程度上缓解孕产妇的不良心理状态。

二　孕晚期的心理疏导

（一）情景模拟式教育

通过情景模拟式教育进行干预，应强化孕产妇自我护理理念及方法、心理状态的重要性及母乳喂养知识技能，并通过模拟分娩场景、准父母角色适应性训练、母乳喂养实践指导等，引导孕产妇身临其境地接受指导，使之在轻松的环境下主动参与和接受教育，可以促使其提高自身学习的兴趣，进而更愿意积极配合医护人员的工作。

（二）线上线下互动式教育

通过孕产妇与医护人员双向互动的教育方式，促进参与者的团队协作，加深孕产妇对分娩知识的认知。利用微信群、QQ 等社交软件形成学习共同体，为孕产妇提供自由交流的平台，使之可以畅所欲言地表达其心理担忧，并可以与医护人员进行在线互动。在针对性实施引导的过程中提升护患关系，使孕妇更信任医护人员，促使其意识到心理状态对于分娩的不良影响并主动改进。该互动式教育可改善孕产妇的心理及角色调适状态，促使孕产妇在增进自身分娩知识的同时，形成良好的互动关系，进而综合改善焦虑和抑郁情绪。

（三）个体化教育

关注每个孕产妇的个体心理变化。实施心理护理的前提是尊重孕产妇的人格和自由选择权。对于有依赖人格倾向的孕产妇需要医护或家人帮助解决问题时，暂时接纳她们的依赖感，逐步引导其逐渐恢复自信和自理能力。评估抑郁原因和对疾病认知程度，采用针对性的心理干预措施，指导孕产妇调节情绪。协助孕妇进行健康管理，包括教授饮食管理和运动锻炼方法，让孕产妇从心理上重视治疗并保持乐观心态，促进康复。

在心理疏导过程，最重要的是持续评估孕产妇的精神状态以及各种情绪反应是否得到缓解，如量化评价孕产妇的抑郁及其反应是否减轻，并根据评估结果修改护理计划，从而有效舒缓孕产妇的抑郁情绪。个体化心理疏导有利于控制血糖，降低血糖异常对 GDM 孕产妇及围产儿的危害，提升了产科服务质量。另外，动员家属参与心理护理计划制订和实施，并提供支持，使心理护理事半功倍。

第八节　分娩陪伴及导乐分娩

有研究显示，95% 以上的孕产妇表示在分娩时有强烈的恐惧感，且超过 80% 的孕产妇会将这种恐惧转化为负性心理负担。当孕产妇情绪出现严重波动时，其体内儿茶酚胺等激素会出现分泌异常，导致子宫收缩乏力、产程延长，进而刺激孕产妇产生更大的应激反应，形成恶性循环。2018 年世界卫生组织（WHO）相关指南就明确建议女性分娩时应选择分娩陪伴。分娩陪伴可以给孕产妇提供心理和生理上的支持，是一种改善孕产妇分娩体验的有效措施，它既可以提高孕产妇的自主权，也可以改善孕产妇的围产期结局。

中国妇幼保健协会针对剖宫产率居高不下的严重公共卫生问题，开展了"推广促进自然分娩适宜技术——导乐分娩"项目。不少研究显示，导乐服务对分娩的结局会产生积极的影响，增强孕产妇对自然分娩的了解与信心，减少恐惧心理，疼痛减轻，缩短产程，降低新生儿窒息率及剖宫产率，保障母婴安全，提高自然分娩率，减少产后抑郁，增进母子感情，提高产科服务满意度。

一 分娩陪伴

分娩陪伴是指女性在分娩过程中有权利选择配偶/伴侣、家庭成员、社区成员或朋友陪伴的一种分娩方式，主要目的是通过精神上的鼓励、心理上的安慰和体力上的支持，使产妇消除恐惧或焦虑情绪，保持精神状态良好，体力充沛，促进产程顺利进行。

（一）分娩陪伴的优点

（1）分娩陪伴者的支持有助于产妇感到安全、坚强、自信和有保障。

（2）分娩陪伴者可作为沟通的桥梁，向产妇提供有关分娩的信息，充分理解和尊重产妇的意愿，协助产妇与医务人员进行有效沟通。

（3）分娩陪伴者可以为产妇提供实际帮助，包括非药物镇痛方法（如呼吸法）、鼓励和帮助产妇活动以及提供按摩或手握手等身体的支持。

（4）分娩陪伴者可以给予产妇情感支持，用赞美和安慰来提高产妇的分娩控制感。

（5）分娩陪伴者可有效预防和避免产妇在分娩过程中受到虐待、过度干预或被忽视。

（6）分娩陪伴能缩短分娩时间、提高自然阴道分娩率、减少剖宫产和产时镇痛的使用，缓解产妇对分娩的焦虑和恐惧，改善新生儿 5 min Apgar 评分情况，以及提升产妇对分娩经历的满意度。

（二）分娩陪伴的原则

（1）确保所有产妇的自主权和选择权。允许产妇自由选择陪伴或不陪伴分娩，并在充分获取相关资讯和健康宣教后做出决定。

（2）多方合作推动陪伴分娩的实施。产妇、社区及医护工作者共同参与制订和执行持续可行的分娩陪伴解决方案。

（3）提高卫生系统对分娩陪伴的重视。尊重、保护和满足女性的生育和生殖健康权利，包括提供隐私保护，尊重女性分娩陪伴的决定。

（三）分娩陪伴人员的选择

分娩陪伴者可以是产妇分娩期间选择的任何她希望陪伴的人。陪伴者可以来自家庭或社区，如配偶/伴侣、朋友或亲戚、社区成员、传统的接生婆或导乐人员（有分娩经历且接受过分娩支持培训的妇女，非医疗机构专业人员）。

一项 Cochrane 系统研究结论指出，所有类型的分娩陪伴都是有效的，分娩陪伴者的支持比医疗机构的专业工作人员提供的陪伴更有益处。

（四）分娩陪伴人员的指导

（1）介绍分娩过程（产程知识），使陪伴者大致了解分娩的过程，减少知识盲区和焦虑。

（2）介绍和指导相关物理分娩减痛方法，如坐分娩球、慢舞、呼吸法、按摩等，使陪伴者在陪伴过程中更好地发挥辅助产妇缓解疼痛的作用。

（3）培训母乳喂养的知识和相关操作，使陪伴者可协助产妇进行新生儿的皮肤接触和早期母乳喂养。

（4）进行心理评估和建设，使陪伴者明确其角色定位，以积极态度鼓励和支持产妇的分娩，但不能干预医护人员的常规和抢救工作。

二 导乐分娩

导乐分娩亦称舒适分娩，起源于 1996 年的美国，最初是让产妇听着音乐分娩，从而放松产妇心情，减轻的疼痛分娩过程。

导乐分娩更多指由一个有过生育经验且具有分娩基本知识的女性，在产前、产中及产后以一对一的方式持续地陪伴产妇经历整个分娩过程，并在这一过程中给予产妇经验上的传授、情感上的支持、心理上的安慰、技术上的指导以及生理上的协助，使孕产妇的身心得到放松，对分娩充满信心，从而与医务人员积极配合，顺利地完成分娩过程。

现今，导乐分娩指医护人员和导乐人员为产妇提供的专业化、人性化服务，让产妇在舒适、无痛苦、母婴安全的状态下实现自然分娩。导乐分娩不仅是一项分娩技术，更是一种以产妇为中心的服务模式。

（一）导乐分娩的优点

（1）提供心理支持，减轻分娩恐惧和疼痛。导乐与产妇在分娩前就建立了良好的关系，在分娩过程中全程陪伴，随时给予抚摸、按摩和安慰，使产妇减少恐惧、缓解焦虑，从而放松肌肉，减轻疼痛。

（2）提供生理支持，对分娩结果有积极的作用。研究显示，导乐人员陪伴下，剖宫产率可下降 50%，产程时间缩短 25%，催产素使用率下降 40%，硬膜外麻醉需求减少 60%。

（3）减少或减轻产后抑郁症。研究显示，50%～80% 的母亲会出现不同程度的产后抑郁。导乐人员的支持有助缓解产妇的心理冲突，减少围产期心理疾病的发生。

（4）促进亲子关系的建立。分娩后，导乐人员会鼓励产妇与婴儿尽早接触，鼓励、协助产妇进行母乳喂养。

（二）导乐分娩的原则

（1）导乐人员不提供临床 / 医学照护。国际上明确强调，导乐人员不能执行任何医疗工作，如听胎心、参与麻醉镇痛的管理、做阴道检查或执行医嘱等。

（2）导乐人员不代替准父母做医学决策，或为其利益代言。导乐人员可以向准父母解释情况，为决策提供信息，帮助准父母用合适的言语进行有效沟通。

（3）其他原则参考分娩陪伴。

（三）导乐人员的选择

导乐人员应心地善良、为人诚恳、有爱心和亲和力且愿意帮助他人。同时，身体健康，无急、慢性传染病，性病，有良好的沟通与协调能力。在国内，多数医院的导乐人员就是产房的助产士、护士，医务人员可以从事导乐服务，但要经过必要的导乐培训。导乐人员也可以是没有医学经验但经过导乐专业培训取得导乐资格的社会人士。

（四）导乐人员的指导

（1）了解产妇的心理状态及需求，尊重产妇及家属意愿，为其提供信息并给予必要支持，制订个性化分娩计划。

（2）对妊娠和分娩的过程进行不间断的评估，及时发现高危因素。

（3）在整个分娩过程中，观察产妇的生理和心理状况，及时给予支持。

（4）在分娩过程中确保为产妇提供足量的能量供应，监测血糖，严防低血糖发生。

（5）在分娩过程中提供非侵入性的、非药物的减痛方法，如呼吸、按摩、分娩球、音乐催眠、自由体位、水疗等。

（6）指导、协助产妇在分娩过程中根据自己意愿选择体位或进行活动，鼓励、支持非传统仰卧位分娩。

（7）仔细观察产妇精神状态、产程进展，及时发现异常情况。

（8）指导母亲在新生儿出生半小时内进行早接触、早吸吮，以促进母乳喂养的顺利进行。

（9）帮助、指导缺乏经验的准爸爸更好地支持分娩中的妻子。

第九节　分娩旅行团

一直以来，孕产妇普遍认为，孕足月临产就应该前往医院，进产房后就全部交给医师和助产士处理。其实自然分娩是一个需要助产士和产妇密切配合的过程，而不是助产士的单打独斗。如何才能让孕产妇更好地理解和配合助产士的工作呢？

分娩旅行团作为一个创新的分娩体验项目，揭开了产房这层神秘的面纱，让孕产妇提前了解分娩环境和各个区间的功能，尤其是提前通过专业讲解，明确自己在待产和产程中需要做的配合事项，以及哪些体位和呼吸方法可以减少自己的疼痛。此项目为 GDM 孕产妇提供一个全面而真实地了解分娩过程的机会，可增强她们对自然分娩的信心，改善分娩结局，并提升整个家庭的参与感和满意度。图 1-4-2 所示为分娩旅行团正在亲身体验和了解分娩的场景和过程。

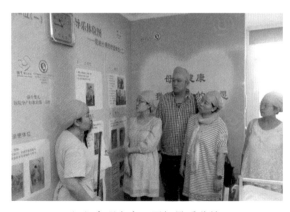 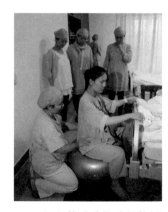

（a）参观产房，了解导乐分娩　　　　　（b）体验分娩球的使用

图 1-4-2　分娩旅行团分娩体验项目

目前，国内众多产科医院都开展了分娩旅行团项目，以线上云端推送和线下孕妇学校及助产士门诊结合的方式进行，使 GDM 孕产妇能够在安全的环境中预先体验分娩的各个阶段并熟悉相关环境。分娩旅行团分娩体验项目的内容包括但不限于以下几个方面。

一 现场院内各部门功能站点式解说及现场环境预体验

通过分娩旅行团项目实地参观医院的各个部门，GDM 孕产妇及家属可以了解孕妇的产前准备、入院的指征、分娩过程、导乐分娩和温馨陪产服务等。通过现场的解说和实际环境的亲身预体验（如呼吸练习、热敷、水疗、分娩球、分娩操、骨盆操、慢舞、体位预设、宫缩感知、按摩、音乐治疗、催眠镇痛等非药物物理镇痛方法），让 GDM 孕产妇对待产和分娩的环境有更清晰的认识，缓解对陌生环境的恐惧和紧张感。

二 个性化旅行团定制和孕程跟进

分娩旅行团项目根据 GDM 孕产妇的个案条件和需求，提供个性化的旅行团定制和孕程跟进服务。这意味着每个 GDM 孕产妇都可以得到量身定制的产程指导方案（如导乐处方、音乐镇痛分娩处方、孕产程饮食处方、运动处方、调息处方、血糖监测处方、生理管理等），从而解决她们关心的问题，增强自然分娩的信心，并有效促进分娩的顺利进行。

三 GDM 孕产妇及家庭的共同参与

分娩旅行团项目鼓励 GDM 孕产妇及其家庭的共同参与，以促进自然分娩服务技术的实施。家庭成员的陪伴和支持可使 GDM 孕产妇感受到更多的情感支持和安全感，从而减少由于恐惧和焦虑导致的剖宫产选择，提高自然分娩顺利进行的可能性。

四 生理和心理的主观体验

分娩旅行团项目让 GDM 孕产妇在体验过程中不仅能够获得生理上的体验，如了解疼痛管理措施、无痛分娩等，还能够在心理上得到更全面的支持和指导。孕妇可以提前了解分娩过程中需要如何配合，学习呼吸和体位方法以减轻疼痛感。这些均有助于孕妇更好地理解医护人员的工作，积极配合并减少误解和恐惧，真正参与到分娩过程中来。

五 线上云端分娩旅行团的实施

通过线上直播和云端推送，分娩旅行团项目可以让更多的人群参与其中。GDM 孕产妇及其他观众可以通过现场直播形式，亲身感受和了解分娩的场景和过程，并与导游进行互动交流，增强学习体验和参与感。

分娩旅行团必备的物品如下：

（1）孕产妇：生活用品，如手机、带吸管的保温杯（或保温杯 + 吸管）、产褥垫、产妇卫生巾、产妇内裤、乳头保护罩、哺乳内衣、防溢乳垫、吸奶器（非必须）、哺乳枕

（非必须）；自我血糖监测工具及物品；预防低血糖的食物，如苏打饼干、糖果、全麦面包和橙汁，备加餐食物，如麦片、坚果和水果等。

（2）宝宝：婴儿纸尿裤、洗漱用品、便盆、婴儿湿巾、护臀霜、婴儿沐浴露和衣物（宝宝出院时准备）。

（3）证件资料：身份证（原件＋复印件）、准生证（原件＋复印件）、产检资料、合并症记录本（如糖尿病日记本、高血压日记本等）。

【参考文献】

［1］中国营养学会.中国居民膳食营养素参考摄入量（2023版）［M］.北京：人民卫生出版社，2023.

［2］中华医学会糖尿病学分会.中国2型糖尿病防治指南（2020年版）［J］.国际内分泌代谢杂志，2021，41（5）：482-548.

［3］中华医学会妇产科学分会产科学组，中华医学会围产医学分会，中国妇幼保健协会妊娠合并糖尿病专业委员会.妊娠期高血糖诊治指南（2022）［第一部分］［J］.中华妇产科杂志，2022，57（1）：3-12.

［4］中华医学会妇产科学分会产科学组，中华医学会围产医学分会，中国妇幼保健协会妊娠合并糖尿病专业委员会.妊娠期高血糖诊治指南（2022）［第二部分］［J］.中华妇产科杂志，2022，57（2）：81-90.

［5］周英凤，章孟星，李丽，等.《妊娠期糖尿病临床护理实践指南》推荐意见专家共识［J］.护理研究，2020，34（24）：4313-4318.

［6］章孟星，周英凤，钟婕，等.妊娠期糖尿病临床护理实践指南的整合研究［J］.中华护理杂志，2019，54（1）：104-113.

［7］马肇，崔洪艳，陈叙.子痫前期诊治新进展［J］.中华危重症医学杂志（电子版），2019，12（5）：353-357.

［8］李笑天，顾蔚蓉.子痫前期防治的集束化管理建议［J］.中国实用妇科与产科杂志，2022，38（5）：534-537.

［9］阮兆萍，李桂珍，张木英.孕前体质指数及孕期增重与妊娠糖尿病的相关性研究［J］.糖尿病新世界，2022，（24）：46-49.

［10］American College of Obstetricians and Gynecologists. Weight gain during pregnancy. Committee Opinion No. 548［J］. Obstet Gynecol, 2013; 121：210–212.

［11］段红蕾，唐慧荣，王娅，等.孕期不同时期增重对妊娠并发症的影响［J］.中华围产医学杂志，2021，24（12）：891-897.

［12］李博雅，杨慧霞.胎儿监测方法及评价［J］.中华围产医学杂志，2016，19（6）：442-445.

［13］Practice bulletin no. 145：antepartum fetal surveillance［J］. Obstet Gynecol, 2014, 124（1）：182-192.

［14］REDDY U M, ABUHAMAD A Z, LEVINE D, et al. Fetal Imaging：Executive Summary of a Joint Eunice Kennedy Shriver National Institute of Child Health and Human Development, Society for Maternal-Fetal Medicine, American Institute of Ultrasound in Medicine, American College of Obstetricians and Gynecologists, American College of Radiology, Society for Pediatric Radiology, and Society of Radiologists in Ultrasound Fetal Imaging Workshop［J］.Obstet Gynecol, 2014, 123（5）：1070-1082.

［15］冯雅慧，岳和欣，湛永乐，等.孕妇孕晚期心理健康现状及其影响因素的研究［J］.中华流行病学杂志，2021，42（5）：853-858.

［16］刘会巧，尹秀玲.个性化营养护理联合心理护理在妊娠期糖尿病中的应用效果［J］.实用妇科内分泌

电子杂志, 2022, 9 (10): 114-116.

[17] 傅玛丽, 曾月娥, 陈丽华, 等. 多样式教育引导对初产妇孕晚期心理和分娩方式的影响 [J]. 国际护理学杂志, 2020, 39 (12): 2157-2160.

[18] 陈文娣, 巫育婷. 家属陪伴分娩和优质护理模式在初产妇分娩过程中的应用价值 [J]. 中西医结合护理, 2021, 7 (2): 118-120.

[19] 谢幸, 苟文丽. 妇产科学 [M]. 北京: 人民卫生出版社, 2013: 176-177.

[20] 李梅, 张咏梅, 刘红, 等. 产妇入院时是否临产对分娩方式影响的临床观察 [J]. 中国计划生育学杂志, 2011, 19 (1): 34-36.

[21] KAUFFMAN E, SOUTER V L, KATON J G, et al. Cervical dilation on admission in term spontaneous labor and maternal and newborn outcomes [J]. Obstet Gynecol, 2016, 127 (3): 481-488.

[22] 中华医学会妇产科学分会产科学组. 新产程标准和处理的专家共识 (2014) [J]. 中华妇产科杂志, 2014, 49 (7): 486.

[23] 中华医学会妇产科学分会产科学组, 中华医学会围产医学分会. 正常分娩指南 [J]. 中华妇产科杂志, 2020, 55 (6): 361-370.

[24] BRECKENKAMP J, LÄCKE E M, HENRICH W, et al. Advanced cervical dilatation as a predictor for low emergency cesarean delivery: a comparison between migrant and non-migrant primiparae—secondary analysis in Berlin, Germany [J]. BMC Pregnancy and Childbirth, 2019, 19 (1): 1.

[25] First and second stage labor management: ACOG clinical practice guideline no.8 [J]. Obstet Gynecol. 2024, 143 (1): 144-162.

[26] 胡晓辉, 张贤, 辛玉洁, 等. 产妇分娩体验及影响因素的研究进展 [J]. 护理学杂志, 2021, 36 (2): 107-110.

[27] 刘鹭燕, 蓝敏艳, 朱秀, 等. 产妇分娩体验与产后抑郁的相关性研究 [J]. 护理学杂志, 2021, 36 (13): 14-16.

[28] 任春华, 于慧丽. 基于 "家庭为中心" 的集中群组式孕期保健模式对初产妇分娩体验及妊娠结局的影响 [J]. 护理实践与研究, 2021, 18 (16): 2476-2479.

[29] 余梦婷, 王乐园, 刁冠伟, 等. 体验式分娩模拟教学在国内应用的研究进展 [J]. 中国护理管理, 2018, 18 (4): 561-565.

[30] 庾瑞华, 梁洁贞, 陈玉霞, 等. 一体化分娩体验模式对初产妇心理情况及分娩方式选择的影响 [J]. 现代医学与健康研究, 2019, 3 (3): 127-128.

（黎思颖　李映桃　吴伟珍　沈健　李兆生　姚细保）

第五章 糖尿病妇女分娩期保健

第一节 营养膳食

一 分娩期能量代谢生理特点

分娩是正常的生理过程，由复杂的神经和体液系统进行调节，但持续时间长，历时长达 12～20 h，是一个极其消耗体力和能量的过程。在分娩过程中，子宫平滑肌主要依赖葡萄糖进行能量代谢，而体循环中的儿茶酚胺、皮质醇和交感神经系统的刺激又会增加内源性葡萄糖的产生。此外，子宫平滑肌和骨骼肌收缩也会促进氧气的消耗和葡萄糖的利用。母体在产程中对葡萄糖的利用以及儿茶酚胺的释放等变化，对新生儿适应出生后的环境具有积极作用。

分娩期间，产妇受紧张、焦虑等不良情绪影响，导致胃黏膜血管收缩并引起胃黏膜缺血、胃肠活动减弱、消化腺分泌减少、胃内酸度下降，不利于食物消化。另外，剧烈的分娩疼痛所带来的各种应激反应会极大地消耗产妇的精力与体力，但是宫缩疼痛又影响休息和进食，加上焦虑情绪更不利食物消化。一旦体力消耗过度且无法及时补充能量，会导致宫缩乏力、产程延长、中转剖宫产，发生绒毛膜羊膜炎及产后出血等风险增加，给母婴带来极大的危害。而且，长时间的禁食可导致产妇出现体内水电解质酸碱平衡紊乱。

虽然极少研究提到产妇在产程中的营养需求，但运动医学认为，在剧烈运动中摄入碳水化合物可以预防疲劳和酮症的发生，并且减缓脂肪和蛋白质的分解。因此，及时而科学地为产妇补充分娩中消耗的能量是十分必要的。然而，关于产妇在产程中能量消耗和补充的具体量的国内外研究其少，尚缺乏明确指导。有研究显示，当心理压力过大、情绪欠佳时，体内所消耗的维生素 C 比平时多 8 倍，故分娩期适当补充富含维生素 C 的新鲜水果和果汁，可能有助于消除产妇的不良情绪。另有研究表明，当补液量超过 2500 mL 时容易导致产妇发生低钠血症，而低钠血症与第二产程的延长密切相关，因此建议产妇在产程中避免过量补充液体。

从营养学的角度来看，分娩过程与持续适度的有氧运动相似，产妇进入产程后若按照中等体力劳动程度计算，则每 24 h 需要多消耗 2480 kcal，而糖的热价是 4.1 kcal/g，即需要 604 g 的葡萄糖来提供能量，也就是说进入产程的产妇就算是正常饮食，仍是处于负热卡平衡状态。但是分娩过程属于机体的一种应激反应，在这种情况下能量消耗的增加又是一种正常的生理变化，盲目的过度补充可能导致高血糖等内环境的紊乱。

二 分娩期膳食建议

世界卫生组织提出，产妇在产程中应及时补充能量和液体，且医护人员不应该限制低危产妇在产程中经口摄入能量。

美国糖尿病协会（ADA）和中华医学会关于妊娠期高血糖的管理指南均建议，GDM产妇的饮食计划应以营养评估为基础，并以膳食参考摄入量为指导。根据孕前BMI和妊娠期体重增长速度指导每日摄入的总能量，制订个体化、合理的膳食方案。建议：①碳水化合物摄入量不低于175 g/d（相当于主食量200 g以上），摄入量占比以50%～60%为宜；②蛋白质摄入量不应低于70 g/d，摄入量占比以15%～20%为宜；③饱和脂肪酸不超过总能量摄入的7%，限制反式脂肪酸的摄入，脂肪占比以25%～30%为宜。

2020年《中国正常分娩临床实践指南》指出，产妇在产程中不限制饮食，鼓励适量摄入易消化食物，《中国椎管内分娩镇痛专家共识（2020版）》建议：使用椎管内分娩镇痛产妇进入产程后应避免摄入固体食物，避免意外情况下的误吸。分娩期间可适当摄入清饮料，如水、无气泡果汁、含糖饮料、茶、咖啡和运动饮料等。

产妇在产程中经口摄入能量有总体原则，并需通过健康教育知情告知。

1. 总体原则

（1）根据产妇喜好选择食物。

（2）选择热量高、供能快、易消化、低脂、低纤维食物。

（3）均衡饮食，少食多餐。

2. 知情告知

（1）告知产妇产程中经口摄入能量的好处。

（2）在告知产妇分娩并发症或手术分娩风险时，说明产妇产程中发生误吸的风险极小，且与经口摄入能量相比，麻醉是更需要警惕的增加误吸风险的因素。

（3）告知产妇如果产程中出现异常情况，可能会被要求避免经口摄入固体和/或液体。

为保证产妇有充足的体力完成分娩的全过程，建议在分娩期间提供高热量、易消化的半流质或流质饮食，如面条、馄饨、稠粥、蛋糕、牛奶等，且在补充能量的同时也要注意补充足够的液体。建议产妇采取少食多餐的就餐模式。医务人员要鼓励产妇在宫缩间歇期适当进食和饮水以补充体力。若产妇无法进食，则需静脉补液补充能量及维持水电解质平衡。

不同产程期间的饮食建议如下：

（1）第一产程，可进食软食、半流质、流质及液体食物。

（2）第二产程，以半流质、流质、液体食物为主。

（3）第三产程，一般不勉强产妇进食，但如果总体产程时间比较长，可以摄入流质及液体食物，以免脱水或体力的透支。

（4）第四产程（产后在产房观察的2小时内），应进食容易消化又富含营养的软食、半流质或流质食物。

注意产妇避免在产程中摄入固体食物，应根据自己的意愿进食和饮水，可少量多次摄入清淡且营养丰富的半流质饮食，如稀饭、热汤面、小馄饨，面包等，也可以食用一些蔬菜和水果，达到热量高、供能快且易消化的目的。具体食物分类列举如下：

（1）无渣饮料：营养制剂、水、运功饮料等。

（2）流质：米面糊、米汤（不含米粒）、蛋花汤、鸡汤（去油去渣）、鱼汤（去油去渣）、含多种营养成分的营养制剂等。

（3）半流质：杂粮粥、肉末碎菜粥、面条米粉、菜泥、鸡蛋羹等。

（4）软食：质地软、少渣、易咀嚼的食物，如饺子、馄饨、云吞、麦方包、蛋糕；主食以玉米、杂粮粥、荞麦面、营养制剂等为主；肉类、蔬菜等食物需去骨、切小切碎、煮烂。

（5）低纤维水果：西红柿、水果黄瓜、柚子、西瓜、橙子等。

（6）不推荐食物：巧克力（实际代谢时间长，消化吸收率低）、高蛋白饮料（如豆奶、豆浆、牛奶等，非主要能量物质且不易消化吸收）、高纤维水果（如香蕉、梨、苹果、番石榴等）。

对于GDM产妇，为了满足其产程中的能量摄入，使其血糖处于一个比较理想的状态，建议进食血糖生成指数（glycemic index，GI）较低、对血糖影响较小的流质和半流质食物。第一产程中可以进食杂粮粥、全麦面包、荞麦面包，还可以准备一些无糖型燕麦片；第二产程中可摄入无糖运动饮料，也可食用小米粥、玉米粥等，既能补充水分又能快速恢复体力。可以参考《图说糖妈妈饮食3+3》中的早餐、加餐的内容（图1-5-1），进行产程中饮食备餐。

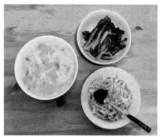
早餐
杂菌肉末鸡蛋汤1碗，菜心，芝麻酱拌面50g

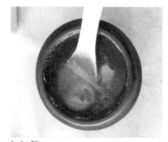
午加餐
花胶莲子百合炖排骨汤一盅

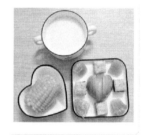
午加餐
柚子50g，苹果50g，芝麻酱一勺，麦包1/3片，玉米1/3条

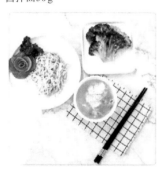
早餐
荞麦面45g，西蓝花50g，肉蛋汤1碗

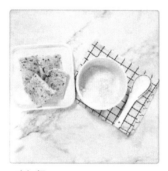
晚加餐
益力佳组合与无边麦方包

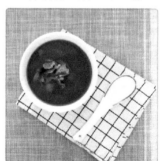
晚加餐
益母草瘦肉汤

图1-5-1 GDM孕产妇产程备餐示范

在临床中，部分产妇进入产程后，由于宫缩疼痛、紧张焦虑、疲累等因素导致进食困

难，需要通过静脉补液的方式提供能量，具体选择的液体种类和量应根据血糖水平而定。有研究主张，产程中以125 mL/h的速率静脉注射5%葡萄糖氯化钠注射液或10%葡萄糖注射液，向产妇供给足够葡萄糖以满足基础代谢需要和应激状态下的能量消耗。GDM产妇在手术前、产程中或手术中应每1～2 h测定1次血糖水平，根据血糖水平必要时予小剂量胰岛素静脉滴注并供给足够葡萄糖，避免出现高血糖或低血糖的情况。

第二节　运动

运动作为健康生活方式的重要组成部分，在生命的各个阶段都具有维持和提高机体健康水平的重要作用。妊娠期女性在围产期特别是在分娩期，也建议保持适当的运动。适度运动可以增加孕妇的舒适度、促进产程进展和纠正胎方位等，也利于GDM产妇维持分娩期的血糖平稳。在胎儿监护正常、孕产妇状态良好的情况下，可以适当指导孕产妇进行床上活动或下床活动。分娩期常见的产妇活动主要包括分娩球运动及产时自由体位运动。

一　分娩球运动

分娩球种类繁多，包括圆形分娩球（圆球）、花生形态分娩球（花生球）、苹果形态分娩球（苹果球）等，不同的分娩球有不同的功能，产程中最常用的是圆球和花生球。每运动20～30 min需监测胎心1次。

（一）分娩球的作用

1.圆球运动

有利于保持理想的胎方位；锻炼盆底、腰背部及大腿等部位的肌肉；缓解腰背部不适与疼痛；增加骨盆灵活度，扩大产道；通过增加重力，促进胎头旋转与下降，加速产程进展；加强宫缩，缩短产程时间；方便产妇活动，可作为产时按摩、热敷等的辅助。

2.花生球运动

有利于扩大产道。分娩时使用花生球可以帮助打开不同的骨盆平面，有利于改变骨盆形状、促进胎头下降、胎儿旋转、纠正异常胎方位，提高产妇舒适度。

（二）分娩球的使用方法

1.坐式圆球运动

如图1-5-2所示，孕妇两腿分开，身体重心落在分娩球的中心，保持上身与大腿、大腿与小腿、小腿与地面均呈90°。坐稳之后，利用臀部力量推动分娩球进行上下、前后、左右的摇摆运动，也可进行顺时针或逆时针的旋转运动。

2.跪式圆球运动

如图1-5-3所示，孕妇双膝打开与肩同

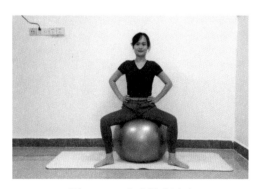

图1-5-2　坐式圆球运动

宽跪立于瑜伽垫上，用双臂环抱分娩球，趴于分娩球上，上身平行于地面，注意避压迫腹部。利用分娩球作为支撑，带动身体前后或左右摇摆，也可顺时针或逆时针运动。可同时进行腰背部按摩或者热敷。

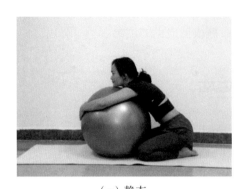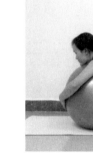

（a）静态   （b）动态

图 1-5-3 跪式圆球运动

3. 站立前倾式圆球运动

将分娩球放于产床上，孕妇面向分娩球站立，双腿分开与肩同宽，双手抱球，身体前倾，重心在球上，注意避免压迫腹部，进行摇摆骨盆的运动。可同时进行腰背部按摩或者热敷。

4. 倚墙滑行式圆球运动

如图 1-5-4 所示，孕妇站立，双腿分开与肩同宽，将分娩球放在腰部作为支撑倚靠于墙面，保持身体平衡，以球作为支点，利用球体倚墙进行上下缓慢滑行。注意滑行时避免过于深蹲，保持身体紧靠分娩球。

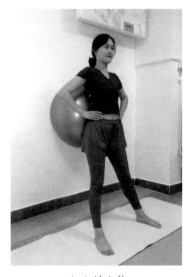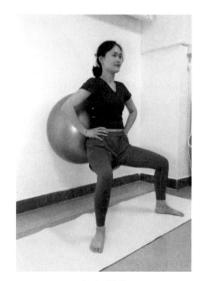

（a）站立位   （b）蹲位

图 1-5-4 倚墙滑行式圆球运动

5. 倚球坐前倾式圆球运动

如图1-5-5所示，孕妇坐于分娩球上，双臂环抱陪产人员肩膀。当宫缩期疼痛明显时，孕妇身体前倾靠于陪产人员身上，宫缩间歇时则恢复正常坐位。

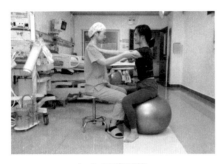 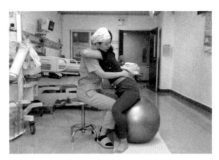

（a）双臂环抱　　　　　　　　　　　（b）前倾

图1-5-5　倚球坐前倾式圆球运动

6. 花生球配合分娩体位姿势

如图1-5-6所示，孕妇取仰卧位，床头摇起呈45°，把分娩球置于孕妇的左腿或者右腿腘窝下方，另一条腿自然放置；或者将分娩球置于双腿腘窝下方，双腿自然分开；亦可在孕妇进行侧卧位或侧俯卧位时，将分娩球置于孕妇两腿之间。以上三种体位姿势可改变骨盆形态，松弛骶髂关节，增加中骨盆和出口骨盆的径线，且能改善胎儿重心和重力作用，减少床垫对膝盖和脚踝的压力，提高孕妇舒适度。

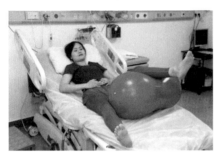 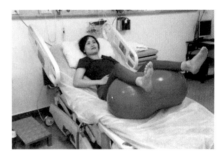

（a）单腿挂球　　　　　　　　　　　（b）双腿挂球

图1-5-6　花生球配合分娩体位姿势

二 产时自由体位运动

产时自由体位是指产程中孕妇自由选择卧、走、坐、立、跪、趴、蹲等舒适体位进行分娩，而不是静卧在床或固定成某种体位。

1. 前倾位

前倾位包括坐式、站式、跪式三种，在第一产程及第二产程均适用，适用方法为产妇站、坐、跪时，上半身趴在床、凳或分娩球上，呈现身体向前倾的姿态。可用于纠正枕后位或枕横位等，也有利于进行腰背部按摩和热敷。站式和坐式利用重力作用，协助胎头下降，同时引发更加规律而有效的宫缩，促进产程进展。当孕妇有宫颈、会阴、痔疮等部位水肿时，采用跪式前倾位可改善局部受压情况，减轻组织水肿。图1-5-7所示为站式前倾位。

2. 不对称位

不对称位包括坐式、站式、跪式及躺式，在第一产程和第二产程均适用。产妇站、坐、跪、躺时，一只脚抬高，同时放松同侧膝盖和臀部，使双足不在同一平面上。不对称位有利于增加中骨盆和骨盆出口平面，有利于枕横位和枕后位胎儿进行内旋转。在不对称跪式和站式时，增加骨盆的左右摆动，有利于促进胎头下降。图1-5-8所示为站式不对称位。

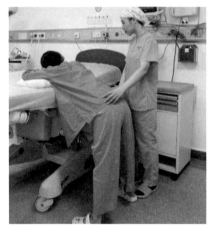
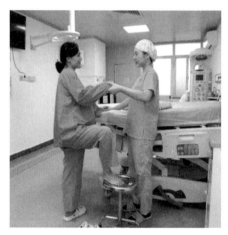

图1-5-7 前倾位　　　　　　　　　图1-5-8 不对称位

3. 侧卧位

侧卧位可用于纠正枕后位，指导孕妇与胎儿后囟同侧侧卧位；急产或产程过快时使用侧卧位与重力对抗作用，可使产程减缓；产程中脐带受压或仰卧位低血压导致胎心率异常时，也可采用侧卧位进行宫内复苏改善胎盘血流灌注。

以右侧侧卧位为例，操作流程如下：

（1）将床放平或床头稍抬高。孕妇排空膀胱后，取右侧侧卧姿势。

（2）双髋和膝关节屈曲。小腿间可放一个枕头（图1-5-9a）或花生球，也可以将上面一条腿抬高或置于腿架上支撑起来（图1-5-9b）。

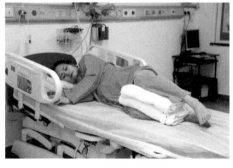
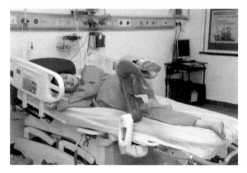

（a）腿间放枕头　　　　　　　　　（b）单腿腿架支撑

图1-5-9 侧卧位

4.侧俯卧位

侧俯卧位可用于纠正枕后位或枕横位，指导孕妇取对侧侧俯卧位或同侧侧俯卧位。腰骶部因胎头受压疼痛时也可使用该体位进行休息，缓解疼痛。

以枕左后位（LOP）进行左侧俯卧位（图1-5-10）为例，操作流程如下：

（1）将床放平或床头稍抬高。孕妇排空膀胱后，平躺后转向左侧，呈左侧侧卧至侧俯姿势，头下放一个柔软枕头。

（2）左手臂稍伸展置于身后或曲肘置于身前（以孕妇舒适为主）。左肩向后，右肩向前（上半身向前）。右手曲肘，掌面向下放置在枕头上。

（3）左腿稍向后伸直。右髋和右膝关节均屈曲90°以上。双腿间可用一到两个枕头或花生球支撑，减少床垫对膝盖和脚踝的压力。

（4）产妇躯体向床倾斜呈俯趴姿势，腹壁（肚脐）尽量贴于床面，使骨盆与床面呈45°。

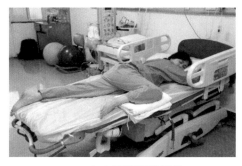 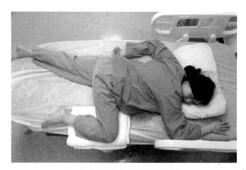

（a）同侧侧俯卧位　　　　　　　　　　（b）加强同侧侧俯卧位

图1-5-10　左侧俯卧位

5.坐位

如图1-5-11所示，孕妇可坐于床、凳子或分娩球上，以感觉舒适为主。该体位有利于休息，便于活动，可增加骨盆入口径线，同时，胎儿的重力作用有利于刺激宫缩及促进胎头下降，促进产程进展。

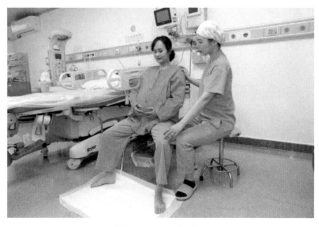

图1-5-11　坐位

6. 蹲位

蹲位（图1-5-12）主要于第二产程，胎头达到坐骨棘水平时使用，尤其是孕妇不会使用腹压、胎头下降缓慢、骨盆出口稍狭窄需要增大骨盆空间及盆底肌肉较厚时。

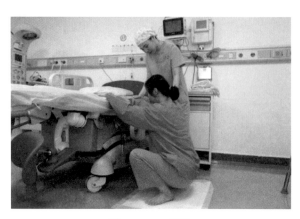

图1-5-12　蹲位

7. 步行或弓箭步运动

孕妇在陪护人员的陪伴下在平地行走或进行弓箭步运动。在站式或跪式不对称位的基础上，保持身体直立，将身体重心朝向弓箭步的一侧，每一次宫缩时进行摆动、复位、摆动。

8. 摇摆骨盆

根据孕妇意愿可以在任何时候摇摆骨盆。在四肢着床、跪式前倾位或站式前倾位的基础上做骨盆或臀部的摇摆或转圈运动，如图1-5-13所示。

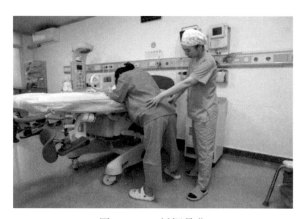

图1-5-13　摇摆骨盆

9. 慢舞

如图1-5-14所示，孕妇与陪护人员面对面站立，孕妇头靠在陪护人员的肩膀上，双手搂着陪护人的肩部，听着自己喜欢的音乐，进行有节奏的身体摆动，有利于胎头下降。陪护人员的拥抱抚触可以缓解孕妇的紧张情绪，减少儿茶酚胺的释放，增加内啡肽的分泌，减轻疼痛。陪护人员也可同时对孕妇进行腰背部的按摩，缓解腰背部的疼痛。

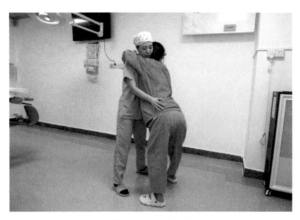

图1-5-14 慢舞

10.借助助行椅散步

在陪护人员的陪同下，孕妇借助分娩助行椅进行散步（图1-5-15），有利于胎头下降。

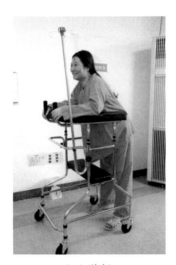

（a）移行

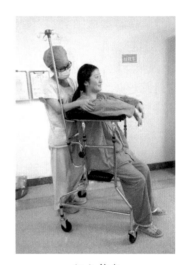

（b）休息

图1-5-15 借助助行椅散步

第三节 胎儿监护和胎动计数

一 胎儿监护

胎儿监护作为分娩期评估胎儿状态最常规、最重要的手段，旨在发现分娩过程中潜在的胎儿缺氧，为产科医师和助产士及时处理产程提供客观依据，从而降低围产儿或新生儿的患病率和死亡率。

（一）胎儿监护的基本原则

临床上进行胎儿监护评估应建立在充分掌握产妇病史、可靠的监护数据及正确的结果分类基础上，并结合临床特征综合研判胎监结果，以便做出恰当的干预措施。

（二）胎儿监护的方式选择与频率

常用的胎儿监护方式包括间歇性胎心听诊、间断电子胎心监护和持续电子胎心监护 3 种。间歇性胎心听诊是短时间内进行胎心率（fetal heart rate，FHR）听诊而没有图文结果的听诊技术，常用工具是多普勒胎心仪。电子胎心监护（electronic fetal monitoring，EFM）又称为胎心分娩力描记法（cardiotocography，CTG），通过连续监测胎心率以及宫缩的变化对胎儿宫内状态进行评估和监测。目前可应用的胎儿评估辅助手段还有胎儿头皮刺激、胎儿头皮血采样、脐带血气分析以及新的胎心监护分析方法，如胎儿心电图 ST 段分析、计算机辅助下胎心监护解读等，这些方法因具有创伤性、技术要求高或仍处于研究阶段，临床上使用较少。

（1）低危孕妇可选择间歇性胎心听诊或间断电子胎心监护，如结果异常则需进行持续电子胎心监护至结果正常。间歇监测胎心的频率为潜伏期每 1 h 评估 1 次、活跃期每 15～30 min 评估 1 次、第二产程每 5 min 评估 1 次。

（2）根据产前、产时高危因素，可结合孕妇意愿和分娩机构设备条件，对高危孕妇行产时持续电子胎心监护。第一产程评估的频率同间歇性听诊，第二产程时可持续性监测，并至少每 15 min 评估 1 次。糖尿病药物治疗或血糖控制不良者，为产时持续 CTG 的高危因素之一。产时持续 CTG 的高危因素如表 1-5-1 所示。

表 1-5-1　产时持续 CTG 的高危因素

高危因素	内容
产前胎儿因素	产前 CTG 异常；异常多普勒检查结果或胎儿生物物理评分；可疑或确诊胎儿生长受限；多胎妊娠；臀位；明确的胎儿结构发育异常；已知需要监护的胎儿异常；产前 1 周内出现胎动减少
产前母体因素	羊水过多或羊水过少；产前出血；胎膜早破超过 24 h；既往剖宫产手术史或其他子宫手术史；严重高血压（160/100 mmHg 以上）或子痫前期；糖尿病药物治疗或血糖控制不良，或合并巨大儿；同种免疫性溶血可能；过期妊娠；其他产科、内科疾病或异常；严重肥胖（BMI ≥ 40 kg/m²）；年龄 ≥ 42 岁；早期唐氏筛查妊娠相关血浆蛋白 A（PAPP-A）异常（< 0.4 MoM）；帆状胎盘；脐带绕颈 3 周
产时因素	胎心率间断听诊异常或 CTG 图形不正常；缩宫素催引产；椎管内镇痛；异常阴道出血；母体心率 ≥ 120 次/min；体温 ≥ 38℃；胎儿宫内感染/绒毛膜羊膜炎；羊水胎粪污染或血性羊水；人工破膜未见羊水或羊水量少；潜伏期和活跃期延长；第二产程延长；早产；宫缩过频/强直宫缩；其他高危因素（符合 2 个及以上条件）：①妊娠 41～41⁺⁶ 周；②妊娠期高血压；③妊娠期糖尿病不合并其他并发症；④肥胖（BMI 28～40 kg/m²）；⑤40 岁 ≤ 年龄 < 42 岁；⑥体温 37.8～38.0℃

（三）CTG基本术语及定义

CTG基本术语及定义如表1-5-2所示。

表1-5-2　CTG基本术语及定义

术语	定义
基线	在10 min内胎心波动范围在5次/min内的平均胎心率（除外加速、减速和显著变异的部分），观察2 min以上，该图形可以是不连续的。 ①正常FHR基线范围是110～160次/min；②胎儿心动过速：胎心基线＞160次/min，持续≥10 min；③胎儿心动过缓：胎心基线＜110次/min，持续≥10 min
基线变异	指每分钟胎心率自波峰到波谷的振幅改变，是可直观定量的。 ①变异缺失：振幅波动消失；②微小变异：振幅波动≤5次/min；③正常变异：振幅波动6～25次/min；④显著变异：振幅波动＞25次/min
加速	指基线胎心率突然显著增加，开始到波峰时间＜30 s，从胎心率开始加速至恢复到基线胎心率水平的时间为加速时间。 ①妊娠32周前，加速在基线水平上≥10次/min，持续时间≥10 s，但＜2 min；②妊娠32周及以后，加速在基线水平上≥15次/min，持续时间≥15 s，但＜2 min；③延长加速：胎心率增加持续≥2 min，但＜10 min；④如果加速持续≥10 min，则考虑胎心率基线变化
减速	①早期减速：伴随宫缩出现的减速，通常是对称地、缓慢地下降到最低点再恢复至基线，开始到最低点的时间≥30 s，减速的最低点常与宫缩的峰值同时出现。一般来说，减速的开始、最低点、恢复和宫缩的起始、峰值和结束同步。②晚期减速：伴随宫缩出现的减速，通常是对称地、缓慢地下降到最低点再恢复到基线，开始到最低点的时间≥30 s，减速的最低点通常延于宫缩峰值。一般来说，减速的开始、最低点和恢复分别落后于宫缩的起始、峰值及结束。③变异减速：突发的、显著的胎心率急速下降，开始到最低点时间＜30 s，胎心率下降≥15次/min，持续时间≥15 s，但＜2 min。当变异减速伴随宫缩，减速的起始、深度和持续时间与宫缩之间无固定规律。④延长减速：明显的低于基线的胎心率下降，减速≥15次/min，从开始到恢复到基线持续≥2 min但＜10 min，如果减速≥10 min，是基线改变。⑤反复性减速：20 min观察时间内≥50%的宫缩均伴发减速。⑥间歇性减速：20 min观察时间内＜50%的宫缩伴发减速
宫缩	正常宫缩：观察30 min，10 min内宫缩≤5次；反则宫缩过频
正弦波形	明显可见的平滑、类似正弦波的图形，频率3～5次/min，持续≥20 min，且无加速存在

（四）产时CTG结果判读及处理

对产时CTG结果的判读要求熟练掌握CTG的基本术语特征，根据表1-5-2所呈现的标准，CTG的结果判读分为Ⅰ类、Ⅱ类和Ⅲ类图形，产时CTG结果判读及处理如表1-5-3所示。

表1-5-3　产时CTG结果判读及处理

判读结果	图形特征	提示	处理
Ⅰ类图形	需同时满足下列条件：①胎心率基线110～160次/min；②基线变异为正常变异；③无晚期减速及变异减速；④存在或者缺乏早期减速；⑤存在或者缺乏加速	胎儿酸碱平衡正常	可常规监护，无须采取特殊措施
Ⅱ类图形	除了第Ⅰ类和第Ⅲ类电子胎心监护图形外的其他情况均归为Ⅱ类	尚不能解读存在胎儿酸碱平衡紊乱，但是应该综合考虑临床情况、持续胎心监护、采取其他评估方法来判定胎儿有无缺氧，可能需要宫内复苏来改善胎儿状况	①寻找并纠正导致CTG异常的病因；②对孕妇进行全面的查体，以及阴道检查，内容包括血压、心率、体温、产程进展、羊水性状、宫缩、床边超声检查等；③进行宫内复苏，请上级医师再次回顾分析病情，关注CTG图形的变化趋势；④考虑实施进一步胎儿评估，包括胎儿头皮刺激；⑤CTG不能改善或者恶化，则考虑终止妊娠
Ⅲ类图形	①胎心率基线变异缺失并且存在下面任何一种情况：反复性晚期减速；反复性变异减速；胎儿心动过缓。②正弦波形	提示胎儿存在酸碱平衡失调即胎儿缺氧，应该立即采取相应措施纠正胎儿缺氧，包括改变孕妇体位、吸氧、停止缩宫素使用、抑制宫缩、纠正孕妇低血压等措施。如果这些措施均不奏效，应该紧急终止妊娠	①～④同Ⅱ类图形处理；⑤排除产程中突发事件，如脐带脱垂、胎盘早剥、子宫破裂等；⑥通知新生儿科及麻醉科做好准备；⑦必要时加速产程（阴道手术助产或剖宫产术），尽快终止妊娠
需要进行紧急处理的情况	急性心动过缓或延长减速超过3 min	可能存在孕妇和胎儿损害的紧急事件	①紧急呼救，请上级医师及助产士、护理人员等参与急救；②如果产程中有突发事件，如脐带脱垂、胎盘早剥、前置血管破裂、子宫破裂等，应尽快终止妊娠；③纠正可逆性病因，如宫缩过频等；④做好紧急终止妊娠的准备，包括阴道手术助产或急诊剖宫产术；⑤如果胎儿心动过缓或延长减速超过9～10 min，应尽快终止妊娠；⑥如果9 min内胎心率恢复原有基线水平，并已排除可能会再次引起胎儿缺氧的原因，可结合孕妇意愿重新评估分娩方式

（五）异常CTG图形的原因及处理

1.评估引起胎心率异常的相关临床事件

产程中胎心率的改变常与一些临床事件有关，判读CTG图形时需进行考虑，不正常CTG图形特征的相关临床事件如表1-5-4所示。

表1-5-4　不正常CTG图形特征的相关临床事件

图形特征	对应的临床事件
心动过缓	孕妇低血压；持续的脐带受压；使用药物（如大剂量的β受体阻滞剂）；胎儿心脏传导系统缺陷或传导阻滞；严重的胎儿缺氧；胎盘早剥、子宫破裂、宫缩过频或脐带脱垂等
心动过速	孕妇发热；使用药物（利托君、特布他林、沙丁胺醇）；孕妇焦虑、脱水；孕妇合并内科疾病（如甲亢）；胎儿宫内感染、绒毛膜羊膜炎；胎儿快速型心律失常；极度不成熟胎儿；胎儿贫血；胎儿心脏结构异常
微小变异	胎儿睡眠期；药物影响（哌替啶、硫酸镁等）；可能与胎儿损伤有关，需要关注或处理；胎儿不成熟
变异缺失	很可能与胎儿损伤有关，需要即刻评估和处理，可能需要加快分娩过程
显著变异	可能与急性缺氧有关，例如脐带受压，需结合临床情况解读；胎动频繁；胎儿呼吸样运动；不明原因
正弦曲线	常与胎儿贫血、严重缺氧有关，胎儿血红蛋白<70 g/L时可能出现，可伴有胎动减少，加速缺失
早期减速	单纯的早期减速考虑与胎头受压、颅内压增加有关；不合并其他异常图形提示胎儿氧合状态好
非复杂变异减速	非复杂变异减速经常提示脐带受压，判读时需结合临床信息和其他CTG图形特征
复杂性变异减速	可能与脐带持续受压所致的缺氧有关，减速幅度可能与缺氧程度相关
晚期减速	与短暂或慢性子宫胎盘循环功能不良有关；宫缩、孕妇仰卧位低血压综合征、宫缩过频、孕妇缺氧、脐带持续受压都可能引发
延长减速	宫缩过频、宫缩持续时间过长；孕妇仰卧位低血压；硬膜外置管后；胎盘早剥、子宫破裂、脐带脱垂；椎管内麻醉导致低血压

2.纠正引起异常CTG图形的可逆性因素

导致CTG异常的可逆性因素以及纠正措施如表1-5-5所示。

表1-5-5　导致CTG异常的可逆性因素以及纠正措施

可逆性病因	可能相关因素	纠正措施
脐带受压或胎盘灌注不足	孕妇体位；孕妇低血压；阴道检查；呕吐或者迷走神经兴奋；硬膜外麻醉置管；胎膜破裂；羊水过少	改变体位，避免长时间的仰卧位，可以行左侧卧位；如果有低血压可以静脉补晶体液500～1000 mL；排除脐带脱垂或脐带先露
子宫过度刺激或宫缩过频	静滴缩宫素；使用地诺前列酮或米索前列醇促子宫颈成熟	停用缩宫素，重新评估产程进展及胎儿状态；取出阴道用地诺前列酮栓或米索前列醇片；特布他林250 mg皮下注射；硝酸甘油舌下含服400 mg
孕妇心动过速、发热	孕妇感染性疾病；孕妇脱水；焦虑或疼痛可导致心动过速，但不伴有发热	如果体温超过38℃，行感染筛查，对症处理；如果存在脱水，静脉补晶体液500 mL；有条件可行分娩镇痛
胎心率曲线断线	外监护胎心率探头接触不良	检查母体心率；调整探头位置

3. 及时宫内复苏

宫内复苏方法很多，临床上常首先采用简单易操作的方法，如改变体位、吸氧和补液等，通过改善子宫 - 胎盘血液循环功能，从而提高产妇携氧状态。经过初步宫内复苏，根据胎心监护改善情况，综合评估临床情况，决定是否采取更高要求的复苏方法或终止妊娠。目前临床上可开展的宫内复苏方法有以下6种：

（1）改变患者体位：建议产妇采取侧卧位，首选左侧卧位，减轻压迫下腔静脉及降主动脉，增加回心血量，改善胎盘灌注，改善胎儿血氧饱和度。

（2）氧气吸入：推荐使用非再吸入型面罩吸氧，氧流量8～10 L/min，可以增加母体供氧，改善母婴血氧饱和度。但目前对于孕妇吸氧能否改善胎儿窘迫仍存在争议。

（3）快速静脉补液疗法：静脉输注晶体可以增加母体血容量，提高动脉压，改善胎盘血流灌注。临床上首选500～1000 mL乳酸林格液或0.9%氯化钠注射液，不推荐使用含糖液体，避免胎儿无氧糖酵解产生乳酸增加酸中毒。需要注意的是，对于重度子痫前期及心功能不全产妇慎用快速补液疗法，避免发生肺水肿。

（4）减少子宫收缩：停止或减少使用子宫收缩剂，如缩宫素、前列腺素制剂等。还可以使用宫缩抑制剂，如选择性β$_2$受体激动剂、缩宫素受体拮抗剂、硝苯地平、硝酸甘油等。

（5）调整母体用力方式：第二产程时母体腹压和子宫收缩力共同作用容易牵拉脐带引起脐带血管痉挛收缩，这种情况通过体位改变效果一般较差，可以通过改变用力方式，让母体停止用力或每两次宫缩用一次力可以缓解脐带受压的程度，改善胎心率。

（6）羊膜腔灌注术：羊膜腔灌注的作用是人工增加羊水量，缓解宫缩时因羊水过少导致脐带胎盘受压而引起的循环障碍。

二 胎动计数

胎动是胎儿的生命体征，是孕妇自我监测胎儿宫内安危的重要指标。胎动的情况与胎儿在子宫内血氧的供应有相关性，直接受胎盘功能的影响。当胎盘功能不良时，胎动会减少甚至消失。孕妇自觉胎动减少可能是胎儿死亡的征兆之一。因此，胎动作为产前胎儿监护的有效方法之一，孕妇可将其作为自我评估胎儿宫内情况的有效方法。

（一）定义

胎动就是胎儿在子宫内的活动。可以为胎儿的四肢运动、摆动、胎头及胎体转动、翻转滚动或高频率运动。

（二）影响胎动的因素

1. 孕妇因素

（1）孕妇对胎儿活动的感知欠佳，如肥胖。

（2）孕妇体位影响，通常敏感性由大到小排序为：平卧＞坐位＞站立。

（3）孕妇进食或活动，通常进食及活动后胎动较为活跃。

（4）妊娠期合并症（高血压、糖尿病、慢性肾炎、免疫系统疾病等）。

（5）妊娠期并发症（羊水量减少／增加、妊娠期高血压、妊娠期肝内胆汁淤积症、宫内感染等）。

2. 胎儿因素

（1）胎儿处于睡眠周期（通常20～40 min）。

（2）胎儿生长受限，胎儿贫血。

（3）胎儿发育异常。

3. 胎盘及脐带因素

（1）脐带过度扭转、缠绕且拉紧、打结等。

（2）胎盘早期剥离（表现为胎动突然消失）。

4. 药物因素

孕期使用硫酸镁、镇静剂等。

（三）监测胎动的方法

第一产程的潜伏期，数胎动时，孕产妇可以采取侧卧位或是半坐位，双手自然地放在腹壁上计数。第一产程活跃期及第二产程，因宫缩频密、子宫张力大，产妇较难自我感觉胎动，主要依赖电子胎心监护来记录胎动。自数胎动的方法及胎动异常的评估方法见第四章的第四节。

第四节 分娩镇痛与血糖调控

分娩时产妇会出现显著宫缩疼痛，疼痛贯穿整个产程过程，它有别于其他由损伤或病理性因素引起的急性疼痛，是女性在分娩过程中产生的一种复杂的生理、心理体验，既有自身的物理、生物化学基础，又可能受到产妇的心理（焦虑、恐惧、抑郁等）、种族、文化信仰以及社会环境等多因素多维度的影响，具有个体差异大、疼痛级别高、持续时间长的特点。

分娩疼痛的发生原因和特征也不尽相同。第一产程疼痛主要表现为宫缩时子宫平滑肌处于缺血、缺氧的状态，以及宫颈扩张时肌肉过度紧张，可分泌一些低氧代谢产物，这些物质可刺激神经末梢，从而引起神经冲动，通过交感神经由胸神经10、11、12后段传递至脊髓，最后传导到大脑，产生痛感，并放射至腹部及腰背部。这种内脏痛具有传播慢、弥散、难以定位等特点。疼痛的强度与子宫收缩力及宫腔压力相关，可牵涉到腹壁、腰骶部、髂嵴、臀肌区及大腿。第二产程疼痛除了宫缩痛，还增加了额外的疼痛刺激。由于胎头对盆底、阴道和会阴的压迫，经过骶神经2、3、4的感觉纤维传递至脊髓，最终放射至阴道和会阴部，形成了躯体痛，疼痛强度随会阴扩张的程度而加剧，与子宫收缩的强度、频率及持续时间呈正相关。

研究认为，宫缩疼痛很早便被列为最强烈的疼痛之一，它的疼痛评分被认为高于普遍认为是严重疼痛（如慢性腰痛、非晚期癌症患者的疼痛、关节炎疼痛和其他形式的慢性和急性疼痛）的平均疼痛评分。

一 分娩疼痛可导致血糖波动

分娩时的剧烈痛感会加剧产妇的主观不适感，使其滋生出一系列的不良情绪，产生强烈的应激反应，皮质醇可以很好地反映出机体应激反应的程度，其水平升高会刺激机体发生糖异生现象，导致肌肉蛋白发生水解和糖原分解现象，会增强胰岛素抵抗作用，削弱肌肉对糖分的摄取能力，直接导致产妇产时血糖升高。同时，宫缩疼痛使机体内发生一系列生理变化，基础代谢率升高，产妇肌肉活动增加，体力消耗大，储存的糖原分解消耗，且进食量易偏小，容易引起低血糖。总而言之，分娩疼痛导致产妇产程中血糖波动大，增加控制产时血糖的难度。如处理不当或不及时，可导致GDM及妊娠合并糖尿病孕妇发生严重低血糖或糖尿病酮症、糖尿病酮症酸中毒，因此严格控制产时血糖具有重要意义。开展有效的分娩镇痛能够使GDM产妇在分娩时血糖水平相对稳定，降低血糖波动对母婴的不利影响。

二 分娩镇痛有助于血糖管理

分娩镇痛应当遵循产妇自愿和临床安全的原则，通过实施有效的分娩镇痛技术，达到最大程度减轻产妇产痛的目的。现应用的分娩镇痛方法主要分为非药物性镇痛法和药物性镇痛法。非药物性镇痛法对产妇影响较小，安全性高但镇痛效果不佳，常用于辅助镇痛；药物性镇痛法是药物应用于相应区域起到一定止痛作用的方法。椎管内分娩镇痛是药物性镇痛的一种，是在椎管内应用局麻药、镇痛药以达到镇痛目的的方法，是目前应用最为广泛、效果也最为确切的一种分娩镇痛方法。国内也有针对阴道试产过程中应用椎管内分娩镇痛的GDM孕妇的研究证明，椎管内分娩镇痛能减轻孕妇疼痛刺激引起的应激反应，降低皮质醇水平和减轻应激性高血糖反应，使妊娠合并糖尿病孕妇产时血糖相对平稳。

（一）非药物性分娩镇痛

非药物性分娩镇痛包括导乐分娩、拉玛泽呼吸法、音乐疗法、针灸镇痛法等。

1. 导乐分娩

导乐分娩起源于美国，是一种从生理上及心理上为产妇提供技术指导、心理支持的分娩护理方式。在分娩过程中，由临床经验丰富的导乐师一对一全程陪伴产妇，为产妇提供科学、细致、全面的服务。医务人员可以密切关注产妇及新生儿的情况，保证母婴安全健康。导乐分娩可以减轻产妇分娩疼痛、缓解产妇不良心理、缩短分娩产程、减少产后出血、降低新生儿窒息发生率等，是目前最为常用的一种非药物分娩镇痛方式之一。

2. 拉玛泽呼吸法

通过在产前指导产妇做好体操和呼吸技巧练习，向产妇讲解有关妊娠及分娩知识，缓解产妇的不良情绪，使其保持良好的状态，为分娩顺利实施打下良好基础。在分娩过程中指导产妇采取不同的呼吸方式来缓解疼痛，比如在潜伏期和活跃早期可采取胸式呼吸，在活跃晚期可采取浅呼吸等。拉玛泽呼吸法可以明显缓解产妇紧张焦虑的情绪，减轻宫缩疼痛，缩短产程，降低产后出血及剖宫产的发生率。

3. 音乐疗法

优美动听的旋律可以给产妇带来听觉上的享受，使其在优美悦耳的音乐环境中放松紧绷的肌肉，减少交感神经活动，调节体内血管的流量和神经的传导，提高大脑皮质的兴奋性，使产妇进行自我心理调节，改善分娩疼痛引起的焦虑、紧张、忧郁、恐惧等不良状态，使产妇心情松弛、充满信心，从而减少疼痛感，达到一种非药物性的镇痛作用，使产妇能轻松愉快地度过分娩过程。作为一项辅助分娩的有效护理干预措施，音乐疗法不受时间、地点和人员等限制，能够有效降低产妇在分娩中的疼痛程度，是最易获得的一种分娩镇痛方式。

4. 针灸镇痛法

针灸镇痛法一般分为单纯刺针、电针、穴位注射、穴位按摩、耳穴疗法等，其原理大致相同，主要是通过刺激穴位皮肤及皮下组织，从而引发局部或全身反应，抑制产妇分娩期间的应激反应，以达到减轻和缓解产痛的目的。但是针刺镇痛和穴位按摩镇痛需要专业中医人员操作，镇痛效果受多种因素影响，且相对费时费力，在中医服务人员不足的医院较难推广。

（二）药物性分娩镇痛

药物性分娩镇痛包括椎管内阻滞镇痛和静脉分娩镇痛。

1. 椎管内阻滞镇痛

椎管内阻滞镇痛因其镇痛效果确切，对母婴安全性高，是首选的分娩镇痛方式。椎管内分娩镇痛不仅能有效减轻产妇产痛，还能为器械助产或产程中转剖宫产提供快捷及良好的麻醉效果。椎管内阻滞镇痛包括硬膜外（epidural，EP）分娩镇痛、腰-硬联合（combined spinal-epidural，CSE）镇痛和单次蛛网膜下腔（single-shot spinal，SSS）阻滞镇痛。

（1）硬膜外分娩镇痛。硬膜外分娩镇痛效果确切，可控性好，对母婴影响小，留置硬膜外导管在紧急情况下可用于剖宫产麻醉，是目前国内应用最为广泛的分娩镇痛方法之一。

（2）腰－硬联合镇痛。腰－硬联合镇痛是蛛网膜下腔阻滞镇痛和硬膜外镇痛的联合应用，起效快，镇痛效果完善，但需警惕胎心率减慢的风险以及鞘内使用阿片类药物引起的瘙痒。

（3）单次蛛网膜下腔阻滞镇痛。单次蛛网膜下腔阻滞镇痛适用于可预见的短时间内分娩。经产妇因产程进展迅速，此技术是可推荐的镇痛方式。对于蛛网膜下腔注射药物及剂量，建议个体化给药。

2. 静脉分娩镇痛

当产妇存在椎管内分娩镇痛禁忌时，静脉分娩镇痛可作为椎管内分娩镇痛的替代方法，但必须根据人员及设备条件谨慎实施，镇痛期间严密监测母体生命体征和胎心变化，防范母体呼吸抑制及胎儿宫内窘迫。

三 产程中血糖控制目标和血糖管理

相对英国国家卫生与临床优化研究所（NICE）推荐的更严格的产时血糖控制目标4.0～7.0 mmol/L，英国糖尿病联合会住院治疗组（JBDS-IP）在2022年更新指南时推荐产时血糖控制目标为5.0～8.0 mmol/L更实用和安全，更适合易出现低血糖、在产时用多个输液泵接受不同药物以及接受区域镇痛或全身麻醉的产妇。而根据李映桃教授团队经验总结，围分娩期血糖控制在6.0～9.0 mmol/L对妇女可能更安全，而不会增加新生儿低血糖的风险。根据《妊娠期高血糖诊治指南（2022）》，产程中每1～2 h必须测定血糖水平，根据血糖水平维持小剂量胰岛素静脉滴注。产妇进入产程后停用所有皮下注射胰岛素，改用胰岛素静脉滴注，避免出现高血糖或低血糖。同时供给足够葡萄糖，以满足基础代谢需要和应激状态下的能量消耗，供给胰岛素主要为了防止糖尿病酮症酸中毒的发生，控制高血糖，并有利于葡萄糖的利用，保持合适的血容量和电解质代谢平衡。

中国指南建议产程中使用胰岛素的方法：使用胰岛素过程中每1～2 h监测血糖，根据血糖水平维持小剂量胰岛素静脉滴注。产程中根据不同血糖水平对胰岛素的应用作相应调整，如表1-5-6所示。如果出现糖尿病酮症酸中毒，建议使用输液泵进行治疗。

表1-5-6 产程中不同血糖水平孕妇的小剂量胰岛素的应用

血糖/（mmol·L^{-1}）	胰岛素/（U·h^{-1}）	点滴液体/（125 mL·L^{-1}）	配伍
<5.6	0.0	5%GNS或乳酸林格液	500 mL液体
5.6～7.8	1.0	5%GNS或乳酸林格液	4 U胰岛素＋500 mL液体
>7.8～10.0	1.5	0.9%NS	6 U胰岛素＋500 mL液体
>10.0～12.2	2.0	0.9%NS	8 U胰岛素＋500 mL液体
>12.2	2.5	0.9%NS	10 U胰岛素＋500 mL液体

注：①GNS表示葡萄糖氯化钠注射液；NS表示氯化钠注射液；静脉输液的速度为125 mL/h。

②资料来源：妊娠期高血糖诊治指南（2022）［J］.中华妇产科杂志，2022，57（2）：81-90.

李映桃教授团队经验总结并建议，分娩过程中适当使用静脉注射胰岛素 / 葡萄糖，可达到目标范围内的血糖水平，且能避免胰岛素缺乏相关的并发症，特别是对于 1 型糖尿病的孕妇在产程中不能正常进食者。操作方法如下：开放静脉通路并使用三通管，保证一条通路为胰岛素，另一条为葡萄糖。葡萄糖的配制和输注：输注 5% 或 10% 的葡萄糖，固定葡萄糖的滴速，按 10～12 g/h 滴入。胰岛素的配制和输注：在 50 mL 生理盐水中注入 50 IU 的常规短效胰岛素，胰岛素的注入速度通常从 2.0 IU/h 开始调整。每小时监测产妇血糖以调整胰岛素剂量，控制目标血糖为 6.0～9.0 mmol/L。10 年来，团队成功地为 GDM 孕妇分娩期保驾护航，最大程度避免了糖尿病急症（糖尿病酮症酸中毒和低血糖）的发生。

四 引产血糖管理

推荐围分娩期血糖控制目标为 6.0～9.0 mmol/L。理想情况下，引产应安排在清晨。患者在引产前夜应维持使用其常规的夜间中效胰岛素、短效或速效胰岛素、口服降糖药或持续性胰岛素输注。如果患者夜间使用的是长效胰岛素，则剂量需减少 50% 或换为中效胰岛素（剂量为长效胰岛素晚间剂量的 1/3）。

在引产当日早晨，让患者进食少量早餐（平时早餐摄入量的一半），并减少 50% 的胰岛素剂量（中效和短效 / 速效胰岛素）。对于使用持续性胰岛素输注泵的患者，输注速率设定为基础速率的 50%，再根据碳水化合物摄入量给予餐时胰岛素。如果预计宫颈成熟 / 产程潜伏期会超过 8～12 h，且紧急手术分娩的风险较低（如胎儿监护图形良好、产妇状态稳定），允许在此期间持续经口摄入日摄入量的 50%（1000～1200 kcal）。测定餐前、餐后和睡前的血糖水平，并给予速效胰岛素或餐时胰岛素纠正剂量，以达到妊娠期标准的餐前和餐后正常血糖值。分娩后，胰岛素需求急剧下降，谨慎的做法是将胰岛素剂量减至分娩前剂量的 25%～40%，以防止低血糖。

五 计划性剖宫产血糖管理

围手术期血糖管理要尽量避免低血糖和血糖大幅波动，对于合并糖尿病高血糖危象（如糖尿病酮症酸中毒、高血糖高渗性综合征）的患者应推迟择期手术。推荐围手术期血糖控制目标为 6.0～10.0 mmol/L。若计划行剖宫产，尤其是在患有 1 型糖尿病的女性中，应将手术安排在清晨，以尽量减少禁食禁饮对血糖的影响。如果患者正在接受胰岛素治疗，应维持使用其常规的夜间中效胰岛素、短效或速效胰岛素、口服降糖药或持续性胰岛素输注，直至入院。然而，如果患者夜间使用的是长效胰岛素（地特或甘精胰岛素），则剂量需要减低 50%，或换为中性低精蛋白锌胰岛素（长效胰岛素的 1/3 剂量）。

手术当天早晨应停用胰岛素和口服降糖药，并且禁止患者经口摄入任何物质。对于 1 型或 2 型糖尿病患者，如果手术推迟在当日更晚时间进行，应给予基础胰岛素（约为中效或长效胰岛素晨间剂量的 1/3）和 5% 葡萄糖输注，以避免酮症。需频繁监测血糖水平，每 1～3 h 1 次，但 1 型糖尿病或血糖水平未处于目标范围时应提高监测频率；在此期间可根据需要给予短效或速效胰岛素以控制高血糖。手术麻醉前，静脉补液应使用生理盐水而非葡萄糖溶液，以避免给予大量葡萄糖，因为给予大量葡萄糖会降低脐血 pH 值并导致新生儿发生低血糖。GDM 孕妇在清晨接受手术通常无须使用胰岛素。

若剖宫产手术时间超过 1 h，应在术中监测血糖水平。应避免术中高血糖，以最大程度降低新生儿低血糖的风险，以及母亲发生伤口感染和代谢性并发症的风险。关于择期手术血糖的控制目标，围手术期血糖管理医药专家共识建议空腹或餐前血糖控制在 6.1～7.8 mmol/L，餐后 2 h 或不能进食的随机血糖控制在 7.8～10 mmol/L。

术中低血糖的处理：当血糖 ≤ 3.9 mmol/L，应停止胰岛素的静脉输注，同时给予 75～100 mL 20% 的葡萄糖静滴 10～15 min 后监测血糖直至血糖 ≥ 4.0 mmol/L。

第五节　心理特点及心理疏导

分娩期由于子宫肌肉的收缩活动，消耗大量糖原，临产后进食减少，血糖波动大，难以控制，是出现不良结局的高发时期。加上不良情绪和心理影响，易引发应激反应，让 GDM 产妇对阴道分娩信心减少；同时影响交感 - 肾上腺髓质系统等功能，分泌过多激素造成相关系统功能失衡，增加不良结局发生可能性。从 GDM 产妇具体情况出发，开展针对性心理护理，减少负性情绪，保证其治疗依从性和护理有效性，有助于降低分娩期风险以及改善分娩结局。

一　分娩期的心理特点

（一）焦虑

焦虑可表现为情绪低落、睡眠质量差、烦躁不安、心慌、易怒、疲乏、苦恼等。当发生焦虑时，体内去甲肾上腺素、肾上腺素释放，促进甲状腺素分泌，使胰岛素分泌不足，从而发生血糖异常，增加产后出血的风险。

（二）抑郁

抑郁可表现为包括情绪沮丧、郁闷、睡眠质量差、坐卧难安、易怒、疲乏等，在不同情况下可能诱发愤怒、悲伤、忧愁、自罪感、羞愧等情绪，它比任何单一负性情绪体验更为强烈和持久。在不良心理应激反应下，体内皮质醇分泌，抑制葡萄糖吸收，促进糖异生亢进，使产妇血糖水平升高。

（三）恐惧

恐惧来源于不确定和不了解，例如害怕生产的疼痛、不知道选择何种分娩方式、是否有家人的支持、担心宝宝的性别和出生后是否健康等。事实上绝大多数 GDM 产妇都知道病情会给预后带来影响，但了解的程度有限，容易主观猜测，并放大自己的负面情绪，陷入无端的猜测中，增加了不必要的担忧和焦虑。

（四）孤独

GDM 产妇因担心母婴并发症，表现出一定的"脆弱性"，过分担心自己的分娩结局。

以苛刻和"完美化"的标准去评价自我和他人处理事情的方式和过程，希望做各方面的准备以便顺利分娩，让夸奖代替批评是这一人群一贯的愿望。她们对自己的责备比较容易使自己逐渐陷入沮丧、自卑，进而影响与人群的正常交往从而导致自我孤独感较强。

二 心理疏导

（一）基于信息告知的心理疏导

为 GDM 产妇营造安静、舒适的分娩环境，并适当播放轻柔的音乐，指导 GDM 产妇随着音乐完成一系列动作，转移她们的注意力，可帮助她们放松心情。结合 GDM 产妇的年龄、体质、性格、生活习惯等，制订合理的分娩方案；告知 GDM 产妇分娩期的阶段性病情和可能出现的情况以及相关的应对措施，住院就是为了避免不良结局的发生，对医护人员要有信心，减少不必要的担忧。对于情绪明显不佳的 GDM 产妇，需要回避这个话题，只需告知她们，妊娠不良结局只是一种可能性，最终的结果不仅取决于医护人员，更关键的是自身，GDM 产妇对自己也要有信心。

（二）基于家庭支持的心理疏导

GDM 产妇虽然有一定的情绪调节能力，但调节范围有限。家人可以帮助她们增强情绪调节能力。鼓励陪伴式分娩，多角度支持 GDM 产妇，使其感受到自己的家人随时陪伴在自己身边，毫无保留地支持自己，自己并不孤单。家属本身的态度会影响产妇的情绪，所以有意识地引导 GDM 产妇家属给予 GDM 产妇正向的心理支持非常重要，让她们主动接受一个想法，比被动接受的效果要好得多。让她们了解不管病情发展到何种结局，在产妇和孩子中，她们始终是第一位。

（三）基于积极暗示的心理疏导

GDM 产妇分娩期间心理变化比较敏感，如果直接进行心理护理，她们可能信任程度有限。因此通过积极的心理暗示，让 GDM 产妇自己去接收信息，分析信息，得出结论，而一旦她们通过医护人员的态度，正确评估自己的病情，就能更好地配合治疗和护理，取得很好的效果。注重寻找合适的介入时机，例如 GDM 产妇进食良好时，可以对其进行适当鼓励。

（四）基于正念的心理疏导

正念干预因其有效性、低成本和易获得而日益成为人们关注的焦点，且已被证实能够提高情绪调节能力和调节外周自主神经系统的活动，可以有效缓解不良情绪。有研究认为，正念疗法可以提高教育的有效性，有效控制血糖，有效改善母婴结局。主要措施如下：①记录幸福。指导 GDM 产妇时时记录下分娩中让自己感到幸福、感动的事情；②总结孕期。回顾孕期的美好时刻，以及自己克服困难的体会并记录下来，增加对自然分娩的认可与信心；③发现优势。指导 GDM 产妇写出自己的优点，提升她们的成就感；④驱除消极。指导 GDM 产妇回忆过去遇到困难时身边朋友亲人的帮助与关心，并写下来。

第六节 分娩入院时机及产程配合

不同国家的指南对妊娠合并糖尿病妇女终止妊娠时机的建议略有不同。2018年，美国妇产科医师协会建议 GDM A1 级在 39～40^{+6} 周分娩，GDM A2 级在 39～39^{+6} 周分娩，血糖控制不良者在 37～38^{+6} 周分娩。2019年，加拿大妇产科医师学会推荐 GDM 及糖尿病合并妊娠的孕妇应根据血糖控制及合并症情况在 38～40 周终止妊娠。2022年，我国指南推荐 GDM A1 级血糖控制良好者在 40～41 周终止妊娠；GDM A2 级及糖尿病合并妊娠血糖控制良好者均在 39～39^{+6} 周终止妊娠；若糖尿病合并妊娠者伴血管病变、血糖控制不佳或有不良孕产史，终止妊娠时机应个体化处理。

建议不同的医疗机构根据医疗资源、患者病情等制定各家医院个体化的诊疗常规。对于低危临产初产妇，潜伏期前入院是增加医疗干预和剖宫产率的危险因素，推迟入院时机至产程活跃期对于减少缩宫素干预和降低剖宫产率有一定的指导意义；而对于高危妊娠者则应遵医嘱，按医师建议的时间入院。

李映桃教授团队对妊娠合并糖尿病围分娩期的管理的建议如下：

一 入院时机

（1）孕妇血糖控制欠佳需要启用胰岛素治疗者，应收治入院；正在使用胰岛素治疗但血糖控制欠佳者，需收治入院调整胰岛素治疗。

（2）GDM A1 级孕妇，经饮食和运动管理后，血糖控制良好者，可在孕 39$^+$ 周入院，推荐在妊娠 40～41 周终止妊娠。

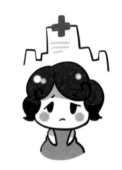

（3）GDM A2 级孕妇，需要胰岛素治疗且血糖控制良好者，可在孕 38 周后入院，推荐在妊娠 39～39^{+6} 周终止妊娠。

（4）PGDM 血糖控制满意且无其他母婴合并症者，可在孕 38 周后入院，推荐在妊娠 39～39^{+6} 周终止妊娠。

（5）PGDM 伴血管病变、血糖控制不佳或有不良产史者，终止妊娠时机应个体化处理。

（6）以下情况属于产科紧急状况，所有出现以下状况的孕妇均建议入院。

①胎膜早破。

②规律宫缩且呈逐渐频繁趋势。

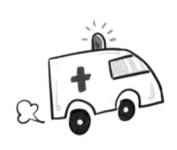

③肛门有坠胀感，不自主想用力，有排便的感觉，尤其在宫缩时更强烈。

④出现异常腹痛及阴道出血。腹痛呈持续性疼痛，阴道出血呈鲜红色，如月经量。

⑤出现异常水肿或体重增长过快，伴头痛、头晕、眼花、视物不清、咳嗽、恶心、呕吐等自觉症状。

⑥胎动异常，12 h 胎动＜ 20 次，或每小时胎动＜ 3 次，或胎动消失。

⑦胎心异常，胎心＜ 110 次 /min 或＞ 160 次 /min。

二　产程配合

产程即分娩的全过程，是指从出现规律宫缩到胎儿、胎盘娩出的全过程。产程主要分为第一产程、第二产程和第三产程。产力、产道、胎儿及精神心理因素，是影响分娩的四大因素。四大因素均正常并互相适应，能使胎儿顺利经阴道娩出。

（一）第一产程

第一产程为宫口扩张期，指从规律宫缩到宫颈口开全。第一产程又分为潜伏期和活跃期。潜伏期为临产开始至宫口开大 5 cm，潜伏期时长初产妇不超过 20 h，经产妇不超过 14 h。胎头在潜伏期下降不会特别明显。活跃期为宫口扩张 5 cm 至宫口开全。

1. 护理

（1）动态观察胎心、子宫收缩、宫口扩张和胎头下降情况，并及时做好记录。国内《正常分娩临床实践指南》推荐潜伏期至少每 1 h 听诊胎心 1 次、活跃期至少每 30 min 听诊 1 次，需在宫缩后听诊 1 min，以便早期发现胎心晚期减速。当间断听诊发现胎心率异常时，建议使用电子胎心监护进行监测。在第一产程中，宫缩强度会随着宫颈口的扩张逐渐增强、持续时间变长、间隔时间缩短，在宫口临近开全时，宫缩持续时间可达 1 min 及以上，间歇时间仅为 1～2 min。建议潜伏期每 4 h 进行 1 次阴道检查，活跃期每 2 h 进行 1 次阴道检查；当孕妇出现会阴膨隆、阴道血性分泌物增多、排便感等宫口快速开大的可疑表现时，应立即行阴道检查。

（2）需要评估产妇一般情况，监测生命体征；无高危因素的产妇，每 4h 监测一次生命体征并记录。

（3）注意观察有无异常阴道流血情况。

（4）注意管理产妇的饮食、二便及休息睡眠情况。

（5）做好疼痛评估，及时指导进行非药物及药物镇痛方法。

2. 产妇的配合

（1）尽量减轻焦虑、紧张、抑郁等情绪，采取自由体位待产。

（2）少量多次进食高热量易消化食物，摄入足够的水分，必要时给予静脉补液。

（3）每 2～4 h 排尿 1 次，排尿不畅时及时告知医务人员，以免膀胱过度充盈而影响胎头下降，必要时可进行导尿。

（4）可采取各种不同的方式以减轻疼痛，如热敷、坐分娩球、摇摆骨盆等非药物减痛方法，同时，根据自身情况，还可以选择药物镇痛方式。

（5）产妇需要保存体力，尽量多休息，不可进行过多消耗体力的活动，保存体力用于分娩。

（二）第二产程

第二产程为从宫口开全至胎儿娩出。第二产程时长初产妇不应超过 3 h，经产妇不应超过 2 h。GDM 产妇在分娩过程发生胎儿窘迫和肩难产风险增高，需注意做好预防措施。

1. 护理

（1）密切监测胎心。《正常分娩临床实践指南》推荐第二产程至少每10 min听诊1次胎心或持续电子胎心监护，并应用三级评价系统进行评估。如可疑胎儿窘迫，应在实施宫内复苏措施的同时尽快结束分娩。

（2）密切观察宫缩情况。此时，宫缩间隔1～2 min，持续时间可达60 s。宫缩质量与第二产程时长密切相关，宫缩乏力时，可给予缩宫素加强子宫收缩。

（3）及时评估羊水性状、胎头下降及胎方位等情况。

（4）鼓励孕妇采用最舒适的姿势进行分娩，在第二产程开始时即可指导产妇用力。

（5）根据当地的医疗条件，为孕妇提供家庭化的分娩环境，鼓励家属陪产，以减轻产妇焦虑。

（6）采取正确姿势接产，根据孕妇意愿和实际条件，采用一些减少会阴损伤和利于自然分娩的措施（包括会阴按摩、热敷和会阴保护），并做好新生儿护理。

（7）对于阴道自然分娩的孕妇不推荐常规使用会阴切开术，但需做好肩难产的预测、预防和抢救准备。

2. 产妇的配合

（1）产妇需在宫缩期间，在助产士的指导下正确屏气用力，在宫缩间歇期休息，避免不必要的体力消耗。

（2）适当进食饮水，及时补充体力。

（三）第三产程

第三产程指从胎儿娩出至胎盘娩出，也称为胎盘娩出期。胎儿娩出后，宫腔容积缩小，宫底降至脐下，胎盘与子宫壁发生错位剥离，子宫继续收缩，促使胎盘剥离，从阴道排出体外。历时5～15 min，不应超过30 min。

1. 护理

（1）及时应用缩宫素预防产后出血。在胎儿前肩娩出后静脉滴注稀释后的缩宫素10～20 U，或在胎儿前肩娩出后立即肌内注射缩宫素10 U。

（2）观察胎盘剥离征象，正确协助胎盘娩出。以下2种为需要行手取胎盘术的情况：①当胎盘娩出前出血多时，应由医师行手取胎盘术；②第三产程超过30 min，胎盘仍未排出但出血不多时，应在排空膀胱后，轻轻按压子宫并使用宫缩剂，如胎盘仍不能排出，应行手取胎盘术。

（3）观察产妇的生命体征，注意是否出现寒战、呼吸困难、血压下降或升高，及时发现休克及羊水栓塞等情况。

（4）注意观察子宫收缩及阴道流血情况。

（5）及时检查软产道，立即缝合伤口。

（6）对于不需要复苏的正常足月儿和早产儿推荐延迟脐带结扎，但对于窒息需要复苏的新生儿则应立即断脐。

2. 产妇的配合

（1）少量多次饮水、进食、尽早排尿，防止发生产后尿潴留。

（2）应进行母婴早接触及早吸吮。

注意，母亲患妊娠期高血糖是新生儿低血糖的高危因素之一，当存在 PGDM、妊娠期血糖控制不理想、巨大儿等情况时，低血糖风险进一步增加。新生儿应按高危儿处理，出生后需采取常规新生儿护理措施，并监测血糖，注意低血糖症状。

常规护理措施主要包括：评估其他危险因素（早产、小于胎龄儿、大于胎龄儿、低出生体重儿、巨大儿、窒息、感染、母亲使用 β 受体阻滞剂等），保暖（出生后即刻擦干，早期皮肤接触，保持体温 36.5～37.5 ℃），出生后 30～60 min 初次喂养，至少 2～3 h 喂养 1 次，尽量保证母婴同室，密切关注新生儿的一般情况。

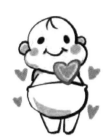

新生儿血糖监测目标为出生后 4 h 内血糖水平 ≥ 2.2 mmol/L，24 h 内血糖水平 ≥ 2.6 mmol/L。如存在低血糖症状同时血糖水平低于目标值，及时转诊新生儿科治疗。

【参考文献】

［1］陈小芳，张丽芹，钱亚楠，等.产程中不同入量管理方式对妊娠期糖尿病新生儿低血糖的影响［J］.中国优生与遗传杂志，2021，（11）：1642-1646.

［2］中华医学会妇产科学分会产科学组，中华医学会围产医学分会，中国妇幼保健协会妊娠合并糖尿病专业委员会.妊娠期高血糖诊治指南（2022）［第二部分］［J］.中华妇产科杂志，2022，57（2）：81-90.

［3］MAHEUX P C, BONIN B, DIZAZO A, et al. Glucose homeostasis during spontaneous labor in normal human pregnancy［J］. J Clin Endocrinol Metab, 1996, 81（1）: 209-215.

［4］BUCKLEY S J. Executive summary of hormonal physiology of childbearing: evidence and implications for women, babies, and maternity care［J］. J Perinat Educ, 2015, 24（3）: 145-153.

［5］CHENG Y W, DELANEY S S, HOPKINS L M, et al. The association between the length of first stage of labor, mode of delivery, and perinatal outcomes in women undergoing induction of labor［J］. Am J Obstet Gynecol, 2009, 201（5）: 471.e1-471.e7.

［6］CHENG Y W, SHAFFER B L, BRYANT A S, et al. Length of the first stage of labor and associated perinatal outcomes in nulliparous women［J］. Obstet Gynecol, 2010, 116（5）: 1127-1135.

［7］LAUGHON S K, BERGHELLA V, REDDY U M, et al. Neonatal and maternal outcomes with prolonged second stage of labor［J］. Obstet Gynecol, 2014, 124（1）: 57-67.

［8］MOEN V, BRUDIN L, RUNDGREN M, et al. Hyponatremia complicating labour—rare or unrecognised? A prospective observational study［J］. BJOG, 2009, 116（4）: 552-561.

［9］ELIASSON A H, PHILLIPS Y Y, STAJDUHAR K C, et al. Oxygen consumption and ventilation during normal labor［J］. Chest, 1992, 102（2）: 467-471.

［10］中国医疗保健国际交流促进会营养与代谢管理分会，中国营养学会临床营养分会，中华医学会糖尿病学分会，等.中国糖尿病医学营养治疗指南（2022 版）［J］.中华妇产科杂志，2022，14（9）：881-933.

［11］郭绮棱，周姿杏，索冬梅.妊娠期糖尿病产妇产程中计划性饮食摄入和自由饮食摄入对分娩结局的影响［J］.中国妇幼保健，2022，37（18）：3326-3329.

［12］中华医学会妇产科学分会产科学组，中华医学会围产医学分会，中国妇幼保健协会妊娠合并糖尿病

专业委员会.妊娠期高血糖诊治指南（2022）[第二部分][J].中华妇产科杂志，2022，57（2）：81-90.

[13]余桂珍，钟文彬，黄雪群.非药物分娩镇痛临床实用手册[M].广州：广东科技出版社，2022：9，25-41.

[14]雍自英.自由体位结合适宜保护会阴在自然分娩产妇中的应用[J].国际护理学杂志，2022，42（1）：52-57.

[15]余桂珍，王昕，钟文彬.助产顺产：分娩球实用指南[M].石家庄：河北科学技术出版社，2019：10，58-61.

[16]黄小燕，蓝彩旋.自由体位在产妇分娩第一产程中的应用及对自然分娩的影响[J].国际护理学杂志，2020，39（18）：3343-3346.

[17]方燕，沈婷，陈丽娜.五维音乐呼吸镇痛法配合活跃期自由体位待产对自然分娩的影响[J].中国现代医师，2023，61（26）：100-104.

[18]白宇翔，漆洪波.2020年加拿大妇产科学会产时胎儿监护实践指南解读[J].实用妇产科杂志，2021，37（5）：341-344.

[19]郭晓辉，陈敦金，漆洪波.产前和产时电子胎心监护临床实践专家共识[J].中国实用妇科与产科杂志，2022，38（7）：714-725.

[20]瞿琳，孙丽洲.产时Ⅱ类胎心监护图形宫内复苏方法的评价[J].中华产科急救电子杂志，2020，9（3）：140-144.

[21]DORE S，EHMAN W. No. 396—Fetal health surveillance：intrapartum consensus guideline[J]. J Obstet Gynaecol Can，2020，42（3）：316-348.

[22]MOHAN M，RAMAWAT J，LAMONICA G，et al. Electronic intrapartum fetal monitoring：a systematic review of international clinical practice guidelines[J]. AJOG Glob Rep，2021，1（2）：100008.

[23]REDDY U M，WEINER S J，SAADE G R，et al. Intrapartum resuscitation interventions for category Ⅱ fetal heart rate tracings and improvement to category Ⅰ[J]. Obstet Gynecol，2021，138（3）：409-416.

[24]中华医学会妇产科学分会产科学组.孕前和孕期保健指南（2018）[J].中华妇产科杂志，2018，53（1）：7.

[25]Antepartum fetal surveillance：ACOG practice bulletin，number 229[J]. Obstet Gynecol，2021，137（6）：e116-e127.

[26]陈娟，张晓燕，张媚梅，等.妊娠期糖尿病产妇分娩镇痛过程血糖水平的健康干预[J].实用临床医药杂志，2021，25（6）：110-112.

[27]RAETS L，INGELBRECHT A，BENHALIMA K. Management of type 2 diabetes in pregnancy：a narrative review[J]. Front Endocrinol（Lausanne），2023，14：1193271.

[28]DASHORA U，MURPHY H R，TEMPLE R C，et al. Managing hyperglycaemia during antenatal steroid administration，labour and birth in pregnant women with diabetes[J]. Diabetic Medicine，2018，35：1005-1010.

[29]LEVY N，HALL G M. National guidance contributes to the high incidence of inpatient hypoglycaemia[J]. Diabetic Medicine，2019，36：120-121.

[30]冉鑫，周述芝.不同椎管内分娩镇痛技术和镇痛模式的研究进展[J].医学综述，2022，28（11）：2205-2210.

[31]夏金子，扈娜娜.探析医护患合作模式妊娠期糖尿病孕妇产时血糖管理对分娩方式的作用[J].智慧

健康，2020，6（24）：156-157，183.

［32］陈勇兰.腰硬联合麻醉分娩镇痛对妊娠期糖尿病患者分娩的影响［J］.临床医学，2016，36（1）：94-96.

［33］陈芙蓉，李英.妊娠期糖尿病患者不良心理状况产生的危险因素及母婴结局［J］.中国妇幼保健，2023，38（20）：3976-3979.

［34］曾婷，王金霞，蔡璐.针对性心理护理对妊娠糖尿病孕产妇的影响［J］.护理实践与研究，2020，17（15）：109-111.

［35］宋永慧，徐倩.妊娠合并糖尿病患者心理健康状况调查分析［J］.中国妇幼保健，2017，32（9）：1998-2001.

［36］武丽，黄千峰，马远珠，等.正念心理干预对妊娠期糖尿病孕产妇心理状况及妊娠结局的影响［J］.中国妇幼健康研究，2023，34（2）：45-48.

［37］MITHO M，LINA M M，MAREN G，et al. Effectiveness and cost-effectiveness of an electronic mindfulness-based intervention（eMBI）on maternal mental health during pregnancy：the mindmom study protocol for a randomized controlled clinical trial［J］.Trials，2020，21：933.

［38］Correction to：diabetes and pregnancy：an endocrine society clinical practice guideline［J］. J Clin Endocrinol Metab，2022，107（9）：e3972.

［39］KENEPP N B，KUMAR S，SHELLEY W C，et al. Fetal and neonatal hazards of maternal hydration with 5% dextrose before caesarean section［J］. Lancet，1982，1（8282）：1150-1152.

［40］NELSON-PIERCY C. Handbook of obstetric medicine［M］. 6th ed. Boca Raton：CRC Press，2020：88-105.

［41］广东省药学会.围手术期血糖管理医药专家共识［J］.今日药学，2018，28（2）：73-83.

（梁伟璋　李映桃　胡静　谭湘萍　沈健　陈莉　吴莹莹　江紫妍　张湘贤　米绍莹　李海珊　殷锦锦）

第六章 糖尿病妇女产褥期保健

第一节 营养膳食

哺乳期是母体用乳汁哺育新生子代，使其获得最佳生长发育并奠定一生健康基础的特殊生理阶段。哺乳期妇女（乳母）既要分泌乳汁、哺育婴儿，还需要逐步补偿妊娠、分娩时的营养素损耗并促进各器官、系统功能的恢复，因此比非哺乳妇女需要更多的营养。

产褥期内，无论是对于产妇身体的康复，还是对于支持分泌乳汁，膳食所提供的营养支持都是极为重要的。膳食作为日常生活中的重要元素，对于产妇的精神、心理状态具有重要影响。产褥期膳食可通过提升胃肠舒适性、营养供应、饮食心理愉悦等诸多方面促进妇女产后身心康复，同时也会对母子双方近期及远期健康产生重要影响。

近年来，随着生育政策的调整、高龄和肥胖孕妇的增加和 GDM 筛查策略的转变，GDM 的发生率显著升高。GDM 妇女产后的饮食对母体血糖的影响非常大，营养治疗作为糖尿病生活方式干预的重要组成部分，应在妊娠中后期开始对孕妇进行产后饮食教育，纠正不良产褥期饮食习惯，提高 GDM 妇女产后血糖达标率和母乳喂养率。

一 产褥期能量摄入推荐

产后未哺乳的正常体重妇女，能量摄入参考同龄女性的推荐量 1800 kcal/d。产后哺乳期妇女能量摄入与孕晚期相近，推荐摄入量为 1800 kcal/d+（350～500 kcal），具体可根据体重差异增减 10%～15%。可根据母乳喂养情况、新生儿发育情况、单双胎情况、母体产后体重恢复情况个性化调整产后能量摄入量。

二 产褥期膳食营养

产褥期膳食应是由多样化食物构成的平衡膳食，以利于产后恢复和婴儿后续多样化膳食结构的建立。食物应包括谷薯类、鱼禽蛋肉类、奶类、蔬菜水果类和大豆／坚果类等。对于 GDM 妇女，产后应控制水果的摄入量在每日 250g 左右，并适当增加五谷杂粮（如荞麦、燕麦、黑米等）在主食摄入中的比例。产后不过多食用红糖、桂圆、红枣、糯米等糖分较高的食物，并控制脂肪的摄入量，烹调用油每日 25～30 g。

蛋白质的质和量对泌乳有明显影响，摄入优质蛋白质提高乳汁的质与量。当蛋白质与能量摄入量降低时，泌乳量可减少到正常的 40%～50%。建议产妇每天应在原基础上增加摄入蛋白质 25 g，使总量达到每天 80 g（1.2～1.5 g/kg·d^{-1}），优先选择富含优质蛋白质及维生素 A 的动物性食物和海产品。鱼、禽、蛋、瘦肉是优质蛋白质的最好来源，同时可提供多种重要的矿物质和维生素。产妇每天应比孕前增加 80～100 g 的鱼、禽、蛋、瘦肉等动物性食品摄入（每天总量为 220 g），但不应过量。如受条件限制，可部分采用富含优质蛋白质的大豆及其制品替代。

为保证母体的钙平衡和骨骼健康，产妇应增加钙摄入量。推荐产妇膳食钙摄入量比孕前增加 200 mg/d，总量达到每天 1000 mg。产妇膳食应增加奶类等含钙丰富的食物。每天比孕前多饮用 200 mL 的牛奶，使总奶量达到每日 400～500 mL，可获取约 540 mg 钙，加上膳食中其他食物来源的钙，可较容易达到推荐摄入量。

产褥期每天应摄入多样化的蔬菜水果，保证每天蔬菜摄入量达到 500 g。建议产妇每周吃 1～2 次动物肝脏（总量达 85 g 猪肝或 40 g 鸡肝）；采用加碘盐烹调食物，至少每周摄入 1 次海带、紫菜、贝类等海产品。产妇多喝汤类有助于乳汁分泌，但不宜过量，尽量选用脂肪含量较低的肉类煲汤，同时食用汤中的肉。姜醋、猪脚汤、煮鸡酒均不建议食用。

忌吸烟饮酒，并防止产妇及婴儿吸入二手烟，因烟草中的尼古丁可进入乳汁，且吸烟可抑制催产素和催乳素，进而减少乳汁的分泌。产妇应避免饮用浓茶和大量咖啡，以免摄入过多咖啡因。

三 产褥期饮食管理注意点

（一）少食多餐

产妇分娩后体力消耗大，又承担着哺育新生儿的重任，因此，每天所需热量及营养素比孕晚期更高，加上产后胃肠功能减弱，若单次进食多，容易加重胃肠负担。建议产后每天分 5～6 餐进食，既可保证充足的营养，又可促进食物的消化吸收，还有助于产妇管理体重。

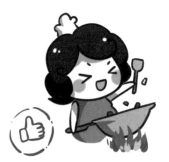

（二）干稀搭配

由于产后失血伤津，需要水分来促进身体康复，再加上哺乳需求，因此产妇的食物一定要注重干（米饭、肉蛋等）稀（汤、粥、奶等）搭配。

（三）荤素搭配

我国的传统习俗提倡产褥期产妇多吃鸡、鱼、肉、蛋，而忽视蔬菜、水果的摄入，此观念存在误区。这种饮食方式不仅不利于消化，而且会降低食欲，造成产妇蛋白质和脂肪过剩，容易引起生理功能失调，便秘、内分泌紊乱、恶露时间延长、子宫缩复不良、婴儿湿疹等问题。

（四）清淡适宜

产褥期饮食宜清淡，食盐摄入量应根据具体情况而定。比如，夏天出汗较多，可适当增加盐分摄入。如果水肿现象明显，产后初期宜少吃盐，直到水肿消退。一般每日以 5～7 g 盐量为宜，葱、姜、蒜等温性调味料可促进血液循环，有利于瘀血排出体外，也可少量使用。

（五）根据产褥期不同阶段进行饮食安排

应根据产妇产后身体恢复情况给予相应的营养膳食。产褥期不同阶段产妇的膳食调理重点也不同，以下分三个阶段加以说明。

1. 第一阶段（产后 1～7 d）

（1）由于分娩时能量的消耗以及体液的大量流失，产妇产后会感觉到饥饿和口渴，如果没有麻醉等特殊情况，产后可立即进食。但是在产后第 1 天，不论是剖宫产还是顺产，产妇消化能力较弱，食物宜清淡、稀软、易消化且富有营养，如汤类、面片、面条、稀饭、鸡蛋羹、馄饨、小米粥等食物。

（2）剖宫产产妇术后 2 h 可适当饮水，6 h 后饮用排气类汤品，还可进食米汤、藕粉等流质软食，以促进肠胃蠕动并排气，减少腹胀。肠道排气后转为食用半流质食物，如蛋汤、烂粥、面条、肉汤等。

（3）产后初期建议饮用促排恶露的汤水（如海马瘦肉汤、益母草瘦肉汤、木耳瘦肉汤、木耳鱼汤等），乳腺通后再喝下奶的汤水（如鱼汤、章鱼汤、无花果瘦肉汤等）。

2. 第二阶段（产后 8～14 d）

（1）产妇应增加一些补养气血、滋阴补阳的温和食物来调理身体，同时开始补充能促进乳汁分泌的食物，如花胶响螺片炖鸡等。

（2）除了延续第一阶段的饮食安排之外，还要注意观察食物的消化情况，如有便秘或燥热等症状，宜增加清热、促排便、利尿的食物，如赤小豆节瓜排骨汤等。

（3）另外，可依产妇个人体质选用莲子、大枣、茯苓、桂圆、百合、菇类、莲藕等，以改善紧张情绪和失眠，预防产后忧郁，如莲子百合瘦肉汤（莲子 3～5 个，百合 3～5 片，瘦肉 30～50 g，姜少量，用一碗水隔水炖）。

3. 第三阶段（产后 15～42 d）

（1）产妇应食用补血食物，可用猪肝或瘦肉煮汤（如蔬菜猪肝汤、杂菌瘦肉汤、番茄瘦肉汤等）。

（2）适量增加水果、蔬菜的摄入量，防止便秘。

（3）饮食以催乳为主、补血为辅。由于哺乳期会持续 1 年左右的时间，建议适当食用鲫鱼汤、章鱼汤、无花果鳄鱼肉干汤等可起到通乳、催乳效果的汤。

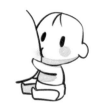

具体的饮食安排也可参考《图说糖妈妈饮食 3+3》。

第二节　运动

女性在怀孕时身体会发生很多变化，包括激素分泌的改变、孕期体重的急剧增长，呈现出孕妇特有的"向心性肥胖"，并伴随骨盆关节、韧带、会阴部肌肉和腹部肌肉的明显松弛，以利于分娩。因此，分娩后的女性身体要经过一段时间（产褥期）来恢复。

孕期体重过度增长及产后体重滞留是女性肥胖的重要原因之一。产妇除注意合理膳食外，还应适当运动。产后运动可以锻炼松弛的肌肉，预防腰背痛、子宫脱垂及尿失禁等问题，促使产妇身体复原，并逐步恢复适宜体重。此外，产妇运动还有利于预防远期糖尿病、心血管疾病、乳腺癌等慢性非传染性疾病的发生。

美国一项为期21年的追踪调查研究证明，孕期和哺乳期体重变化和女性远期肥胖的发生密切相关，产后体重滞留是导致女性远期肥胖的主要因素。肥胖是许多慢性病的重要诱因，这些疾病将影响女性的终身健康。因此，保持适宜的孕期体重增长，同时在分娩后适当减重以避免体重滞留非常重要。产后体重滞留受哺乳（包括哺乳时间、频次等）、体力活动、睡眠时间、营养膳食因素等多种因素的影响。乳汁分泌可消耗孕期储存的脂肪，有利于乳母体重的尽快恢复。一项丹麦的全国出生队列研究也显示，哺乳时间越久，产后体重降低幅度越大。另有研究显示，随着体力活动增加，体重滞留会逐渐减少。因此，坚持哺乳和体力活动是减轻体重、预防产后肥胖的两个最重要措施。

一　产后运动原则

GDM妇女产后运动时应注意预防低血糖，最好在专业人员的指导下进行。产后运动应遵循以下几个原则：

1. 避免剧烈运动

产后立即进行剧烈运动易影响子宫复旧并引起出血，严重时还会使生产时的手术创面或外阴伤口再次遭受损伤。

2. 选择低、中等强度的有氧运动

有氧运动有极佳的燃脂效果，包括慢跑、快走、有氧舞蹈等，进行的时间要持续12 min以上才有效果。

3. 循序渐进，持之以恒

制订计划，逐步实施，树立产后健身的信念，一方面不能半途而废，另一方面也不要急于求成，要心态平和地面对产后减肥和体形恢复。

二　产后运动的时机

妊娠的许多生理变化持续到产后4～6周。因此，可根据分娩方式及评估是否有并发症，如无特殊，分娩后即可逐步恢复体力活动。盆底肌肉训练可以降低尿失禁的风险，对于没有复杂的阴道裂伤和非剖宫产的妇女，产后可尽早开始训练。

肛提肌及周围结缔组织的恢复通常在产后4～6个月达到最大。剖宫产后6周，腹筋膜仅恢复其原始拉伸强度的51%～59%，产后6～7个月恢复到其原始拉伸强度的73%～93%。因此，建议在产后3个月内进行低强度运动，最早可在产后3～6个月恢复跑步。

三　产后运动的方式

产褥期的运动方式可采用产褥期保健操。产褥期保健操应根据产妇的分娩情况和身体状况循序渐进地进行。自然分娩产妇一般在产后第2天就可以开始，每1～2天增加1节，每节做8～16次。6周后可选择新的锻炼方式。广医三院产后康复团队研发了一套产后一周健康操（图1-6-1），供大家参考，可扫码观看。

扫一扫，观看
GDM 孕妇产后健康操

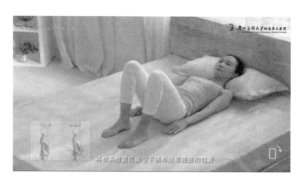

图 1-6-1　GDM 孕妇产后健康操

产后 6 周可以开始进行有氧运动，如散步、慢跑等。一般建议从每天 15 min 逐渐增加至每天 45 min，每周坚持 4～5 次，形成规律。对于剖宫产的产妇，应根据自己的身体状况，如是否贫血、伤口恢复情况等，缓慢增加有氧运动及力量训练。

腹部强化运动，例如腹部卷腹练习和收紧练习（一种通过拉动腹壁肌肉来增加腹部压力的动作），已被证明可以降低腹直肌分离的发生率。有研究报道，产后 6～8 周每周进行 4～5 次有氧运动不会影响乳汁分泌，并且可促进乳母的心血管健康。合理膳食的同时结合适量的运动可促进乳母心肺功能，防止脂肪沉积。

国外有学者推荐，除适当限制能量摄入外，哺乳期女性应进行每周 5 次、每次 45 min 中等强度有氧运动，争取每周减重 0.5 kg。因此，乳母除注意合理膳食外，还应尽早开始进行适当的活动和做产后健身操，并坚持母乳喂养，这样可促进机体复原，保持健康体重，同时减少产后并发症的发生。

四　产后体态

产妇每日有较长时间怀抱婴儿，且婴儿体重逐日增加，保持正确的坐姿及站姿可预防因肌肉疲劳而引起的颈痛或腰背痛，同时有助于产后体形恢复。

（一）正确站姿

站立时，应保持挺胸收腹，背部平直，避免腰部过度前凸。怀抱婴儿时可使用腰带、托凳等辅助，减少手腕用力。正确与不正确站姿如图 1-6-2 所示。

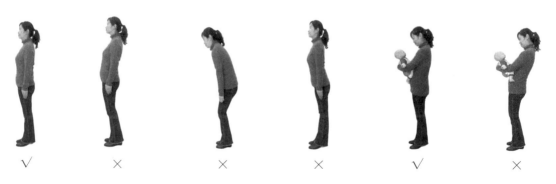

图 1-6-2　正确与不正确站姿

（二）正确坐姿

良好的坐姿要配合适宜的坐椅。就座时腰部应挺直，双脚平放在地上，可用软垫保持腰背弧度，切勿懒散地挨着，令背部过度弯曲。正确与不正确坐姿如图1-6-3所示。

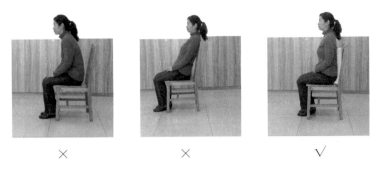

× × √

图1-6-3 正确与不正确坐姿

（三）喂奶姿势

喂奶时，要用软垫承托着腰背，保持腰部挺直，双脚平放。可用枕头辅助承托婴儿，同时放松肩膀，收紧下巴，避免长时间低头。产妇喂奶抱姿和婴儿含接姿势要点包括以下三点，具体示范如图1-6-4和图1-6-5所示。

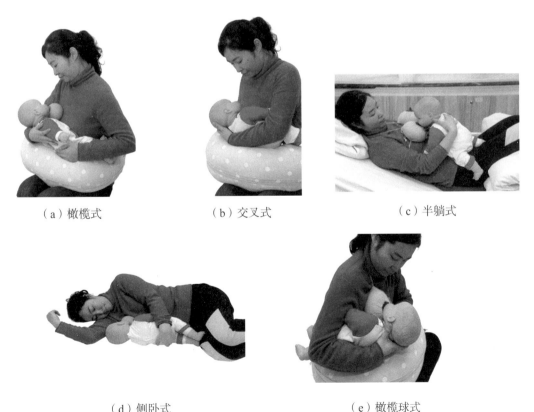

（a）橄榄式 （b）交叉式 （c）半躺式

（d）侧卧式 （e）橄榄球式

图1-6-4 正确的哺乳姿势

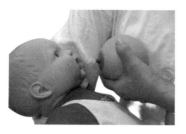 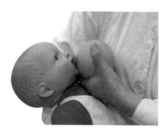

（a）用手托住乳房，避开乳晕部位　　　（b）用乳头触碰婴儿嘴唇，使其张大嘴巴

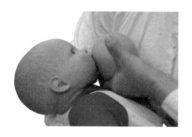 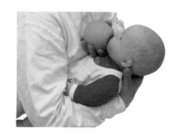

（c）靠近婴儿，让其含住乳头及乳晕　　　（d）给婴儿良好的支撑，维持含接

图1-6-5　婴儿正确的含接姿势

1.喂奶正确抱姿的四个要点

婴儿的头和身体呈一条直线；婴儿面对母亲，鼻尖对准乳头；母亲抱着婴儿贴近自己；若是新生儿，还需同时托住其头部、肩部和臀部。

2.乳房正确托姿

以"C"字形手势托起乳房，食指支撑着乳房的基底部，紧贴胸壁，大拇指放在乳房上方。

3.正确含接姿势

婴儿嘴张大，下唇外翻，舌头呈勺状环绕乳晕，面颊鼓起呈圆形，口腔上方可见更多的乳晕，婴儿慢而深地吸吮，能看到或听到吞咽。

（四）从低处提抱婴儿姿势

屈膝蹲下，保持腰部挺直，婴儿应尽量紧贴身体，然后伸直膝关节把婴儿提起。从低处提抱婴儿姿势如图1-6-6所示。

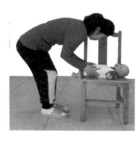 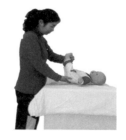 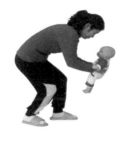 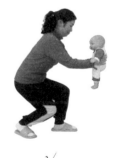

　　　　　×　　　　　　　　√　　　　　　　　×　　　　　　　　√

图1-6-6　正确与不正确的从低处提抱婴儿姿势

（五）起床姿势

起床时，先屈曲双膝，转身侧卧，再用双手支撑起床，切勿俯身向前起床。正确的起床姿势如图1-6-7所示。

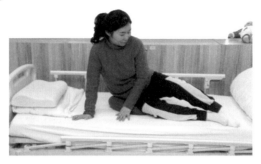

图1-6-7 正确的起床姿势

（六）舒缓产后腰背痛的拉伸动作

1. 侧方拉伸

躺在瑜伽垫或床上，弯曲一侧大腿和膝盖，上半身保持固定；同时用对侧手扶住弯曲的膝盖，旋转下半身（图1-6-8）。每侧维持15~20 s，重复3~5次。格外不适的一侧可多作停留。该动作能稍微拉开腰椎间隙，减轻腰椎压力，进而缓解腰部疼痛。

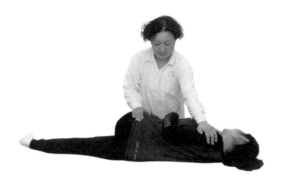

图1-6-8 侧方拉伸动作

2. 平躺拉伸

平躺并使腰部紧贴在瑜伽垫或床上，弯曲一侧大腿和膝盖，双手抱住膝盖，尽量让膝盖靠近胸前（图1-6-9）。每侧维持15~20 s，重复3~5次。该动作能牵拉腰部肌肉，从而减轻腰部压力，缓解疼痛。

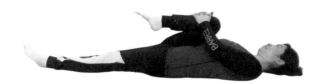

图1-6-9 平躺拉伸动作

3.跪式拉伸

第一步，四肢着地，胸椎、腰椎、尾椎做倒凹，背部放松，头抬起，同时吐气；第二步，像猫一样拱背，吸气同时整个脊椎尽量向上顶，头部下垂（图1-6-10）。两个动作交替进行，重复3～5次。该组动作能有效牵拉脊椎和背部所有肌群，非常适合缓解腰部压力。

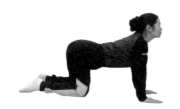 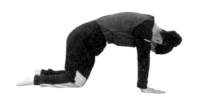

第一步　倒凹姿势　　　　　　　　　　第二步　猫拱背

图1-6-10　跪式拉伸动作

第三节　母乳喂养

母乳是婴儿时期最理想的天然食物，富含白蛋白、乙型乳糖、不饱和脂肪酸、微量元素和多种抗体等，钙磷比例合适，能为婴儿的生长提供所需的能量和营养物质，还有助于母婴情感的建立。

由于担心母乳喂养可能将"糖尿病因素"传递给新生儿，或担心降糖药对婴儿健康产生影响、泌乳启动延迟等因素，GDM妇女产后的母乳喂养面临更多难题，母乳喂养意愿较低。事实上孕期安全使用的降糖药胰岛素对哺乳的影响不大，更不会因母乳喂养而将"糖尿病因素"传递给新生儿，母乳喂养对母婴百利而无一害。

一　哺乳方式对于GDM妇女代谢的影响

国内外有研究发现，GDM妇女罹患T2DM的风险是正常孕妇的9.6倍，同时GDM产妇后代未来发生T2DM的可能性较正常婴儿高。母乳喂养能够明显改善GDM妇女产后的糖代谢、脂代谢以及身体代谢率，提高胰岛细胞的敏感性，促进产后代谢功能的恢复，可以减少产后GDM转归为T2DM的可能性。母乳喂养与产妇T2DM呈剂量依赖性负相关，即每增加1年的哺乳时间，产妇罹患T2DM的风险就会降低4%～12%，同时能降低婴儿早期肥胖和远期糖尿病的风险。

可能的代谢影响机制包括：

（1）乳汁的主要成分是乳糖，乳糖是以葡萄糖和半乳糖作为原料，在乳腺小管的高尔基复合物中合成的，并贮存在高尔基体的外分泌小泡中。乳腺每天通过非胰岛素途径摄取50 g葡萄糖。因此，可推测当哺乳强度增加时会伴随血清胰岛素水平的下降，体内高效率的血糖代谢使母乳喂养妇女相较未哺乳妇女展现出较低的血糖水平。

（2）乳汁生产过程中，葡萄糖与脂肪的转化减轻了胰腺 β 细胞的负担，维持了持续的胰岛素生成功能。

（3）哺乳期间，泌乳素水平升高，其可以作用于胰腺 β 细胞的受体，刺激胰岛素的分泌，从而增加胰岛素的敏感性，改善糖代谢。

（4）GDM 妇女的血脂水平高于一般孕妇。产后哺乳时，身体的交感神经兴奋增强，基础代谢率随之提高。乳汁形成过程中，脂肪的动员增加了，部分脂肪被作为乳汁合成原料；此外哺乳过程中垂体合成的泌乳素作用于脂肪细胞的受体，抑制脂肪合成，促进脂肪降解酶的释放，从而起到降低血脂的作用。

二 母乳喂养对GDM妇女新生儿的影响

GDM 孕产妇分娩的新生儿容易发生低血糖症，且该病症早期大多无明显症状及体征，但其对于新生儿的大脑发育影响较大。此外，GDM 孕产妇分娩的新生儿的高胆红素血症发生率甚至达到正常孕妇的 4～5 倍。母乳喂养，不仅有助于产妇的体质恢复，而且有助于降低新生儿并发症的发生风险。

三 降糖药对宝宝健康的影响

哺乳期安全用药，国内外推荐使用哺乳期药物的 L 分级。在《药物与母乳喂养》（*Medications and Mothers' Milk*）书中，根据乳汁/血浆比值（M/P）、理论婴儿剂量（theoretical infant dose，TID，即婴儿从乳汁获得的最大剂量估算值）和相对婴儿剂量（ralative infant dose，RID，即婴儿从乳汁获得剂量与乳母药物剂量的比值）等参数，将收录的药物对哺乳影响的危险等级分为如下 L1～L5 五个级别：①L1（最安全）：大量哺乳期妇女用药研究证实，该类药物并不显著增加婴儿的副作用，可能对哺乳婴儿的危害甚微。②L2（比较安全）：目前对哺乳期妇女用药的研究显示，该类药物并不明显增加婴儿的副作用，对哺乳婴儿有害的证据很少，相关研究的数量有限。③L3（中等安全）：目前还没有针对哺乳期妇女用药对照研究数据，该类药物对哺乳婴儿的不良反应的危害性可能存在；部分研究结果显示有轻微的非致命性副作用。该类药物只有在权衡利弊后使用。新药默认划分至该级别。④L4（长期使用可能危险）：有明确证据显示，哺乳期妇女用药对婴儿会造成危害，但哺乳期妇女用药后的益处大于对婴儿的危害。⑤L5（危害）：研究证实，对婴儿有明显的危害或该药物对婴儿产生明显危害的风险较高。该类药物禁用于哺乳期妇女。

一般来说，RID < 10% 时哺乳期妇女可以考虑使用该治疗药物；若 RID > 25%，则通常避免使用该治疗药物。目前推荐用于妊娠期糖尿病的降糖药首选为胰岛素，口服降糖药主要是二甲双胍和格列本脲。

1. 胰岛素

胰岛素是一种大分子肽链，其哺乳期分级为 L1 级。虽然能进入乳汁，但含量很少。而且胰岛素是母乳中的正常成分之一，可以降低母乳喂养婴儿患 T1DM 的风险，不会造成婴儿低血糖和其他不良反应。因此 GDM 妇女哺乳期使用胰岛素不影响母乳喂养。

2. 二甲双胍

二甲双胍的哺乳期分级为 L1 级，在母乳中含量较低，RID 值为 0.3%～0.7%。在 GDM 妇女使用二甲双胍期间，母乳中药物含量相对稳定，所以母乳喂养的时间与给药时间的关系不大。有限的研究表明，接受二甲双胍治疗并坚持母乳喂养的 GDM 妇女，其婴儿并未表现出与二甲双胍有关的不良反应，也未观察到生长发育异常。但是母乳来源的二甲双胍对婴儿的长期风险还需要进一步的研究。所以，在没有条件安全使用胰岛素进行治疗时，在哺乳期合理使用二甲双胍也是可行的。但是要注意，哺乳早产儿应谨慎使用二甲双胍，建议由医师/药师评估后决定。

3. 格列本脲

格列本脲在哺乳期使用的安全性研究较二甲双胍少，资料显示其哺乳期分级为 L2 级，在母乳中含量很低，RID 值为 0.53%～1.05%。研究发现，接受格列本脲治疗的 GDM 妇女的婴儿没有出现低血糖症状。但是有报道指出，一名基因突变的孕妇分娩期间服用超量格列本脲（90 mg，即最大推荐剂量的 6 倍），其早产儿出生时低血糖，出生后 8 天需要静脉注射高剂量葡萄糖，产后第 3 天和第 19 天的格列本脲血清水平分别为 9 ug/L 和 9.8 ug/L，总摄入量少于 0.01 mg，研究者推测母乳喂养可能延长了婴儿的格列本脲血药浓度水平。但是母乳来源的格列本脲对婴儿的长期风险还需要进一步的研究。所以，在没有条件安全使用胰岛素进行治疗时，在哺乳期合理使用格列本脲也是可行的。但是要加强对婴儿的监测，如果婴儿出现紧张、嗜睡、喂养不良、癫痫发作、紫绀、呼吸暂停或体温过低，建议监测婴儿的血糖。

四 实施母乳喂养的建议

实施母乳喂养应遵循"爱婴医院践行'10 项措施'的 37 条全球标准"。强调以下几点：

（1）帮助产妇在产后 1 h 内开始哺乳，实施 24 h 母婴同室，坚持纯母乳喂养至少 6 个月。

（2）倡导按需哺乳。哺乳前应洗手并用温开水清洁乳房及乳头，母亲及新生儿均应选择最舒适的位置进行哺乳。母亲将一只手的拇指放在乳房上方，其余四指放在乳房下方，将乳头和大部分乳晕放入新生儿口中，同时用手托扶乳房，防止乳房堵住新生儿鼻孔。让新生儿吸空一侧乳房后，再转而吸吮另一侧乳房。

（3）部分妈妈总担心自己乳汁不够，切记让婴儿多吸吮，因婴儿是最好的催乳师。若每日能有满意的母乳喂养 8～12 次；婴儿吃饱后看起来满足；第 4 天后每天排便 3～4 次；第 5 天后胎便排尽，转为黄色母乳便；第 5 天之后，每天至少排尿 5～6 次；最迟 10～14 天恢复出生体重；体重开始增长，每周体重增长 150～240 g；清醒时警觉和活跃，以上均说明乳汁是能够满足婴儿需求的。

（4）多数妈妈都会存在涨奶、乳房疼痛的问题。若出现涨奶，乳房产生硬结伴疼痛，可自行检查是否存在以下因素：

①奶量过多，或奶量充足仍进行混合喂养；

②通乳按摩手法不当；

③衣物或文胸过紧，压迫乳房；

④乳腺导管损伤，如乳房受过撞击或做过手术等。

除了缓解乳胀的常规方法以外，还应保证充分休息，摄入充足的液体和营养，减少动物性脂肪的摄入；请专业人员指导哺乳姿势和含接姿势，改善乳汁排出效率；注意不要反复按摩通乳，因乳房在乳汁胀满时张力已增大，此时按摩增加压力，有增加乳腺导管破损、乳汁和感染物质外漏扩散的危险，可能造成堵奶频繁发作。

若无法自行解决，建议寻求通乳师帮助，或母婴一同前往母乳喂养门诊接受个性化指导。

第四节　产褥期常见不适及应对措施

一　疲倦乏力

1.常见原因

（1）分娩消耗了大量体力，又常伴有产后失血及会阴裂伤，产妇的身体变得很虚弱，特别容易感到困倦、疲乏。

（2）母乳喂养每日需要额外增加500 kcal的能量，相当于100 g碳水化合物和20 g蛋白质。哺乳期间，代谢需求高，母体血糖水平迅速下降，会增加低血糖的风险。低血糖产妇的主要表现也是疲倦乏力、易怒和出汗。

2.应对措施

（1）产后尽早进食，补充能量，胰岛素剂量减为产前的1/3，严密监测血糖。

（2）产后要及时休息，想睡就睡，以便尽快恢复体力。

（3）首次活动时应有亲属陪伴，活动时间不应太长，最好是在室内活动。

（4）应避免手提重物，不要从事体力劳动，以免出现子宫脱垂等问题。

二　恶露不尽

1.常见原因

产后恶露一般会持续3～6周才排净。恶露的变化也是子宫复原的"晴雨表"。如果胎盘和胎膜在子宫里有残留，或子宫恢复不好，血性恶露会一直持续。在产褥期不注意休养，活动过多，都会造成恶露不尽，影响产妇身体的恢复。

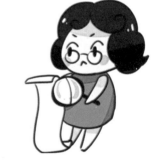

2.应对措施

产妇应调整生活节奏，保证充足的睡眠和休息，产后活动应循序渐进，注意劳逸结合。

三　阵痛

1.常见原因

产后持续一周的下腹部规律性疼痛就是所谓的产后阵痛，以经产妇更明显，是因妊娠增大的子宫产后要收缩到孕前大小所产生的疼痛。哺乳会促进大脑分泌缩宫素，使子宫节律性收缩加强，导致疼痛更明显。这是一个缓慢的子宫恢复过程，一般需要4～6周子宫才能恢复到孕前正常体积。

2. 应对措施

宫缩疼痛一般持续4～7天后自然消失，不必特殊用药。

四 尿潴留

1. 常见原因

在产褥期，尤其在产后24 h内，由于膀胱肌张力下降，对膀胱内压的敏感性降低，加之外阴切口疼痛、产程中会阴部受压迫过久、器械助产、区域阻滞麻醉等因素，均可能增加尿潴留的发生风险。

2. 应对措施

建议产妇产后多喝水，多排尿以促进膀胱功能恢复。如使用了分娩镇痛，建议产后延迟2～3 h喝水，待麻醉作用消失后再多饮水促进排尿。若无法自行排尿，可使用热敷或红外线等物理治疗，或肌注维生素B_1、新斯的明等促进膀胱功能恢复。若以上措施仍无法协助产妇排尿，必要时留置尿管，待膀胱功能恢复后再自行排尿。

五 便秘

1. 常见原因

腹压下降、痔疮或会阴切开的伤口疼痛等因素会导致产妇排便时不能充分用力，造成排便困难。再加上产后活动量不足，很多产妇会出现便秘的现象。

2. 应对措施

（1）产后仍然坚持按GDM建议的饮食计划，多食用富含纤维素的水果和蔬菜来改善便秘。进食富含乳酸菌的食物，也有利于调节肠道菌群平衡，恢复肠道功能，预防便秘。

（2）空腹时多补充水分，也有利于消除症状。

（3）长时间卧床会引发便秘，产妇应该避免久卧，在房间里适当走动，或者尝试做一些轻松的产后体操来缓解症状。

（4）如出现轻度便秘，可口服小麦纤维素、乳果糖等软化大便，也可使用开塞露辅助排便。若出现严重便秘、痔疮疼痛难忍，应及时到肛肠外科就诊。

六 头痛

1. 常见原因

产褥期汗腺功能活跃，易导致大量排汗，若头部受凉或招风，易引起头痛。此外产后贫血、高血压、剖宫产使用麻醉药物、过度疲劳等也是引起头痛的常见原因。

2. 应对措施

充分睡眠可缓解头痛症状，因此产褥期应保证充足的睡眠和休息。若头痛剧烈，应及时就诊，由神经内科医师会诊，排除颅脑静脉血栓形成及产后抑郁等神经精神疾病。

七 发热

1. 可能原因

（1）生理性：因顺产分娩过程能量和水分消耗巨大，若补充不及时，脱水会造成低热。

（2）产褥感染（生殖系统感染）：发热、疼痛、异常恶露为产褥感染三大主要症状。

（3）其他常见原因：呼吸系统感染、泌尿系统感染、伤口感染、下肢静脉血栓性疾病、泌乳热、药物热等。

2. 应对措施

（1）产后褥汗多，需注意及时更衣，避免受寒。

（2）产后要注意卫生，保持会阴清洁，尽早下床活动以促进子宫收缩和恶露的排出。

（3）一旦诊断产褥感染，原则上应给予广谱、足量、有效的抗生素治疗，并根据感染的病原体调整抗生素治疗方案。对脓肿形成或宫内残留感染组织者，应积极进行感染灶的处理。

（4）确诊为其他发热原因者，予对因治疗。

八 乳房胀痛及乳腺炎

1. 常见原因

乳腺炎是指乳腺感染或炎症，往往为乳汁淤积继发细菌感染所致。乳腺炎多发生在产后6周内，但在其他时间也可能会发生。乳房可出现红肿热痛等症状，产妇还会出现疲劳或发热、感冒样症状，有时可观察到乳量减少。

2. 应对措施

（1）鼓励频繁有效地哺乳，促进乳汁流出，可以缓解不适。

（2）保证充分的休息，摄入足够的液体和营养。

（3）如果哺乳时疼痛或无法哺乳，可采用手挤或使用吸乳器保持适当的排乳频率，避免乳汁淤积。

（4）哺乳后可以对患侧乳房的疼痛处进行冷敷。

（5）服用布洛芬或对乙酰氨基酚以缓解发热及疼痛。

（6）如果症状未见缓解，应及时就医；如果需要药物治疗，可以和医护人员沟通，使用哺乳期安全的药物，遵医嘱进行治疗；急性乳腺炎期间，勿轻易停止哺乳或吸乳，勿按摩通乳，以免加重症状，增加发展为乳腺脓肿的风险。

九 乳头疼痛和皲裂

1. 常见原因

哺乳时婴儿不正确的含接姿势是导致乳头疼痛和皲裂的主要原因。

2. 应对措施

（1）可以尝试调整哺乳姿势，如采用半躺式哺乳，能让婴儿更好地含接，从而减轻疼痛，改善哺乳效果。

（2）如果一侧比较疼痛，可以从不太痛的对侧乳房开始哺乳；先刺激乳头，再让婴儿含接吮吸。

（3）哺乳后，用母乳涂抹乳头／乳晕，待风干后再覆盖衣物；也可以涂抹羊脂膏以缓解疼痛，促进愈合。

（4）不要使用需要在哺乳前擦去的药物。如果皲裂或疼痛严重，可在哺乳后使用水凝胶来保护伤口，缓解疼痛。水凝胶形成的湿性环境有利于上皮细胞的迁移，可加速伤口愈合，且不形成硬皮结痂，可以避免哺乳时出现二次损伤。

（5）乳头损伤疼痛时，应重视卫生，在哺乳前或触碰乳房前应洗手，哺乳间隔期间勤换乳垫。如果问题持续存在，应及时就医，由医护人员检查是否存在其他潜在的问题，如婴儿的舌系带过短等。如果存在舌系带短而导致婴儿含接不良，建议向口腔科医师求助。

十 下肢肿胀疼痛

1.常见原因

（1）围产期的生理改变导致下肢血液和淋巴循环不畅。

（2）产科静脉血栓栓塞症的发生率为0.05%～0.20%，为同年龄非妊娠妇女的4～5倍，妊娠期和产褥期各占50%。产后6周风险增加60～80倍，而产后1周内则增加高达100倍。GDM妇女产后为静脉血栓栓塞症的高危人群，应警惕下肢栓塞性疾病的发生。

2.应对措施

（1）避免久躺，穿弹力袜。特别是剖宫产的GDM妇女，应尽早适当下床活动。

（2）多饮水以降低血液黏滞度。

（3）产后常规行栓塞疾病评分，若为血栓风险高危人群，需进行机械（穿戴弹力袜或气压治疗）或抗凝药物（通常使用低分子肝素）预防治疗。

（4）出院后如果出现一侧下肢水肿、疼痛等不适，应及时就医，行下肢超声检查；若诊断下肢静脉血栓形成，应及时住院专科治疗，预防肺栓塞的发生。

十一 中暑

热射病即一种严重中暑，通常发生在夏季高温同时伴高湿的天气，如果没有得到及时有效的救治，死亡率高达50%。人体能承受的温度如图1-6-11所示。

1.常见原因

受传统观念影响，很多产妇在月子期间通常闭门不出，还捂得严严实实，在炎热的夏季极易造成产后中暑。

2.应对措施

（1）月子期间保持室温在26～28℃最为适宜。

（2）吹空调或风扇时尽量把风速调低，同时避免直吹。也可打开客厅或其他相邻房间的空调，使其他房间的低温传导到产妇房间。

（3）要避免闭门不开。可选择清晨或傍晚日落之后，不定时打开门窗通风，保持产妇房间的清洁卫生，避免滋生细菌。

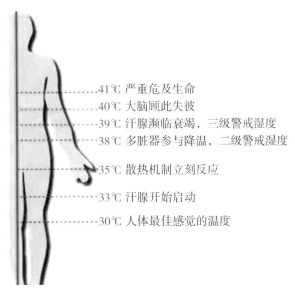

41℃ 严重危及生命

40℃ 大脑顾此失彼

39℃ 汗腺濒临衰竭，三级警戒湿度

38℃ 多脏器参与降温，二级警戒湿度

35℃ 散热机制立刻反应

33℃ 汗腺开始启动

30℃ 人体最佳感觉的温度

图 1-6-11 人体能承受的温度

第五节 心理特点及心理干预

产后体内激素水平的变化、角色转变等应激改变，易造成女性所特有并常见的精神障碍，即产后抑郁。产后抑郁高发一直是近年来医学界关注的问题，现有研究表明，国外产后抑郁发病率高达 8.8%～40.0%，而国内也呈高发状态，为 6.50%～43.12%。产褥期是产妇生理和心理重塑的关键时期，同时也是干预产后抑郁症发生的最佳时机。产后抑郁症不仅严重影响产妇的心理健康，还能影响婴幼儿认知功能，导致行为障碍并破坏家庭关系，进而影响整体人口素质的提升，给家庭和社会带来沉重的负担。因此采取相应的措施降低产后抑郁症的发病风险意义重大。

一 产褥期心理特点

GDM 属于产后不良情绪的高危因素。尽管分娩是一个自然生理过程，但是由于对分娩过程的科学知识了解较少，大多数产妇在分娩过程中普遍存在紧张、恐惧的心理，主要是担心自己能否顺利实现分娩、新生儿是否身体健康和有无畸形等问题。产妇长期过度焦虑和抑郁又会引起一系列病理和生理变化，如去甲肾上腺素分泌减少、其他类型内分泌激素的含量改变。这些因素都可以引起疼痛敏感性增强、出血量增多、子宫收缩减弱、产程延长，并且进一步加重产妇的抑郁和焦虑情绪，成为产后抑郁症的诱发因素。

糖尿病与抑郁症存在众多的共同生物学根源，如先天免疫的激活，一方面导致细胞因子介导的炎症反应，另一方面促炎性细胞因子可能直接影响大脑，引起抑郁症。胰岛素抵抗是糖尿病的一个已知的危险因素，同时有研究发现胰岛素抵抗和抑郁症之间存在重要的关联。糖代谢异常会诱导下丘脑-垂体-肾上腺轴失调，去甲肾上腺素和皮质醇水平升高，增加细胞因子介导的炎症反应，使糖尿病患者易出现抑郁情绪。从心理-行为角度分析，

GDM 对围产期女性而言是一种应激事件，需要长期的自我管理，这对情绪和生活质量有负面影响。

多项研究显示，GDM 女性在产后更易出现抑郁症状。美国的前瞻性纵向研究发现，GDM 女性患孕期抑郁的风险增加；关于中国产后抑郁人群的 Meta 分析（2018 年）也显示，产后抑郁发生率在分娩后 6 周（产褥期）内最高。

二 产褥期心理筛查工具

在产后住院期间、产后访视、产后 42 d 及产后 3～6 个月健康检查时，应询问产妇是否有紧张、焦虑、抑郁等不良情绪，以筛查和识别高危产妇。对有不良情绪的产妇或高危产妇，建议选用相应的心理健康状况测评量表进行测评，如爱丁堡产后抑郁量表（Edinburgh postnatal depression scale，EPDS）、患者健康问卷（patient health questionnaire，PHQ-9）、广泛性焦虑量表（general anxiety disorder，GAD-7）等。产后 42 d 检查时应常规应用心理健康自评量表进行筛查，建议产后 1 年内至少筛查 1 次。

三 产褥期心理干预

产后抑郁的干预分为预防性干预和治疗性干预。对于有抑郁情绪或有抑郁倾向的高危人群，应实施以心理干预为主的预防性干预。

1. 疾病的良好管理

GDM 妇女在及时的控制和管理下恢复正常血糖，避免长期处于慢性应激状态，从而缓解出现的抑郁情绪和症状。另外，常规血糖管理推荐的适度运动既可以改善胰岛素敏感性、降低血糖水平，也可以使内啡肽分泌增加，改善情绪状态，减轻抑郁症状。

2. 个人、家庭、保健工作者和社会的支持

社会支持已被公认为产后抑郁的重要影响因子，社会支持不仅包括来自妇幼保健工作者的专业支持，也包括来自家庭成员尤其是配偶的情感支持。我国众多学者已关注到家庭支持系统在孕产妇情绪管理中的重要作用，在干预孕产妇情绪的同时，也对其家庭成员进行干预。研究表明，影响孕产妇的家庭支持系统可以预防其产后抑郁的发生。

保健工作者应加强围生期和产褥期保健知识宣传，特别是对初产妇，让其充分了解妊娠和分娩过程，正确对待各时期出现的问题。在保健知识宣传过程中注意采取易于理解和接受的方式，以便不同文化程度的产妇接受。

家人的关心、体贴及良好的居住环境可减少产妇不良情绪的出现，为产妇营造一个温馨的家庭氛围和舒适的居住环境非常重要。家人要主动关心产妇，密切关注产妇的心理和情绪变化，及时发现产妇存在的问题。医护人员在与产妇交流过程中要注意语言交流技巧，同时向产妇进行一些相关知识的讲解与普及。除此之外，医护人员最好向产妇家属强调家人关心和支持的重要性，提醒他们加强对产妇的关心和关注。

3. 联合性治疗干预

社区妇幼保健工作者应联合精神心理科医师对产后抑郁的高危人群进行动态评估并及时给予心理干预治疗。对于已确诊为产后抑郁症的妇女，应及时实施以药物治疗和心理干预治疗为主的联合性治疗干预。

第六节 产后盆底康复治疗

女性盆底功能障碍性疾病（pelvic floor dysfunction，PFD）是指由盆腔支持结构的损伤、退化或功能缺陷所引起的一系列妇科疾病，临床表现为尿失禁、盆底器官脱垂、性功能障碍和大便失禁等。

一 盆底功能障碍危险因素

妊娠、分娩是导致PFD的独立影响因素，是造成盆底功能障碍的首要因素。怀孕过程中的生理学改变，如增大子宫和胎儿的重量，给盆底肌肉带来了压力，但妊娠和分娩造成的盆底损伤在产后并不一定立即出现相应的临床症状。这种损伤如未能及时恢复，随着年龄的增长，在各种高危因素的长期综合作用下，就会变得越来越严重，从而导致盆底疾病的症状出现和加重。

GDM可增加子宫和胎儿重量异常增长的发生风险，增加了女性压力性尿失禁的发病率。产后发生盆底肌肌力降低、盆腔器官脱垂、产后压力性尿失禁、性功能降低的概率更高，研究显示，GDM产妇怀孕期间盆底肌肉和腹直肌出现不同程度的肌力减弱，快速肌纤维和慢速肌纤维中Ⅰ型/Ⅱ型胶原蛋白的含量减少。通过三维B超检查及相关症状、体格检查进行评估，发现GDM与产后12个月内的压力性尿失禁、腹直肌功能障碍、盆底肌功能障碍密切相关。GDM对盆底肌电活动产生了消极影响，GDM产妇在静息状态和收缩状态下都出现盆底肌肌电下降。GDM导致的血糖升高还会损害尿道细胞外基质和尿道横纹肌，增加尿失禁和盆底肌肉障碍的发病率。

二 产后盆底康复治疗

由于产后妇女处于特殊的生理时期，药物及手术等干预不适宜作为PFD的治疗手段。因此，国内专家大多推荐以盆底肌锻炼及借助物理因子提高盆底功能的运动疗法和物理因子疗法作为产后康复措施。

（一）盆底肌锻炼

盆底肌锻炼是产后盆底康复的主要方法。该方法遵循力量训练的原则，强调收缩时接近盆底肌肉最大收缩能力，以加强盆底肌肉力量，给尿道提供支撑力，从而防止尿失禁及控制尿急症状。在产后42 d内一般不应进行阴道内器械辅助的盆底康复治疗，可通过自行适应性盆底肌肉锻炼来促进产后盆底功能恢复，主要方法包括手法按摩疗法和凯格尔（Kegel）训练法。

1.手法按摩疗法

手法按摩疗法是指通过按摩盆底肌肉来促进局部血液循环，缓解肌肉痉挛和疼痛的康复方法。按摩时，嘱产妇取膀胱截石位或平卧位，两膝弯曲外展，手涂润滑油，以大拇指指腹发力按摩会阴中心腱外侧，大拇指指腹（或食指和中指指腹）置于阴道内肛提肌处，以上下震动方式进行按摩，按摩以有热胀的舒适感为宜，每次 30 min，每个疗程 10～15 次。手法按摩疗法可缓解盆底肌肉痉挛和疼痛，唤醒盆底肌肉的本体感觉，适用于所有初行凯格尔训练法的患者，但慎用于体内激素水平低下、局部黏膜薄或有溃疡者。

2. 凯格尔训练法

凯格尔训练法是最传统的盆底康复方法，是指通过一定的收缩频率、强度及疗程，进行有意识地主动缩放盆底肌的训练方法。该方法的要点是产妇自主收缩肛门和阴道，通过正确收缩以耻骨、尾骨肌肉为主的盆底肌肉群来加强盆底肌功能。训练时，产妇应在专人指导下进行收缩肛门、阴道的动作，找到正确的盆底肌肉群，每次收缩 2～5 s 后放松，连续训练 15～30 min，每日 2～3 次，或每周 150～200 次，6～8 周为 1 个疗程。凯格尔训练法不受时间、地点及体位限制，简便易行，可用于产后常规康复，是盆底康复的首选和主要方法，其对压力性尿失禁的治疗有效率高达 50%～75%。

（二）心理干预和生活方式调整

PFD 是出现产后抑郁症的诱因之一。因此，提供有效的心理干预也是产后盆底康复的一种必要补充手段。在充分了解产妇病史的基础上，向其讲解 PFD 发生的各种原因、临床表现、具体康复措施和预后，使其消除顾虑并能积极配合治疗。同时，指导患者养成良好的生活方式，如规律的饮水及排便习惯，增加膳食纤维摄入以避免便秘，睡前 4 h 限制液体摄入；避免过度肥胖，对于 BMI > 30 的患者，应与其共同制订减重计划；治疗慢性咳嗽，实施戒烟干预；避免过度增加腹压，减少或避免提重物、大笑、跑跳、快步行走及久站、久坐、久蹲等动作，督促其进行盆底肌锻炼。长期坚持盆底的康复锻炼，可以避免或减轻 PFD 的发生，对于已发生 PFD 者，可前往盆底康复专科进行专科治疗。

第七节　产后保健及随访重点

一　产后保健及随访的时机与标准

GDM 通常代表未确诊的糖尿病前期、T2DM、青少年发病的成人型糖尿病，甚至是正在发展的 T1DM。GDM 妇女产后罹患 T2DM 的风险较孕期血糖正常的女性高 7 倍，也使原有糖尿病前期（空腹血糖受损或者糖耐量受损，或者二者皆有）患者的病情加重。GDM 妇女再次妊娠时，复发率高达 33%～69%，并伴随远期心血管系统疾病的高发。所以 GDM 妇女产后需要进行随访。

GDM 妇女应在产后 4～12 周进行空腹 75 g OGTT，而不是对 HbA1c 进行筛查，因为妊娠期红细胞更新增加、分娩时失血或前 3 个月的血糖状况可能会持续影响（降低）HbA1c 的数值。OGTT 在检测糖耐量受损方面更敏感，适用诊断糖尿病前期和糖尿病。如果产后 4～12 周的 OGTT 血糖值正常，则应每 1～3 年采用非妊娠期的诊断标准进行血糖检测（如 HbA1c、空腹血糖、OGTT）。GDM 妇女产后随访流程如图 1-6-12 所示。

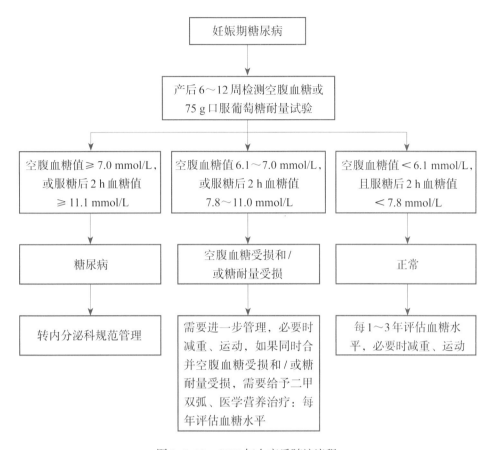

图1-6-12 GDM妇女产后随访流程

二 产后保健及随访的干预与指导

对于糖尿病前期及GDM妇女，建议给予生活方式干预及药物治疗，以预防或延缓其发展为糖尿病。在有GDM病史者中开展产后饮食、运动、母乳喂养等生活方式干预对预防T2DM及心血管疾病有积极作用。研究发现，和对照组相比，生活方式干预组产后糖尿病发病率降低50%，且产后干预越早开始，发病率降低幅度越大，这可能和孕期生活方式改变带来的动力延续性有关。

1. 饮食

坚持GDM饮食模式，根据乳母个体情况适当增加热量。具体参见本章第一节。

2. 运动

适量增加运动量。根据产妇身体状况和伤口恢复情况，尽早下床活动。可结合产褥期保健操，并缓慢增加有氧运动及力量训练。

3. 降糖药物

分娩后胰岛素需求量要比分娩前减少34%。胰岛素敏感性在产后1～2周内恢复到孕前水平。对于使用胰岛素的产妇，应特别注意在母乳喂养和作息不规律的情况下预防低血糖，特别是夜间低血糖的风险。应提醒其落实睡前加餐，并需要根据情况及时调整胰岛素用量。研究表明，每5～6名中有1名GDM和糖尿病前期的产妇服用二甲双胍降糖药超过

3年可在10年内进展为糖尿病的风险减少40%。

4. 监测血糖

空腹血糖控制在6.1 mmol/L以下；三餐后2 h血糖控制在7.8 mmol/L以下；HbA1c控制在5.7%以下。

5. 哺乳

哺乳能减少胰岛素的用量，还能降低有GDM史的产妇患T2DM的风险。PGDM或GDM妇女产后较高的泌乳强度和较长的泌乳时间与T2DM 2年发病率较低相关。建议所有PGDM或GDM妇女至少持续哺乳6个月，以降低儿童肥胖和母体高血糖的风险。

6. 避孕

糖尿病妇女与非糖尿病妇女避孕的选择和建议相同，长效、可逆的避孕方法可能是理想的。但无论采用何种避孕方法，均有意外怀孕的风险。建议制订避孕方案并确定生育间隔时间，以确保有效的避孕措施得到实施和维持。

【参考文献】

［1］中华预防医学会妇女保健分会.产后保健服务指南［J］.中国妇幼健康研究，2021，32（6）：15.

［2］苏宜香.孕妇乳母膳食指南食物推荐摄入量解读［J］.临床儿科杂志，2018，36（8）：645-648.

［3］MAMUN A A, KINARIVALA M, O' CALLAGHAN M J, et al. Associations of excess weight gain during pregnancy with long-term maternal overweight and obesity: evidence from 21 y postpartum follow-up［J］. Am J Clin Nutr, 2010, 91（5）: 1336-1341.

［4］ENDRES L K, STRAUB H, MCKINNEY C, et al. Postpartum weight retention risk factors and relationship to obesity at 1 year［J］. Obstet Gynecol, 2015, 125（1）: 144-152.

［5］JURGELĖNĖ V, KUZMICKIENĖ V, STONIENĖ D. The role of skin-to-skin contact and breastfeeding in the first hour post delivery in reducing excessive weight loss［J］. Children（Basel）, 2024, 11（2）: 232.

［6］WAGNER K A, WHITCOMB B W, MARCUS B, et al. The impact of a lifestyle intervention on postpartum weight retention among US Hispanic women with overweight and obesity［J］. Prev Med Rep, 2024, 38: 102633.

［7］SYED H, SLAYMAN T, DUCHENE THOMA K. ACOG Committee opinion no. 804: physical activity and exercise during pregnancy and the postpartum period［J］. Obstet Gynecol, 2021, 137（2）: 375-376.

［8］DAVENPORT M H, NAGPAL T S, MOTTOLA M F, et al.Prenatal exercise（including but not limited to pelvic floor muscle training）and urinary incontinence during and following pregnancy: a systematic review and meta-analysis［J］. Br J Sports Med, 2018, 52: 1397-1404.

［9］CHENG W, ENGLISH E, HORNER W, et al. Hiatal failure: effects of pregnancy, delivery, and pelvic floor disorders on level Ⅲ factors［J］. Int Urogynecol J, 2023, 34（2）: 327-343.

［10］CEYDELI A, RUCINSKI J, WISE L.Finding the best abdominal closure: an evidence-based review of the literature［J］. Curr Surg, 2005, 62: 220-225.

［11］CHEN B, ZHAO X, HU Y. Rehabilitations for maternal diastasis recti abdominis: an update on therapeutic directions［J］. Heliyon. 2023, 9（10）: e20956.

［12］DEWEY K G, LOVELADY C A, NOMMSEN-RIVERS L A, et al. A randomized study of the effects of aerobic exercise by lactating women on breast-milk volume and composition［J］. N Engl J Med, 1994,

330（7）：449-453.

［13］MCAULIFFE F M, KILLEEN S L, JACOB C M, et al. Management of prepregnancy, pregnancy, and postpartum obesity from the FIGO pregnancy and non-communicable diseases committee：a FIGO（International Federation of Gynecology and Obstetrics）guideline［J］. Int J Gynaecol Obstet, 2020（Suppl 1）：16-36.

［14］谢幸，孔北华，段涛，等.妇产科学［M］.9版.北京：人民卫生出版社，2018.

［15］RIGGS G G, AMBROSE P J, NAGEOTTE M P, et al. Excretion of metformin into breast milk and the effect on nursing infants［J］.Obstet Gynecol, 2005, 105（6）：1437-1441.

［16］HALE T W, KRISTENSEN J H, HACKETT L P, et al. Transfer of metformin into human milk［J］. Diabetologia, 2002, 45（11）：1509-1514.

［17］FEIG D S, BRIGGS G G, KRAEMER J M, et al. Transfer of glyburide and glipizide into breast milk［J］. Diabetes Care, 2005, 28（8）：1851-1855.

［18］中华医学会儿科学分会内分泌遗传代谢学组，中华儿科杂志编辑委员会，傅君芬，等.先天性高胰岛素血症性低血糖诊治专家共识（2022）[J].中华儿科杂志，2023，61（5）：412-417

［19］杨乐，李永佳，杨晶晶.产后抑郁影响因素与健康护理策略研究进展［J］.全科护理，2022，20（11）：1464-1468.

［20］田策，姜岳，杨芳，等.产妇产褥期健康管理期望与感知的现状分析［J］.中华护理杂志，2020，55（12）：1796-1801.

［21］黄燕靖，董慧，唐悦恒，等.糖尿病共病抑郁症的生物学机制研究进展［J］.中国糖尿病杂志，2020，28（11）：870-873.

［22］RHEE S J, MIN S, HONG M, et al. The association between insulin resistance and depressive symptoms—a national representative cross-sectional study［J］. J Psychosom Res, 2023, 175：111502.

［23］祝莉，陈莉，蔡锋成.妊娠期糖尿病孕妇自我管理行为及影响因素分析［J］.健康研究，2023，43（4）：415-420.

［24］KOZHIMANNIL K B, PEREIRA M A, HARLOW B L. Association between diabetes and perinatal depression among low-income mothers［J］. JAMA, 2009, 301（8）：842-847.

［25］VARELA P, SPYROPOULOU A C, KALOGERAKIS Z, et al. Association between gestational diabetes and perinatal depressive symptoms：evidence from a Greek cohort study［J］. Prim Health Care Res Dev, 2017, 18（5）：441-447.

［26］MILLER N E, CURRY E, LAABS S B, et al. Impact of gestational diabetes diagnosis on concurrent depression in pregnancy［J］. Journal of Psychosomatic Obstetrics and Gynaecology, 2021, 42（3）：190-193.

［27］XIAO G, HU J, WANG H, et al. Experience of postpartum depression among Chinese women：a meta-synthesis of qualitative research［J］. Midwifery. 2023, 125：103795.

［28］PEARCE M, GARCIA L, ABBAS A, et al. Association between physical activity and risk of depression：a systematic review and meta-analysis［J］. JAMA Psychiatry, 2022, 79（6）：550-559.

［29］Screening and diagnosis of mental health conditions during pregnancy and postpartum：ACOG clinical practice guideline no. 4［J］. Obstet Gynecol, 2023, 141（6）：1232-1261.

［30］American Diabetes Association. Management of diabetes in pregnancy：standards of medical care in diabetes-2020［J］. Diabetes Care, 2020, 43（Suppl 1）：S183-S192.

［31］PHELAN S，JELALIAN E，COUSTAN D，et al.Protocol for a randomized controlled trial of pre-pregnancy lifestyle intervention to reduce recurrence of gestational diabetes：gestational diabetes prevention/prevención de la diabetes gestacional［J］. Trials，2021，22（1）：256.

［32］RETNAKARAN M，VIANA L V，KRAMER C K. Lifestyle intervention for the prevention of type 2 diabetes in women with prior gestational diabetes：a systematic review and meta-analysis［J］. Diabetes Obes Metab，2023，25（5）：1196-1202.

［33］STANGEL-WOJCIKIEWICZ K，ROGOWSKI A，RECHBERGER T. Urogynecology section of the polish society of gynecologists and obstetricians guidelines on the management of stress urinary incontinence in women［J］. Ginekol Pol，2021，92（11）：822-828.

［34］谢莹，薛红琴，兰玉.妊娠期糖尿病对产后盆底功能的影响［J］.中国实用医药，2022，17（9）：17-19.

（陈佳　陈郁葱　李映桃　王艳　陈波　梅峥嵘　梁培丽）

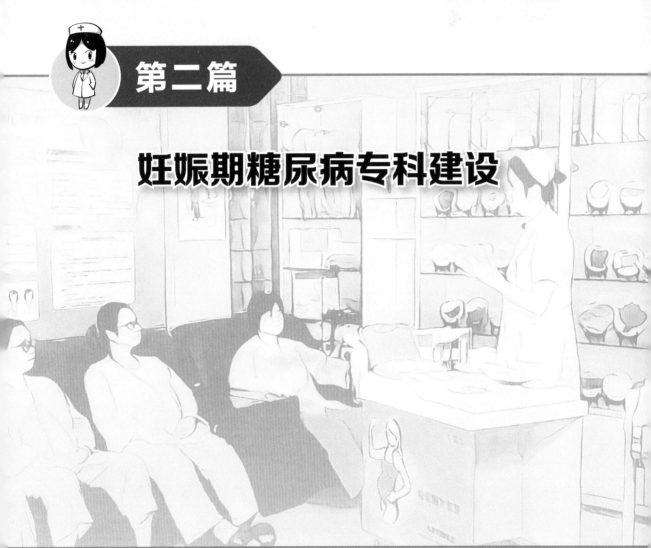

第二篇

妊娠期糖尿病专科建设

第七章 妊娠期糖尿病专科的建立

第一节 学科的建设与评估

一 学科建设效果评估内容

学科建设不仅是医院高质量发展的核心内涵之一，也是医院高质量发展的原动力，还是医院发展的永恒主题。一般认为对学科建设效果的评估包括以下内容。

1. 医疗市场份额与效率指标

床位数、门诊量、出院人数、平均住院日、病床使用率/病床周转次数等。

2. 学术队伍建设指标

科主任或学科带头人的评价、学术梯队建设的合理性评估，以及人才培训与进修等。

3. 专业技术水平指标

必备医疗项目的开展情况、新技术新项目的开展情况、开展医疗技术新项目的先进性程度和学科整体水平在区域内的地位。

4. 科研教学成果指标

承担的科研项目数量、承担的教学任务、完成的科研项目与获奖情况、主办的学术会议或培训班情况、获得的专利及专利转化情况等。

5. 医疗服务指标

病人满意度、医疗纠纷与医疗事故情况、服务流程的优质及便捷性、各项医疗保险政策的执行情况等。

6. 经营管理指标

业务总收入、成本指标、利润指标、员工待遇、设备使用情况和总资产回报率等。

7. 社会形象指标

医院员工对该学科的认同度，门诊、住院病人对该学科的认同度，社区群众对该学科的认同度，以及区域同行对该学科的认同度和媒体报道等。

二 建设亚专科的意义

产科是一个古老的学科，但与其他学科相比，产科在科教研方面难以研发高精尖技术。自 2023 年初开始，有关"临床分娩量下降近半""产科'床等人'""部分产科医师被迫转岗""救救产科"等消息在网络媒体上层出不穷，"产科寒冬"一词应运而生。妇产科的同道们都在思考，应如何化被动为主动，以产业技术、品牌建设为突破口，探寻临床破局之策。产科同道们一致认为：紧跟国内外产科专业发展趋势，加快学科建设步伐，形成完整的围产医学保健体系是上策。

亚专科建设不仅是学科建设的基石，也是专业技术向精深发展的必经之路。而学科建设的成果或创新项目可以转化到临床，从而强化专科能力，两者是密不可分的。国内普遍将产科分为"普通产科""母体医学"和"胎儿医学"3大专科，然后门诊再细分为生理产科、早产防治专科、产后保健专科、妊娠期高血压专科、妊娠期糖尿病专科、胎盘源性疾病专科、双胎专科、胎儿医学多学科诊疗门诊等亚专科，形成多学科齐头并进的态势。其目的是注重亚专科建设，实现专病专治，让各个亚专科各有侧重点，并针对专病特点，构建医防融合的围产期保健以及门诊住院一体化管理，以增强门诊的综合治疗能力，为广大孕产妇提供温馨、安全、舒适的孕产期服务，护航母婴一路"好孕"，并形成专科专病品牌，也让产科成为医院的学科群建设中最亮眼的"人文化"学科。

第二节 专科的设立

国家卫生计生委、国家发展改革委、教育部、财政部、人力资源和社会保障部等联合发文《关于加强生育全程基本医疗保健服务的若干意见》（国卫妇幼发〔2016〕53号），要求妇幼保健机构系统整合，打造涵盖婚前、孕前、分娩、产后、儿童等时期的"一条龙"服务链。《妇幼保健机构绩效考核（2021年版）》第31项指标亦要求将提供生育全程服务作为考核内容。

GDM是产科最常见的高危妊娠之一，对母婴近远期健康影响巨大，有可能导致如子痫前期、剖宫产术分娩、早产、羊水过多、巨大胎儿、出生缺陷、肩难产和产伤等不良妊娠结局，且会明显增加远期母婴肥胖、高血压、高血脂、高血糖、2型糖尿病等代谢综合征，以及心血管疾病和神经系统疾病的发生风险。

据统计，2021年全球有2110万例（16.7%）孕妇患有妊娠期高血糖，其中80.3%为GDM。在中国，受人们生育年龄的后延、生活条件的改善、饮食结构的改变、高龄孕妇的比率增加等因素的影响，GDM的发病率整体呈上升趋势，约为18.7%。虽然GDM高发，但建设GDM专科的门槛不高，对人力、物力和财力的要求也都不高，易于开展。国内外一系列临床研究结果显示：经医防融合的健康监测、合理饮食与有氧运动等健康指导及临床干预措施后，80%的GDM妇女可以控制血糖水平至达标状态，从而获得良好的母婴预后。健康教育是GDM专科的核心，让每个GDM孕妇成为自己的健康管理者是GDM专科的目标。

目前，各级医院都在大力推进并优先发展GDM专科，但如何标准化建设GDM专科，国内外均未达成共识。广州医科大学附属第三医院（简称广医三院）GDM专科始终贯彻"柔心济世，尚道精医"的服务宗旨，在人才培养、学科发展思路以及患者管理和诊疗模式创新方面有丰富的经验，介绍如下。

一 GDM专科的工作人员

GDM专科由GDM专科医师、护士和志愿者组成。专科主任由具有副高以上职称的医师担任，护士长由具有中级以上职称的护士担任，老中青搭档，结构层次合理，组成了一支富有朝气和创新能力的学术和医疗技术队伍。

二 工作内容

分门诊工作和病房工作两部分，实行门诊住院一体化管理及医护一体化全孕周管理模式。针对每个 GDM 孕妇的情况给予个体化的饮食治疗、运动治疗、药物治疗、糖尿病教育、血糖监测和母胎监测，并进行长期的动态监测管理，适时终止妊娠，以降低 GDM 母婴并发症的发生率，保障母婴分娩安全。

三 工作环境

（1）服务环境温馨、整洁，布局合理，能做到保护个人隐私。

（2）有门诊管理制度并严格落实。

（3）配备有相应的处于功能状态的服务设施，并有各种便民措施。

（4）有缩短患者等候时间的措施。

（5）有急危重症患者优先处置的相关制度与程序。

（6）在候诊区、诊室、胎监室、病房阅读角等场所提供有基本的宣教资料（如宣传单或手册、宣传海报等），便于患者观看或取阅。同时，科室还建立了公众号进行线上宣教。

四 质量与安全管理的持续改进

（1）专科主任是科室质量与安全管理第一责任人。成立了由科主任、护士长与质量控制人员组成的产科医疗质量与安全管理工作小组，组长由科室负责人担任。

（2）制订了专科年度质量安全工作计划，制定了持续改进措施，并均已落实。

（3）定期召开专科医疗质量与安全管理会议，并有相应记录。

（4）制定了明确的专科医疗质量与安全控制指标。

（5）根据工作的实际情况及时改进，并用数据或案例体现持续改进的成效。

五 技术规范

根据妊娠合并糖尿病相关的临床诊疗指南和行业标准，结合医院实际，合理制定了GDM 专科临床特色技术操作规范（实操体验营的建立和评价）和诊疗常规（糖尿病妇女的围产期保健、GDM 专科常用技术与管理），并紧跟国内外学科的发展和医院实际，定期对技术规范和诊疗常规进行及时的补充完善及更新。

六 急救管理

建立了专科危重病种（妊娠合并糖尿病酮症酸中毒和低血糖等）急救应急预案（含绿色通道）和诊疗流程，制订有培训/演练计划和记录，以及评价方法。同时，还制定了疑难危重患者多学科联合诊疗（multi-disciplinary team，MDT）的相关制度与程序，并已落实。

七 诊疗小组及层级管理

门诊和住院部的诊疗活动在科主任的领导下完成，实行分级管理和层级负责制。门诊实行专科医师和专科护士负责制，住院部则根据床位、工作量、专科医师和护士的资质层次分成诊疗小组。诊疗小组的组长由具有高级职称的医师或高年资医师担任，对本组收治患者的诊疗活动承担责任，以确保医疗质量与安全。建议的分级管理方案如表2-7-1所示。

表2-7-1 妊娠合并糖尿病的分级管理

患者疾病分级	治疗方法	面临问题	志愿者/护士/医师层级
80%轻型 GDM A1孕妇	饮食运动治疗效果良好	孕妇缺乏健康教育，导致自我管理能力差	健康教育青年团/初级专科护士/医师
18%重型 GDM A2孕妇	营养指导 监测血糖 加用胰岛素治疗	缺乏相关指导 缺少监护工具 血糖难达标 胰岛素使用不规范	诊疗指导硕博团/中级专科护士/医师
2%危重型 合并基础病 GDM孕妇	需要多学科诊治	基层诊疗水平不足，前期干预少，孕妇家庭贫困，依从性差	专家救治团/副高级以上专科护士/医师

八 健康宣教

医防融合，通过健康教育让每个GDM孕妇成为自己的健康管理者，是妊娠合并糖尿病管理的核心。GDM专科大力培养GDM健康教育师资，组织印刷或出版相关的宣教教材、宣教教具、宣传海报等材料，并定期开设线下与线上结合的GDM保健宣教课程，确保孕妇学校课程中包含GDM健康教育相关的内容。GDM专科要求80%以上在医院定期产检的孕妇接受相关知识宣教，并线上考核孕妇对相关知识的掌握度。

广医三院GDM专科经过12年的建设，形成了国内独树一帜的"12345678"健康教育管理流程和文化品牌（1个团队：糖妈妈俱乐部；2个目的：妈妈安全，宝宝健康；3项管理：糖糖日记本、电脑建档随访管理、柔济糖妈妈护航舰实时在线智慧管理；4种健教方法联合：一对一个体教育、小组教育、同伴支持、新媒体助力线上教育；5种教材：图文漫画、食物模型和餐图、饮食转盘和标准餐具、多媒体视听教材以及科普书籍；6驾马车管理模式：健康教育、饮食、运动、血糖监测、药物治疗及母胎监护；7科协作：以产科为中心，内分泌科、营养科、产前诊断科、中医科、眼科和心理科协作共管GDM，护佑母胎健康；8个维度全方位管理：空腹血糖、餐后血糖、糖化血红蛋白、低血糖、高血糖、血糖波动、孕妇体重、胎儿体重）。建设并完善智慧诊疗平台，打造了线上与线下结合的一站式健康服务体系，并构建了GDM专科联盟远程会诊网络，为边远地区的孕产妇提供了便捷、高效的网络医疗服务，助力并实践了"技术扶贫"。

第三节　专科病房及专科医师

一 GDM专科病房

根据我国产科质量督导要求，产科病房的布局应符合孕产妇就诊流程要求和医院感染管理需要。GDM专科有整洁宁静的住院病房，其实际占地面积满足住院诊疗要求；病房内配备有卫生洗浴设施，并安装有应急呼叫及防滑扶手装置；还设有安全、舒适的病房床单元设施和适宜危重患者使用的可移动病床；实施有安全管理、保洁管理措施；在病房区域设有固定宣传栏，用于宣传母乳喂养、产褥期保健、新生儿保健等内容。此外，配备以下常规设备：多普勒胎心监护仪、心电监护仪、吸氧设备、成人及新生儿急救车必备物品及药品等。

近年来，随着我国经济的发展，产科病房公共区间的设计都秉持着以孕育希望、守护健康为中心的理念，致力于打造一个安全温馨、舒适便捷的空间环境，营造出轻松愉悦的诊疗氛围，为女性提供充满安全感及人文内涵的现代医疗环境，以确保患者及其家属、工作人员都能在此获得积极健康的体验与感受。

建议在GDM专科病房设置公共运动锻炼空间、宣教室、图书角和餐饮室，以及妊娠合并糖尿病酮症酸中毒和低血糖抢救车（包）。新建的产科单位可以按照该规范设计。有的基层医院病房陈旧，可以因地制宜进行软包装设计，以完善相应功能，可参考广医三院GDM专区的软包装理念（图2-7-1）。

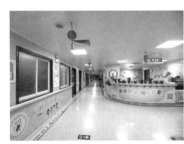 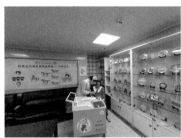 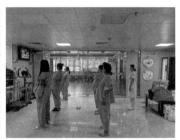

（a）护士站及长廊计步地标　　　　　（b）学习角　　　　　（c）运动区

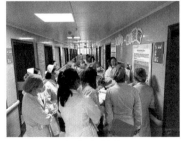 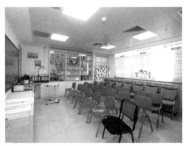

（d）宣教廊　　　　　（e）培训室

图2-7-1　广医三院GDM专科公共区域

广医三院的产科病房一般分单人间、双人间和三人间。房间的布置优雅温馨，暖色粉色系搭配和谐，光线柔和。病房均配备有升降式病床、独立卫浴间、空调、衣柜、隔帘、陪护床、电视机、饮水机、晾衣架、吹风筒等暖心设施，并全天提供冷热水，为孕产妇打造了一个舒适、温馨、便利的住院环境，提供了更加人性化、如家式的居住空间（图2-7-2）。

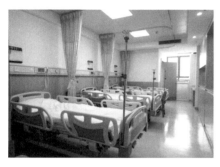
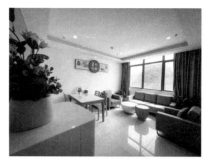

（a）三人房　　　　　　　　　　（b）大套房的会客室

图2-7-2　温馨的产科病房

▇ GDM专科医师

我国知名的产科专家段涛教授提出，当人口红利退去，人心的红利显现出其重要地位，而品牌的打造才是长期的红利，品牌持续累积才能享受时间的复利。一个妇产科医师个人品牌的打造，主要依赖于四个维度：知名度、美誉度、辨识度和忠诚度。他认为一个真正优秀的专病专家，应当符合三个50%标准：每天看诊或做手术的患者中，至少有50%属于自己擅长的专病领域；负责本院本科室该专病领域50%以上的患者；接诊的患者中，有50%以上的患者来自外地。

GDM专科医师应该是医院品牌科室中的品牌医师，由具有产科高年资主治医师以上资质、经过GDM专科培训和考核的医师担任。专科医师需按专科技术规范对妊娠期高血糖妇女进行规范产检，并根据母婴的情况调整产检的次数和内容，必要时提出MDT申请，并适时安排患者入院。此外，采用个体化方案选择适当的方式终止妊娠，实行全孕周、多学科、个案结案式、组团式的模式来守护GDM母婴健康。

第四节　专科教育门诊

护理服务是实施健康中国战略的重要内容，对促进健康和提升人民群众健康水平具有积极作用。护理专科门诊有利于精准对接人民群众多样化、多层次的护理需求，为就医者提供便捷、优质的专科护理服务。

▇ 专科护理门诊

专科护理门诊（nurse-led clinics，NLCs）是一种高级护理实践模式，是以护士为主导的正式的、有组织的卫生保健服务提供形式。全程由护士提供专业医疗护理服务，对患者的健康状况进行检查、监测、评估和治疗，以满足就诊患者及其家庭在护理方面的健康需求。目前，我国的专科护理门诊依然处于探索阶段，专科护理门诊的工作与管理模式及国家相关政策、法规均尚待完善。

专科护士是指在某一特殊或者专门的护理领域具有较高水平和专长的专家型临床护士，能够独立在特定的健康照护领域提供高级护理实践，或与多领域的卫生服务团队成员合作发挥作用。尽管我国专科护士相关的培训工作开展已经有近 20 年，但由于培训学员的准入标准、培训大纲、考核标准等均由组织培训的单位自行制定，且各专科护士的培训基地无统一标准，导致专科护士的培训质量参差不齐，难以满足现实需求。

二 产科的专科护士门诊

国家卫生健康委员会关于母婴安全保障工作的通知明确指出，母婴安全是妇女儿童健康的前提和基础。《"健康中国 2030"规划纲要》明确指出，要加强重点人群健康服务，实施母婴安全计划，倡导优生优育，实施妇幼健康保障工程，切实保障母婴安全。母婴专科护士为孕妇、产妇及新生儿提供全生命周期的健康服务，在保障孕妇、产妇及婴儿生命安全，减少围生期并发症，降低远期慢性疾病发生率，促进母婴身心健康方面发挥着重要的作用。早在 2007 年，广东省卫生厅与香港医院管理局就开展了粤港联合培养专科护士项目，建立了完善的专科护士培训机制，率先培养了一大批优秀的专科护士。随后，广东省各大医院开设了包含助产专科、GDM 教育门诊、母乳喂养门诊、高危妊娠护理门诊等产科亚专科的专病护理门诊。同时，广东省护理学会经过遴选通知、单位申报、组织初审、现场评估、组织答辩等环节，确定了专科护士培训基地的名单，并进行了挂牌，形成了良好的管理机制。广医三院产科的多名优秀专科护士率先参与了广东省卫生厅的培训计划，且该院为国家级和省级助产专科、GDM 教育门诊、母乳喂养及高危妊娠等专科护士培训基地，拥有丰富的专科护理门诊管理经验。

三 GDM 专科护士教育门诊

GDM 专科护士教育门诊是最能体现每家医院产科人文化服务的"明星"护理门诊，业务主要由经 GDM 专科护士培训并获结业证的高年资执业产科护士负责。

广医三院的 GDM 教育门诊，目前已发展成为"名护士工作室"。GDM 专科护士于每周三下午、周五上午开展线下"GDM 健康教育门诊"，对患者进行健康教育；每周二和周四下午则举办实操体验分享课。"糖妈妈体验营"活动为 GDM 孕妇提供血糖测量、胰岛素注射、饮食搭配等实践操作学习平台。广医三院在国内率先进行 24 h 在线线上健康监测指导的实践："柔济糖妈妈在线"提供在线视频课程及在线答疑；"妊娠合并糖尿病智能管控系统"实施对管理对象病情变化的连续性考证，该系统可对数据进行采集整合和精准分析，并生成参考性评估结果反馈给医护人员，还预设有血糖预警值，从而达到智能化安全管理，进而实现让每一台智能手机都能成为患者就诊过程的全程陪诊医护及专属服务窗口的"智慧门诊"。

四　多学科联合的体验式健康教育门诊

国内较常见的特色 GDM 门诊，为一种新型多学科联合的体验式健康教育门诊。首先对患者进行妊娠期高血糖病情评估，然后制定针对性的健康指导服务，为患者量身定制个性化的健康饮食、运动方案，全方面地帮助 GDM 孕妇建立科学合理的健康生活方式。简单地说，GDM 孕妇在一日门诊会参与以下活动：首先，跟 GDM 专科护士学习规范的血糖监测方法；接着，享用由专职营养师精心烹制的营养"控糖"午餐；随后听营养科专家讲解妊娠期饮食指南；然后，获得产科专家的个性化指导，与运动指导师一同做"孕期健身操"；最后，在轻松愉快的氛围中品尝美味健康的"下午茶"，在一日之内完成"六驾马车"预案。

第五节　多学科诊疗模式

妊娠期高血糖 MDT 指多个相关学科的医疗工作者合作组成团队，共同为妊娠期高血糖患者制订整体化、个性化的治疗方案，继而由相关学科单独或多学科联合执行的一种诊疗措施。其核心理念是以患者为中心，针对妊娠期高血糖这一特定疾病，依托多学科团队协作，制订规范化、个体化且连续的综合诊疗方案，力求达到高水平诊疗效果。

1. 学科团队组成

固定成员：产科专家、内分泌代谢专家、专科护士（具备营养师及专科健康教育资质）。

其他成员：根据患者合并症联系相关科室，例如心血管科、营养科、肾内科、产前诊断科等。

2. MDT 时间

原则上固定在每周三下午，若患者提前 3 天提出需求，可增开 MDT 门诊，由专科秘书负责联系各科专家。

3. MDT 场所

医院 VIP 诊室。

4. MDT 管理制度和工作流程

（1）患者及病历资料的准备：在 MDT 之前，首诊医师先接诊患者，继而由 MDT 秘书接待患者，并整理患者既往的病历资料，以确保资料准备充分，同时明确患者的诉求。

（2）MDT 会议讨论：由 MDT 主诊医师主持，在充分了解患者情况后，各专科专家依次发表意见，并进行充分讨论。

（3）MDT 记录与决策：记录各专科专家意见，并形成下一步诊疗的统一意见，待各专科专家书面签名后交予患者，并交代后续事项。

（4）执行：按各专科意见完善相关诊疗措施，主诊医师负责监督，保证 MDT 所做的决定能够执行到位。

（5）随访：按各专科随访要求随访，持续完善，各项临床记录文书、母儿妊娠结局和远期母儿健康情况。

5. 完善门诊 MDT 质控体系

（1）管理流程与工作流程质控：规范工作记录，从效率、效益、促进科研教学、促进满意度提升、促进影响力提升多个维度进行评价。

（2）治疗效果评价：从患者血糖达标率、患者满意度、生育结局三个方面进行评价。

6. 绩效评估

（1）参考医院MDT收费。

（2）按专科参与数分配绩效。

第六节 专科的"4S"服务

2015年，广医三院GDM专科，创新性地建设了GDM的全程健康服务体系，提出为患者提供"4S"服务，具体如下。

1. 意外情况的紧急救援（emergency service）

当患者出现因高血糖导致的流产、早产、酮症酸中毒等情况时，启动急诊入院绿色通道，在90 min内实现从患者入院到病房，并有效控制其血糖值，以此作为"金标准"，以防治产科并发症。

2. 胰腺和胎盘功能的定期检查与治疗（screening & treatment）

为GDM患者及糖尿病高风险人群提供孕前咨询、孕期筛查和母胎健康状况评估，做好胰腺和胎盘功能的定期检修服务，并提供母胎专业治疗，以控制危及母婴健康的相关危险因素。

3. 孕产期的定期养护（regular follow-up support）

根据GDM的病情评估，由专业医务人员提供医学营养、健康运动、心理调理、胎儿监护、血糖监测和模拟生理状态胰岛素分泌特征的胰岛素个体化治疗等干预措施，从而达到理想"控糖"、安全分娩的目标。

4. 量身定制的GDM随访和康复（specialized rehabilitation）

为患者量身定制GDM产后康复随访方案，实现从治疗到康复无缝对接，以帮助孕产妇尽快回归正常生活和工作，成功"甩糖"，并降低2型糖尿病和再次妊娠GDM的发生率。

【参考文献】

［1］马妮娜.我国专科医师规范化培训的现状、问题与对策［J］.中国继续医学教育，2017，9（16）：4-6.

［2］樊帆，林文璇，颜斐斐，等.广东省专科护理门诊管理规范的构建［J］.中华护理杂志，2020，55（8）：1217-1223.

［3］王德慧，唐玄珩，陆虹.近十年我国助产专业发展的回顾与思考［J］.中华现代护理杂志，2023，29（1）：2-6.

［4］马玉芬，朱丽筠，鲁乔丹，等.专科护理门诊的创新发展路径研究［J］.中国护理管理，2020，20（10）：1441-1444.

［5］马向飞，钟诚，李文，等.ADOPT模式护理干预在妊娠期糖尿病患者中的应用［J］.护理学杂志，2020，35（18）：29-32.

［6］马戈，俞斌.多类型门诊多学科诊疗模式探索［J］.华西医学，2024，39（1）：98-100.

（李映桃　吴伟珍　张莹　梁伟璋　温济英　李玉芳）

第八章　妊娠期糖尿病专科门诊建设

为了更好地满足孕妇的就医需求，为孕妇提供精细化、专业化的诊疗服务，以方便孕妇快速找准专科医师以确定疾病的诊疗方案，各医疗机构应正确认识与理解产科门诊亚专科化建设的概念，真正地做好GDM专科门诊的建设，特别是GDM专科护士教育门诊的规范化建设。

第一节　专科门诊环境要求

一　候诊空间及诊室要求

与一般的产科门诊要求一致，应设有固定的候诊区，布局合理、光线充足、通风良好。走廊应宽敞明亮，环境整洁，打造出一种时尚、温馨、柔和的女性就医环境，特别是要设置适合孕妇等候时使用的舒适座椅，以体现对孕妇的人文关怀（图2-8-1）。

多数医院的产科候诊区兼具产妇及婴儿保健常识宣教功能，可以在该区域内设置宣传栏、大屏电视等设施，以便于开展GDM相关医学知识的科普工作。在候诊区还应配备各类自助设施，如饮水机、自助购物机等。

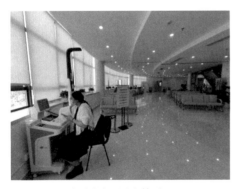
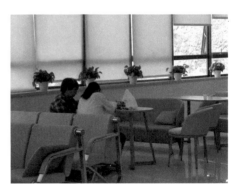

（a）测血压和体重　　　　　　　　　　（b）休息区

图2-8-1　候诊区

独立诊室应不小于15 m²，并分为咨询区和检查区。诊室应满足空间感染控制的需求，且应配备洗手盆。另外，检查区应设置检查床和产检设备，并有隔帘遮挡。为了避免隔帘被污染，洗手盆应设在隔帘里，这样在检查操作前先拉隔帘再洗手，操作后先洗手再触碰隔帘。此外，建议配备移动推车以方便检查物品或宣传物品的存放及使用。诊室的设置见图2-8-2。

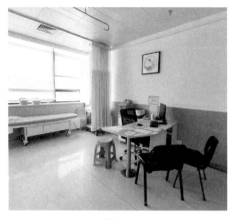

（a）诊室1

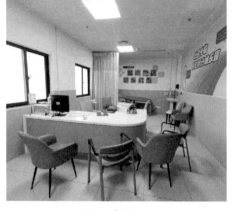

（b）诊室2

图2-8-2　诊室

二 墙面服务告知

墙面色彩的搭配要温馨，宣传栏内容包括门诊服务时间、服务内容、就诊流程、管理制度以及图文并茂的宣教内容（图2-8-3和图2-8-4）。

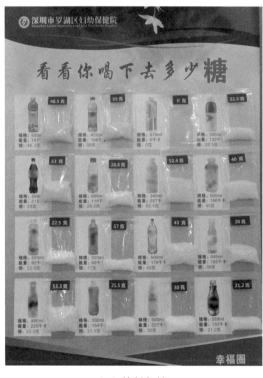

（a）饮料与糖

（b）膳食宝塔

图2-8-3　饮食相关宣教内容

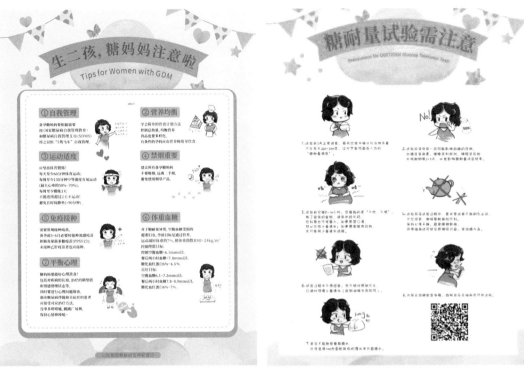

（a）二孩备孕宣传　　　　　　　　（b）糖耐量试验注意点

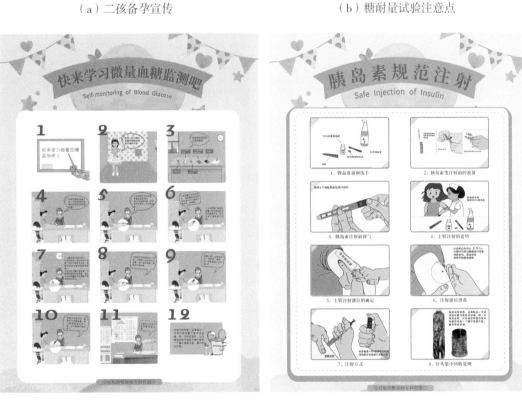

（c）微量血糖监测方法　　　　　　　（d）胰岛素注射规范

图2-8-4　GDM相关宣教内容

三 诊室配套设备

诊室配套设备包括电脑、办公桌、打印机、食物交换份模型、投影仪、工作车和各种健康教育书籍和教育模型等。各医院的GDM专科诊室及配套设备见图2-8-5。

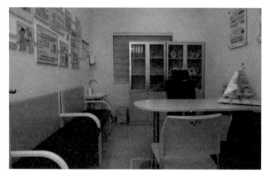
（a）办公室、教育模型和书柜

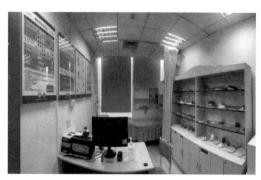
（b）电脑、打印机、食物交换份模型

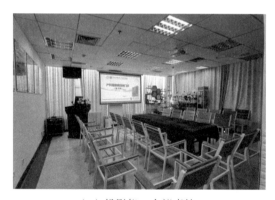
（c）投影仪、会议桌椅

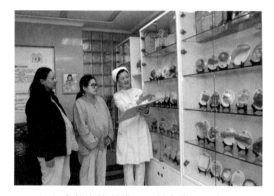
（d）食物交换份模型、教育模型和书柜

图2-8-5 GDM专科门诊诊室及配套设备

第二节 专科护士门诊制度及职责

一 门诊制度

遵循各级医疗管理部门制定的各项规章制度及护理操作常规，包括人员职责、人员行为准则、产科技术操作规范、工作流程、健康教育制度、质量控制制度、门诊档案管理制度、会诊及转诊制度、统计汇总及上报制度、孕妇知情同意制度等。

二 门诊职责

1. 护理评估

评估就诊孕妇的高血糖情况，为其提供相应的诊疗及转介服务。

2. 个体咨询

个体咨询包括孕妇所需护理服务的咨询及妊娠合并糖尿病相关疾病问题的咨询，并据此建立护理个案管理档案。

3. 健康教育

对 GDM 妇女进行"六驾马车"、三部曲、一核心和一关键的全方位健康指导。

4. 行为指导

通过"实操体验营"模式向孕妇宣教自我管理的技能，并培训专科护士，以保证 GDM 妇女接受医防融合护理管理的延续性和有效性（图 2-8-6）。

5. 直接护理

为 GDM 妇女提供相应的母胎监护和其他相关的诊疗服务。

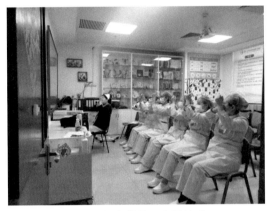
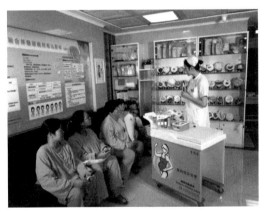

（a）专科护士实操体验　　　　　　　　（b）孕妇实操体验

图 2-8-6　行为指导——实操体验营

第三节　专科门诊出诊护士的资质要求

专科门诊出诊护士的资质要求如下：

具有全日制护理本科及以上学历和主管护师及以上职称，工作年限 ≥ 10 年；或硕士及以上学历，工作年限 ≥ 3 年，并取得省级以上机构颁发的 GDM 专科护士证书（学习时间 ≥ 3 个月）；或取得专科护士证书后，在 GDM 专科的工作年限 ≥ 5 年；或硕士及以上学历，并在取得专科护士证书后在相关专科的工作年限 ≥ 2 年。

具有良好的沟通能力、教学能力及科研能力，精通本学科基本理论、专科理论和专业技能，并掌握糖尿病急症和产科专科危重病人的救治原则与抢救技能，能在突发事件及急危重症病人救治上发挥重要作用。每年接受相应专业领域的继续教育。此外，能熟练使用计算机处理数据信息，并知晓医学相关的法律法规和伦理道德要求。

要求 GDM 专科护理学术带头人具有丰富的临床护理工作经验，能循证解决 GDM 专科复杂疑难护理问题，还应具有一定的组织管理能力和教学科研能力，能够及时跟踪并掌握国内外本专科的新理论和新技术。

第四节　专科护士门诊工作主要内容

1. 饮食指导

依据孕妇的身体情况和活动量严格计算出其每天的饮食总热量，确定各营养素比例，并结合孕妇的饮食喜好，进行合理的热量分配，少吃多餐。此外，向就诊孕妇发放《妊娠期糖尿病饮食指南》或以科普书《糖妈妈饮食3+3》为教具，将指导教学与阅读相结合，以使就诊孕妇达到理想的饮食控制目标：既能满足妊娠期所需的热量和营养，又能避免餐后高血糖或饥饿酮症出现，从而保证胎儿的正常生长发育。

2. 运动指导

帮助 GDM 孕妇制订针对性的个体化运动方案。不应剧烈运动，如跑步、球类等，而应以低至中等强度的有氧运动为主，可选择舒缓、有节奏的运动项目，如散步、床上伸展运动等。以扑克牌"图说糖妈妈安全运动"为教具，指导 GDM 孕妇选择自己喜欢的运动方式。同时，建议其一般在餐后 $1\sim1.5$ h 开始运动，并将运动时间控制在 $20\sim30$ min。

3. 血糖自我监测指导

以扑克牌"图说糖妈妈科学血糖监测"为教具，教会 GDM 孕妇使用微量血糖仪检测血糖，并使其掌握理想血糖达标标准以及低血糖应对措施。

4. 药物使用指导

以扑克牌"图说糖妈妈安全胰岛素"为教具，指导 GDM 孕妇遵照医嘱进行胰岛素的安全规范使用，以及降糖药二甲双胍的安全使用。

5. 体重管理

使母体和胎儿孕期体重的增长均达到理想目标。

6. 母胎监护

孕期预防子痫前期、泌尿生殖道感染、低血糖等并发症的发生。通过自数胎动、胎心监护和超声等方法监测胎儿宫内的状况，并做好孕妇的心理调适工作。分娩期指导 GDM 妇女选择合适的入院时机和分娩方式，以协助其安全分娩。产后进行母乳喂养及避孕方式的指导。

对所有在 GDM 护理专科门诊就诊的孕妇，均实施全孕周的个案跟踪，并关注其妊娠结局及产后 42 d 口服葡萄糖耐量试验的结果。

第五节　专科护士门诊工作流程

专科护士门诊工作流程包括：

（1）进入围生期教育门诊系统进行接诊操作。

（2）为首次就诊的孕妇建立 GDM 专科护士门诊健康管理档案。

（3）为首次就诊的孕妇启用《初诊 GDM 个案采集记录表》，接诊时根据此表及孕妇的具体情况进行针对性的个体化咨询、指导、转介转诊等。具体的表格内容见附录一。

（4）追踪妊娠结局及产后 42 d 口服葡萄糖耐量试验的结果。

（5）每月统计汇总并上报专科门诊的相关数据。

第六节 专科护士门诊接诊及转诊转介标准

一 接诊标准

患有糖尿病的备孕妇女、孕期被诊断为GDM或糖尿病合并妊娠的妇女。

二 转诊转介标准

1. 产科GDM专科医师

大多数患者是由本院产科医师规范产检并由产科医师转诊至专科护士门诊；对于由外院医师转介至本院专科护士门诊的患者，须先将其转介到产科医师门诊进行首诊评估，完成评估后再由专科护士进行接诊。另外，对于在诊治过程中病情出现变化的患者，应及时进行多学科会诊或建议产科医师将患者收治入院。

2. 心理专科医师

对于在咨询过程中心理情绪问题突出，经护理门诊进行疏导后效果欠佳的孕妇；已被诊断为抑郁的孕妇；情绪低落、有自杀倾向的孕妇；极度焦虑、恐惧、有复杂家庭问题的孕妇等，则建议其前往心理专科进行专科评估和诊治。

第七节 专科质量评价指标

指标一：妊娠期高血糖孕妇低血糖发生率

定义：在单位时间内，妊娠期高血糖孕妇中低血糖发生的比例。

计算公式：
$$低血糖发生率 = \frac{发生低血糖孕妇人数}{妊娠期高血糖孕妇总人数} \times 100\%$$

说明：根据不同的监测方法（末梢血、静脉血、动态血糖）分别统计该指标。

指标二：妊娠期高血糖孕妇血糖控制达标率

定义：在单位时间内，妊娠期高血糖孕妇中血糖控制在目标范围内的比例。

计算公式：
$$血糖达标率 = \frac{血糖控制达标孕妇人数}{妊娠期高血糖孕妇总人数} \times 100\%$$

指标三：1型糖尿病合并妊娠孕妇动态血糖监测率

定义：在单位时间内，安装动态血糖监测的1型糖尿病合并妊娠孕妇占总1型糖尿病合并妊娠孕妇的比例。

计算公式：
$$动态血糖监测率 = \frac{动态监测1型糖尿病合并妊娠孕妇人数}{1型糖尿病合并妊娠孕妇总人数} \times 100\%$$

指标四：妊娠期酮症发生率

定义：在单位时间内，发生酮症的妊娠期高血糖孕妇占妊娠期高血糖孕妇总人数的比例。

计算公式： $$酮症发生率 = \frac{发生酮症孕妇人数}{妊娠期高血糖孕妇总人数} \times 100\%$$

指标五：妊娠期高血糖孕妇对围产期管理的满意度

定义：在单位时间内，对围产期管理满意的妊娠高血糖孕妇占妊娠期高高血糖孕妇总人数的比例。

计算公式： $$满意度 = \frac{对围产期管理满意孕妇人数}{妊娠期高血糖孕妇总人数} \times 100\%$$

指标六：糖尿病相关心理痛苦发生率

定义：在单位时间内，报告有糖尿病相关心理痛苦的妊娠期高血糖孕妇占妊娠期高血糖孕妇总人数的比例。

计算公式： $$糖尿病相关心理痛苦发生率 = \frac{报告有糖尿病心理痛苦的孕妇人数}{妊娠期高血糖孕妇总人数} \times 100\%$$

指标七：妊娠期高血糖孕妇并发症发生率

定义：在单位时间内，发生妊娠期高血糖并发症的孕妇占妊娠期高血糖孕妇比例。

计算公式： $$妊娠期高血糖孕妇并发症发生率 = \frac{妊娠期高血糖孕妇发生并发症人数}{妊娠期高血糖孕妇总人数} \times 100\%$$

指标八：妊娠期高血糖孕妇胰岛素正确执行率

定义：在单位时间内，妊娠期高血糖孕妇胰岛素正确执行人数占妊娠期高血糖孕妇胰岛素使用总人数比例。

计算公式： $$妊娠期高血糖孕妇胰岛素正确执行率 = \frac{胰岛素正确执行人数}{妊娠期高血糖胰岛素使用总人数} \times 100\%$$

指标九：妊娠期高血糖孕妇血糖监测率

定义：在单位时间内，妊娠期高血糖孕妇中规律监测血糖人数占总人数的比例。

计算公式： $$妊娠期高血糖孕妇血糖监测率 = \frac{妊娠期高血糖孕妇规律监测血糖人数}{妊娠期高血糖孕妇总人数} \times 100\%$$

【参考文献】

[1]健康中国行动推进委员会. 健康中国行动（2019—2030年）：总体要求、重大行动及主要指标[J]. 中国循环杂志, 2019, 34（9）：846-858.

[2]王习春, 宋发芬, 冯春明. 护理工作制度与岗位职责[M]. 长沙：湖南科学技术出版社, 2017.

[3]漆洪波, 杨慧霞. 孕前和孕期保健指南（2018）[J]. 中华妇产科杂志, 2018, 53（1）：7-13.

[4]纪立农, 郭晓蕙, 黄金, 等. 中国糖尿病药物注射技术指南（2016年版）[J]. 中华糖尿病杂志, 2017, 9（2）：79-105.

[5]樊帆, 林文璇, 颜斐斐, 等. 广东省专科护理门诊管理规范的构建[J]. 中华护理杂志, 2020, 55（8）：1217-1223.

[6]马玉芬, 朱丽筠, 鲁乔丹, 等. 专科护理门诊的创新发展路径研究[J]. 中国护理管理, 2020, 20（10）：1441-1444.

[7]岳敏, 寇京莉, 董婷婷. 专科护理门诊实践模式研究进展[J]. 实用医院临床杂志, 2019, 16（6）：

233-236.

［8］康坦坦，何利，苏丹.乳腺肿瘤护理门诊的建立及管理［J］.中华护理杂志，2017，52（5）：540-542.

［9］陈雁，陈璐，刘晶晶.专科护理门诊运作机制的建立与效果评价［J］.护理学杂志，2017，32（14）：68-70.

［10］BERGER H, GAGNON R, SERMER M. Guideline no. 393-diabetes in pregnancy［J］. J Obstet Gynaecol Can, 2019, 41（12）：1814-1825.

［11］ACOG practice bulletin no. 190：gestational diabetes mellitus［J］. Obstet Gynecol, 2018, 131（2）：e49-e64.

［12］American Diabetes Association Professional Practice Committee. Pharmacologic approaches to glycemic treatment：standards of care in diabetes—2024［J］. Diabetes Care, 2024, 47（Suppl 1）：S158-S178.

［13］朱珠，樊雪梅，周春秀，等.助产及产科护理质量敏感指标体系的构建［J］.护理管理杂志，2021，21（11）：767-773.

［14］GIANNUBILO S R, CIAVATTINI A. Diabetes during pregnancy：a transgenerational challenge［J］. Journal of Clinical Medicine, 2023, 12（6）：2144-2147.

［15］田瑞雪，邹智杰，吴圆圆，等.妊娠期糖尿病孕妇心理痛苦体验的质性研究［J］.护理学杂志，2023，38（24）：80-83.

（李映桃　章雪玲　吴伟珍　张莹　张春华　周小琴）

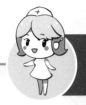

第三篇

妊娠期糖尿病专科技术与管理

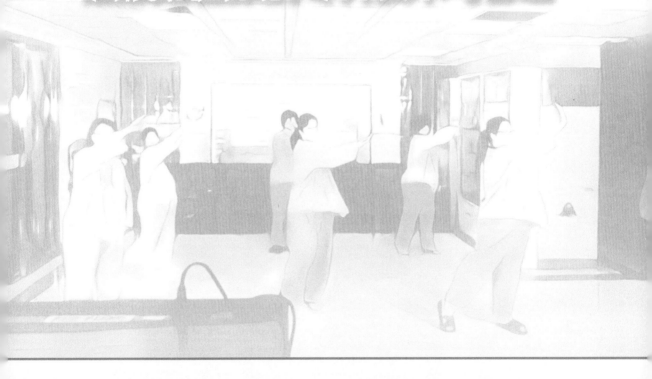

第九章　妊娠期糖尿病专科核心技术与管理

第一节　妊娠期糖尿病的三级预防

我国妊娠期糖尿病的发生率为9%～18.7%。GDM不仅影响妊娠结局，还对母婴的长远健康状况产生重大影响。其有效防治有赖于医防融合的健康监测、科学合理的饮食、适量的有氧运动等健康指导措施，以及及时有效的临床干预手段。

糖尿病的三级预防主要用于T2DM的防治。其中，一级预防的目标是控制T2DM的危险因素，以预防T2DM的发生；二级预防的目标是早发现、早诊断、早治疗T2DM患者，并在已确诊的患者中预防糖尿病并发症的发生；三级预防的目标是延缓已存在的糖尿病并发症的进展，降低致残率和死亡率，以改善患者的生存质量。GDM是特殊类型的糖尿病，其发病机制与T2DM类似，做好三级预防管理，有助于降低母胎并发症发生率，改善母婴结局，并降低母婴远期糖尿病、高血压和心血管疾病的发生风险。因胰岛素抵抗、胰岛β细胞功能缺陷随糖尿病诊断时间的变化而变化，故保护胰岛β细胞功能对于延缓2型糖尿病的进展具有重要的临床意义。规范对糖尿病的管理可以修复、逆转胰岛素抵抗或缺陷的胰岛β细胞功能，从图3-9-1中不难看出，妊娠期是筛查、诊断、治疗和预防T2DM发生的最好时机。

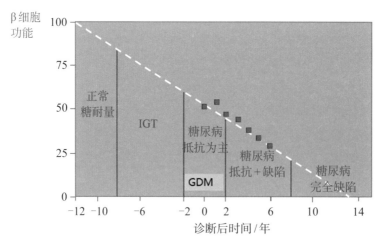

图3-9-1　胰岛β细胞功能与诊断后时间关系

世界卫生组织（WHO）倡导采取三级预防策略来预防出生缺陷：一级预防是在婚前、孕前和孕早期进行健康教育、优生检查和咨询指导，以预防出生缺陷的发生；二级预防是在孕期开展产前筛查和产前诊断，以减少致死及严重致残缺陷儿的出生；三级预防是对新生儿进行先天性疾病筛查和诊断，并对出生缺陷患儿进行治疗康复，以减少儿童残疾，提高患儿生存质量。

本章将结合 T2DM 的三级预防及 GDM 的管理策略，阐述 GDM 的三级预防内容以及高血糖致新生儿出生缺陷的三级预防策略。

一　一级预防

（一）管理目标

一级预防是指在一般人群中开展糖尿病的健康教育，以提高人群对糖尿病防治的知晓度和参与度；倡导合理膳食、控制体重、适量运动、限盐、戒烟、限酒、心理平衡等健康生活方式，从而提高社区人群整体的糖尿病防治意识。建议育龄妇女接受婚检或孕前体检，以便及时发现高危人群或者糖尿病前期者，并尽早采取相应的干预措施。

（二）管理策略

（1）孕前咨询。对于确诊为糖尿病（T1DM 或 T2DM）、处于糖尿病前期（IFG 或 IGT）或有 GDM 史的妇女，在计划妊娠前应进行孕前咨询和病情评估。孕前咨询的内容包括：明确告知糖尿病妇女非计划妊娠可增加胎儿畸形的风险；对暂时不适宜妊娠的人群，应同时提供避孕咨询及建议；在计划妊娠前，需完善妊娠前血糖水平、甲状腺功能、肝肾功能、心电图、超声心动图和眼科检查等相关检查，以评估糖尿病视网膜病变、糖尿病肾病、神经病变和心血管疾病等发生的风险。同时，应确保血糖控制达标，以减少妊娠并发症。

（2）对患糖尿病及糖尿病前期的妇女提供个体化的医学营养治疗指导、生活方式管理方案以及健康知识宣教。应根据孕妇的孕前饮食习惯和喜好进行个体化评估，推荐包含谷物、豆制品、坚果、水果及蔬菜的膳食方案，并建议减少精加工食品。建议妇女在非孕期进行150 min/周的中等强度运动，以改善胰岛素敏感性，调整身体机能，为妊娠做好准备。

（3）糖尿病妇女妊娠前应尽量将 HbA1c 控制在 6.5% 以内，以降低胎儿出生缺陷的发生风险。

（4）在计划妊娠前有服药史的妇女，应在医师的指导下调整相关降糖药物和降压药物的治疗方案，推荐每日至少服用400 μg 叶酸或含叶酸的多种维生素。

（5）糖尿病专科护士应为孕前超重和肥胖的（BMI ≥ 24 kg/m^2）妇女提供健康生活方式的指导，并采取科学减重的健康干预措施，以减少 GDM 的发生率。

二　二级预防

（一）管理目标

在孕期开展糖尿病的筛查，旨在实现 GDM 的早发现、早诊断，并及时对已确诊的 GDM 妇女采取生活方式干预等措施，以预防糖尿病相关并发症的发生。

（二）管理策略

（1）对所有首次产检的孕妇进行空腹血糖筛查。对于空腹血糖受损者，可以进行生活方式的干预。

（2）对所有孕妇在孕24～28周常规行OGTT检测，以筛查和诊断GDM。对于在孕24～28周筛查结果正常但属于高危人群的孕妇，建议在孕期任何时间进行多次筛查。

（3）应尽早将被确诊为GDM的患者纳入专科门诊管理，实施"六驾马车"的规范化管理，包括自我血糖监测、健康教育、饮食控制、运动管理、药物治疗及母胎监护。对于存在高血糖、高血脂、高体重的"三高"人群，由于其可能会进一步发生糖尿病并发症，因此应对"三高"因素进行管控。

（4）关注孕期母胎的体重增长情况，提供体重管理措施，以减少母胎并发症的发生。

（5）孕期开展全孕周的产前筛查和产前诊断，以减少致死及严重致残缺陷儿的出生。

三 三级预防

（一）管理目标

减少GDM并发症的发生和加重风险，以降低母婴不良妊娠结局的发生率，从而改善母婴远期预后。

（二）管理策略

严密监测孕期母胎并发症，评估是否出现以下情况：

①妊娠期高血压、羊水过多、胎儿宫内窘迫、胎儿畸形等严重产科并发症；

②低血糖和DKA等糖尿病相关急症；

③糖尿病视网膜病变、糖尿病肾病等微血管病变、甲状腺功能异常、泌尿生殖道感染、高脂血症和胰腺炎等糖尿病相关合并症等。

多学科协助联合门诊，针对患者出现的不良并发症进行规范治疗，必要时提供高级生命支持。

在产后4～12周进行OGTT检测，对于结果正常者，建议每年监测FPG和HbA1c水平，并每3年监测1次OGTT；对于结果异常者，应转诊到内分泌科进行规范管理和治疗。

预防FGR和巨大胎儿的发生；规范分娩期产程管理，以避免难产和产伤；产儿科协作，对新生儿进行先天性疾病的筛查和诊断，并在新生儿出生后预防低血糖等糖尿病母亲分娩胎儿常见的并发症。

第二节 八个维度的目标化管理

妊娠期糖尿病的管理包括孕前、孕期及产后管理；管理的手段包括饮食、运动、药物治疗、血糖监测、健康教育；监测指标包括母胎情况、血糖、体重及糖尿病并发症等。护理团队，尤其是GDM专科护士，在GDM的孕前、孕期及产后的监测和管理中发挥着重要的作用。GDM 专科护士如何开展妊娠期糖尿病的目标化管理，是 GDM 专科门诊工作的重点。

GDM 专科护士的管理工作应从孕前开始持续跟踪至产后。对高危人群要及早纳入管理。过去，对 GDM 的管理往往导致在孕 24～28 周糖耐量筛查异常后进行，管理及干预措施开展较晚，导致有些高危因素在早期无法得到干预，从而加重妊娠中后期的管理难度。此外，国内 GDM 专科护理的产后跟踪随访基本形同虚设。随着我国生育政策的调整，再次妊娠的 GDM 患者数量呈现逐年上升趋势。通过产后管理可以筛查出 OGTT 异常者，继续对其进行序贯性管理，等同于下次妊娠的产前健康教育，可减少再次妊娠发生 GDM 的风险。

关于如何设立 GDM 目标化管理标准，并构建相应的评价体系，目前在国内外未见报道。李映桃教授团队于 2015 年提出了"三糖两重两预防一波动"八个维度的目标化管理标准，经过 10 年的临床实践，逐渐形成了 GDM 的管理评价体系，广为妊娠期糖尿病专科联盟医院应用。现介绍如下。

1. 第一维度：空腹血糖

关注 GDM 患者的空腹血糖（FBG）情况有利于降低妊娠合并症发生的风险。FBG 可反映孕妇糖代谢的基础状态，从而可指导基础胰岛素的使用。根据中国《妊娠期高血糖诊治指南（2022）》推荐，应控制空腹血糖 < 5.3 mmol/L。对于空腹血糖偏低的患者，应增加晚加餐的饮食摄入量并调整营养结构；对于空腹血糖偏高且使用胰岛素的患者，应注意监测凌晨 3 点的血糖，判断是否发生黎明现象或苏木杰现象，以及时调整胰岛素方案。

2. 第二维度：餐后血糖

关注 GDM 患者的餐后血糖情况也有利于降低妊娠合并症发生的风险。餐后血糖水平可反映胰岛功能以及胰岛素抵抗的程度，从而可指导餐前胰岛素的使用。根据中国《妊娠期高血糖诊治指南（2022）》推荐，餐后 1 h 血糖 < 7.8 mmol/L 或餐后 2 h 血糖 < 6.7 mmol/L。可根据孕妇的个体情况（OGTT 结果），确定监测餐后 1 h 或 2 h 的血糖水平。妊娠期需规律地监测血糖，若监测结果中超过 1/3 的血糖值未达到上述标准，应增加血糖监测的频率。若患者经过饮食和运动管理，血糖水平仍达不到上述标准，或在调整饮食后出现饥饿性酮症且增加热量摄入血糖又超过妊娠期控制标准，应及时加用胰岛素以控制血糖。对于 1 型糖尿病患者，要实现血糖达标又不发生低血糖具有一定的挑战性，可根据临床经验和孕妇的个体情况，适当放宽血糖控制的目标，严防低血糖的发生。

3. 第三维度：糖化血红蛋白

HbA1c 是评估糖尿病患者血糖水平的金标准，也是调整降糖治疗方案的重要依据。HbA1c 不受短期饮食、运动等生活方式的影响，可在任意时间点采血。孕妇的 HbA1c 水平比非妊娠期女性略低，故建议孕妇在妊娠期控制 HbA1c < 6%，如果 PGDM 孕妇血糖波动大且低血糖频发，则可将 HbA1c 的控制水平放宽至 < 7%。孕早期的 HbA1c 水平应控制在 6%～6.5%，以使不良妊娠结局发生的风险最低；孕中晚期 HbA1c < 6% 时，大于胎龄儿、早产和子痫前期发生的风险最低。因此，综合考虑上述因素和低血糖的发生风险，美国糖尿病协会指南对孕期 HbA1c 控制目标分别建议为 < 6%（无低血糖风险）

和<7%(有低血糖风险)。GDM 孕妇在首次评估时需检测 HbA1c,A2 级 GDM 患者每2~3 个月监测 1 次;PGDM 孕妇在妊娠早、中、晚期至少各检测 1 次。

4. 第四维度:母体体重

妊娠期应关注母体体重的增长情况,对妊娠期高血糖孕妇进行体重管理有利于改善母婴结局。按照孕妇的孕前 BMI 情况制订体重增长计划,每周监测其体重变化,并评估母体的体重增长是否达标,以及时调整干预方案。母体孕期体重增加的标准,可参照 2009年美国医学研究院的标准,也可参照 2021 年 9 月 1 日中国营养学会发布的《中国妇女妊娠期体重监测与评价》团体标准。

5. 第五维度:胎儿体重

妊娠期定期行 B 超检查以监测胎儿的生长发育情况。对于血糖控制不良、接受药物治疗或合并高危因素者,建议每 2~4 周进行 1 次超声检查。关注 B 超测量的胎儿腹围变化,以评估高血糖对胎儿产生的影响。对于胎儿体重不达标者,综合评估母体体重,并据此调整饮食营养方案。

6. 第六维度:预防低血糖

妊娠期要警惕低血糖的发生,低血糖常见于 T1DM 合并妊娠妇女和 T2DM 合并妊娠妇女。低血糖症状包括头晕、心悸、手抖、冷汗等。目前尚缺乏充分的循证医学证据来定义和分类妊娠期低血糖,但一般情况下随机血糖不得低于 3.3 mmol/L。越来越多的指南更倾向于建议孕妇的全天血糖应不低于 3.9 mmol/L。糖尿病专科护士在进行健康教育时可将3.9 mmol/L 作为低血糖的预警值,以预防低血糖。另外,设立低血糖的三级预警标准及处理措施,严防低血糖的发生。

7. 第七维度:预防糖尿病酮症

当孕妇的糖代谢发生严重障碍时,脂肪分解增加,酮体生成增多,当体内血酮体的浓度超过肾阈值(70 g/L)时,就会产生酮尿。孕妇妊娠期的基础酮体水平较妊娠前增高,妊娠期尿酮体阳性率也较非妊娠期升高。妊娠期尿酮体升高与能量摄入不足(如饥饿)、妊娠剧吐、创伤、分娩、感染等因素导致的糖代谢紊乱有关。在这些情况下,脂肪酸的分解加速,肝脏产生的酮体增加,继而发生代谢性酸中毒。因此,当出现上述情况或者GDM 孕妇进行饮食管理后体重不增时,应及时检测血、尿酮体水平。另外,当孕妇血糖超过 11.1 mmol/L 时,也需要进行血酮体的检测。

8. 第八维度:关注血糖波动情况

血糖波动,也称血糖变异性(glucose variability)或血糖漂移(glucose excursions),是血糖水平在峰值与谷值之间震荡的非稳定状态,既包括 1 天之内的血糖变化,也包括在较长一段时间内比较显著的血糖变化。在平均血糖水平相似的患者之间,血糖波动却可能差异明显。有研究认为,血糖波动所引发的血管内皮损伤风险显著高于慢性持续性高血糖,与妊娠期高血压疾病和母婴不良预后关系密切。而低血糖和餐后高血糖是引起糖尿病患者血糖波动的两大重要因素,如果孕妇的血糖波动过大,需要及时调整饮食、运动及胰岛素方案。持续葡萄糖监测(continuous glucose monitoring,CGM)是评价血糖波动的良好方法,可作为餐前和餐后血糖监测的辅助方法,有助于血糖和 HbA1c 达标,从而降低合并T1DM 孕妇分娩大于胎龄儿和新生儿低血糖的风险。

学会辨识血糖波动的黎明现象和苏木杰现象（图3-9-2）。黎明现象是指GDM妇女在夜间无低血糖发生，而在凌晨3点和早餐前出现高血糖。简单地说，就是"高后高"现象。这是由于人体内的很多激素都有升高血糖的作用，如生长激素、糖皮质激素、甲状腺激素和胰高血糖素等，而这些激素的分泌高峰一般在上午5：00—7：00或5：00—9：00，因此容易导致早晨血糖升高。苏木杰现象则是指GDM妇女发生夜间低血糖，早餐前高血糖。简单地说，就是"低后高"现象。这是由于口服降糖药或胰岛素使用过量而导致夜间低血糖后，机体为了自身保护，使具有升高血糖作用的激素如胰高血糖素、生长激素等分泌增加，血糖出现反跳性升高。

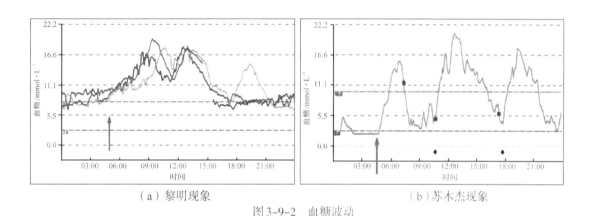

（a）黎明现象　　　　　　　　　（b）苏木杰现象

图3-9-2　血糖波动

第三节　围产期的营养干预及体重管理

一　妊娠期每日的饮食指导

主要的膳食营养元素包括三大宏量营养素（碳水化合物、蛋白质和脂肪）和微量营养素（维生素A、维生素B_1、维生素B_2、维生素E、钙、叶酸、铁、碘）等。建议食物品种多样化，均衡饮食，应摄入营养丰富的水果、蔬菜、豆类、全谷物及富含Ω-3脂肪酸的食物，如坚果和鱼类等。清淡少油、干净卫生。

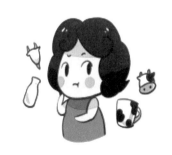

1. 营养管理个体化

2024年美国糖尿病协会发布了有关营养治疗的新共识，强调临床医护需要考虑GDM妇女的文化背景、个人喜好、合并症及其所生活的社会经济环境，为其制订个体化的饮食计划。我国《妊娠期高血糖诊治指南（2022）》也推荐，应为GDM患者提供妊娠期的个体化营养管理指导。个体化饮食的制定路径（单胎）见图3-9-3。

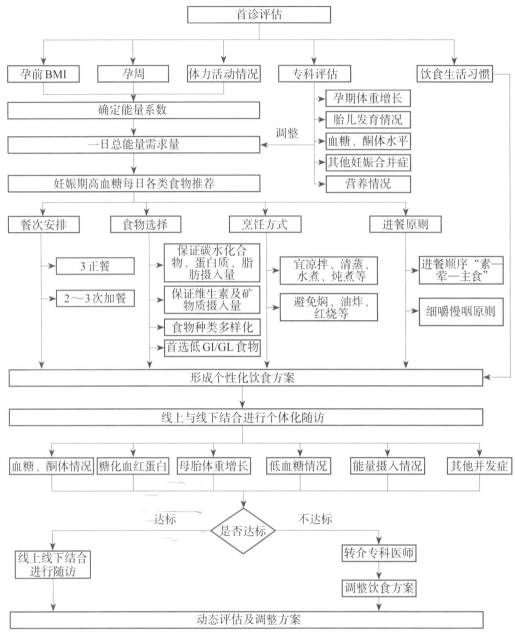

图 3-9-3　个体化饮食制定路径（单胎）

注：常见食物的血糖生成指数及血糖负荷（glycemic load，GL）参考 W/ST 601-2018 的规定。

2. 膳食参考摄入量

目前，没有确切的研究可以确定 GDM 女性的最佳摄入热量，也未建议其热量需求与普通孕妇应有所不同。美国糖尿病协会和中国《妊娠期高血糖诊治指南（2022）》建议，饮食计划应以营养评估为基础，并以膳食参考摄入量为指导，根据孕前 BMI 和妊娠期体重增长速度指导孕妇每日摄入的总能量，以制订个体化、合理的膳食方案。控制能量摄入有助于维持血糖水平和妊娠期适宜的体重增长，同时有助于降低巨大儿发生的风险。然而，过分限制能量摄入（少于1500 kcal/d）则会发生酮症，对孕妇和胎儿都会产生不利影响。妊娠中晚期可根据不同情况（孕前BMI、孕期体重增长速度、胎儿数等）确定增加的能量摄入量。国际糖尿病联盟和美国内分泌协会等均不建议孕前超重和肥胖的妊娠合并糖尿病孕妇在整个妊娠期过度限制能量摄入并减重。对于孕前肥胖的妇女，应减少30%的热量摄入，且摄入量不应低于1600~1800 kcal/d。而对于多胎妊娠，每增加一个胎儿，妊娠中晚期的能量摄入则增加200 kcal/d。

3.各营养素的供能占比

推荐每日摄入的三大宏量营养素能量分别为：①碳水化合物不低于175 g/d（主食量200 g以上），摄入量占摄入总热量的50%~60%为宜。超重和肥胖人群可适当降低碳水化合物的比例，但建议不低于45%；②蛋白质应不低于70 g/d；③饱和脂肪酸（如动物油脂、红肉类、椰奶、全脂奶制品等）的摄入量应不超过摄入总能量的7%，同时要限制反式脂肪酸的摄入，脂肪占比25%~30%为宜；④推荐每日摄入25~30 g膳食纤维，以保证维生素和矿物质的摄入。此外，应有计划地增加富含铁、叶酸、钙、维生素D、碘等的食物，如瘦肉、家禽、鱼、虾、奶制品、新鲜水果和蔬菜等。具体的每日饮食指导可见表3-9-1。

表3-9-1 妊娠期高血糖孕妇每日饮食指导

食物种类	推荐每日能量摄入总量及食物交换份			
	1600 kcal	1800 kcal	2000 kcal	2200 kcal
谷薯类	800（9）	900（10）	920（10）	1000（11）
蔬菜类	90（1）	90（1）	140（1.5）	200（2）
水果类	90（1）	90（1）	90（1）	100（1）
奶制品	180（2）	270（3）	270（3）	270（3）
肉、蛋、豆类	270（3）	270（3）	360（4）	360（4）
油、坚果类	170（2）	180（2）	220（2.5）	270（3）
合计	1600（18）	1800（20）	2000（22）	2200（24）

4.每天的餐次安排

建议每日安排3次正餐和2~3次加餐，其中早、中、晚三餐的能量应分别控制在每日摄入总能量的10%~15%、30%和30%，每次加餐的能量可以占5%~10%。每餐摄入的能量应根据孕妇日常的体力活动等进行个性化调整。

5.科学配餐

计算每日所需能量后，可参考扑克牌教具"图说糖妈妈饮食3+3"，快速按图配餐，进行科学饮食管理。详见本书第十八章第四节。

二 孕期体重管理

孕期是胎儿的生命孕育过程，也是对营养状况最为敏感的时期。胎儿与其附属物的发育需要大量的营养物质，且产后母亲哺育婴儿也要消耗大量能量及营养素。这些营养物质均需要在孕期进行储备，体重的增加是反映机体营养状况的重要指标。

（一）母体体重增长目标

孕期体重增加过多的孕妇发生妊娠期高血压及子痫前期的风险分别是孕期体重增加在正常范围内孕妇的 3 倍和 4 倍。孕期体重增加还会导致母体产后体重不减的风险也增加。对胎儿来说，孕期母体体重增长过多在短期内最为不利的影响是导致新生儿出生体重过高，且越来越多的研究发现母体孕期体重增长过多与子代儿童期甚至成年期的肥胖相关。根据 Barker "健康与疾病的发展起源"（the development origins of health and disease，DOHaD）的革命性假说，人类在生命早期（胎儿期）具有 "发育的可塑性"（developmental plasticity），即母亲在孕期所经历的营养、代谢环境可以永久地 "编程" 其后代的结构和生理功能。具体来说，孕妇体重增加与其子代儿童期（3 岁 /7 岁）的肥胖有关。母亲孕期体重增长不足，意味着摄入的营养不能满足母体储备及胎儿发育的正常需求，从而导致母亲营养不良，进而导致胎儿宫内环境不良。母体营养不良会增加发生流产、早产、胎儿生长受限及高血压疾病的风险，也会增加母婴发生急、慢性疾病的发生率。胎儿宫内环境不良会导致胎儿发育受限，从而使新生儿围产期死亡率升高，而且这种胎儿期的不良营养状况的影响甚至可能延续一生。Barker 正是在对英格兰与威尔士的流行病学进行调查时发现，胎儿期的不良营养状况对成年后心血管疾病的易感性有重大影响，并基于此提出了 DOHaD 理论。随后，一系列成人疾病（高血压、2 型糖尿病、血脂代谢异常）被发现与出生时体重低有关。

因此，应为 GDM 患者制订合适的体重增长计划。可参考 2021 年 9 月 1 日中国营养学会发布的《中国妇女妊娠期体重监测与评价》团体标准（表 3-9-2）。

表 3-9-2　我国不同孕前 BMI 孕妇的推荐妊娠期增重目标（单胎）

孕前BMI 类别	孕前BMI 范围/（kg·m⁻²）	总增长值 范围/kg	妊娠早期增长值 范围/kg	妊娠中晚期每周增长值 均值及范围/kg
低体重	BMI<18.5	11.0～16.0	0～2.0	0.46（0.37～0.56）
正常体重	18.5 kg/m²≤BMI<24.0	8.0～14.0	0～2.0	0.37（0.26～0.48）
超重	24.0 kg/m²≤BMI<28.0	7.0～11.0	0～2.0	0.30（0.22～0.37）
肥胖	BMI≥28.0	5.0～9.0	0～2.0	0.22（0.15～0.30）

（二）母体体重增长不达标者对策

母体体重增长过快，一般与能量摄入过多及运动量不足等有关。孕期体重增长过快容易导致巨大儿和血糖升高，可通过调整膳食模式及能量摄入，并增加运动量，来控制体重增长速度。值得注意的是，孕期不建议减重，若体重控制过于严格，过度限制饮食，容易引起脂肪分解，从而导致糖尿病酮症。

体重增长过慢则容易导致胎儿偏小、营养不良、糖尿病酮症、低血糖等，可通过增加能量的摄入以促使体重增长达标。若通过饮食调整后，体重依然增长过缓，可以转介给医师，考虑使用胰岛素进行辅助治疗。临床上建议根据母体孕前体重及孕期体重的增长情况重新调整每日能量摄入。

（三）胎儿体重监测及管理

妊娠期应定期进行胎儿超声检查以监测胎儿的生长发育情况。对于血糖控制不良、接受药物治疗或合并高危因素者，建议每2～4周进行1次超声检查。关注超声测量的胎儿腹围变化，以评估高血糖对胎儿产生的影响。对于胎儿发育不达标者，综合评估母体体重，并据此调整饮食营养方案。胎儿的生长发育情况可参考中国人群不同孕周的胎儿（单胎）估测体重参考标准（表3-9-3）。

表3-9-3 中国人群不同孕周的胎儿（单胎）估测体重参考标准

单位：g

孕周	主要百分位数						
	第3	第5	第10	第50	第90	第95	第97
24	505	526	558	673	788	821	842
25	589	614	652	786	920	958	983
26	683	712	756	911	1067	1111	1139
27	787	820	870	1049	1228	1279	1312
28	899	937	995	1199	1404	1462	1500
29	1021	1063	1129	1361	1593	1659	1702
30	1150	1198	1273	1534	1796	1870	1918
31	1287	1341	1424	1717	2010	2093	2147
32	1430	1490	1583	1908	2233	2326	2385
33	1578	1644	1746	2105	2464	2566	2632
34	1729	1802	1913	2306	2700	2811	2884
35	1881	1960	2081	2509	2937	3058	3137
36	2032	2117	2248	2710	3172	3303	3388
37	2179	2271	2411	2907	3402	3543	3634
38	2321	2418	2568	3096	3624	3773	3870
39	2454	2557	2715	3274	3832	3990	4093
40	2577	2685	2851	3437	4023	4190	4297
41	2687	2799	2973	3584	4195	4368	4481

第四节　围产期运动治疗

运动作为健康生活方式的重要组成部分，在生命的各个阶段都发挥着维持和提高机体心肺功能，并降低肥胖、糖尿病、高血压等慢性疾病风险的重要作用。建议妊娠期女性也保持适当的运动。近年来，越来越多的研究结果显示，运动疗法作为预防和治疗糖尿病、调控血糖的最重要手段之一，可以促进血糖利用，从而改善胰岛素抵抗和高血糖状态，提高胰岛素敏感性。此外，运动疗法还能改善心血管状况和提高整体健康水平，对产后体重恢复、降低再次妊娠时 GDM 的发病率都有良好的效果。

一　妊娠期运动的益处

妊娠使女性机体发生解剖学和生理学的变化，如腰椎前凸、关节负担加重、血容量增加、外周循环阻力降低、肺储备能力下降等。妊娠期运动可增强机体肌肉力量，有效缓解疼痛、减轻关节水肿，从而增强孕妇产程和分娩的体力，有助于促进分娩，减少剖宫产。同时，妊娠期运动还可改善孕妇情绪，减少抑郁。更为重要的是，在妊娠期进行适当运动不会增加早产的风险，反而可以避免孕妇妊娠期体重过度增长，减少胰岛素抵抗，有助于预防和治疗 GDM、子痫前期等妊娠并发症，从而改善母婴预后，保障母婴的安全与健康。

二　妊娠期运动的适应人群与禁忌证

（一）运动适应人群

建议所有无妊娠期运动禁忌证的孕妇在妊娠期进行规律运动。

（二）运动禁忌证

妊娠期运动禁忌证包括严重心脏或呼吸系统疾病、重度子痫前期/子痫、未控制的高血压、甲状腺疾病、1 型糖尿病、宫颈机能不全、持续阴道出血、先兆早产、前置胎盘、胎膜早破、重度贫血、胎儿生长受限、多胎妊娠（三胎及以上）等。对于有妊娠期运动禁忌证的孕妇，除日常活动外，不建议进行规律运动。当孕妇存在轻中度心脏或呼吸系统疾病、复发性流产史、早产史、严重肥胖、营养不良或极低体重（BMI < 12 kg/m^2）、双胎妊娠，以及癫痫且症状控制不佳时，应由医师在进行详细的专业评估并综合考虑运动利弊后，决定能否进行妊娠期运动，并给予运动形式、频率、强度等的建议。此外，若孕妇运动时出现阴道出血、规律并有痛觉的宫缩、阴道流液、胎膜早破、呼吸困难、头晕、头痛、胸痛，以及肌肉无力影响平衡等情况，应停止运动。

三　妊娠期运动频率和持续时间

对于无运动禁忌证的孕妇，建议在妊娠期每周进行 5 d、每次持续 30 min 的中等强度运动。美国妇产科医师协会建议无运动禁忌证的孕妇，每天或一周至少 4 d 进行 20～30

min 的中等强度运动。加拿大妇产科医师协会与加拿大运动生理学协会（CSEP）则建议无运动禁忌证的孕妇，每周进行至少 150 min 的中等强度运动，且 1 周至少运动 3 d。美国健康与人类服务部与英国皇家妇产科协会（RCOG）同样建议健康孕产妇在妊娠期和产后每周进行至少 150 min 的中等强度运动。丹麦和挪威关于妊娠期运动的指南建议无运动禁忌证的孕妇每天进行 30 min 的中等强度运动。日本则建议健康孕妇每周进行 2～3 次、每次 60 min 的中等强度运动。研究证实，每周进行 3 d 或以上，共计持续 150 min 的中等强度运动，可显著降低 GDM、子痫前期及妊娠期高血压疾病的发生风险。如果不能每次坚持 30 min 的中等运动强度，可累计活动量，即可以在餐后分多次进行锻炼，累计以中等强度运动 30 min。研究表明，体力活动水平较高的孕妇的妊娠结局较体力活动水平较低的孕妇好。

四 妊娠期运动形式

有氧运动及抗阻力运动均是妊娠期可接受的运动形式。推荐的运动形式包括步行、游泳、固定式自行车运动等。同时，妊娠期应避免需要有身体接触和快速移动等增加摔倒风险的运动，以及容易引起静脉回流减少和低血压的仰卧位运动。妊娠期进行有氧运动与抗阻力运动的结合运动，相较于单独进行有氧运动，能更有效地改善妊娠结局。孕期适合的抗阻力运动方式有举哑铃、弹力绷带等。妊娠期适宜与不适宜的运动见表 3-9-4。

表 3-9-4　妊娠期适宜与不适宜的运动方式

适宜的运动	不适宜的运动
瑜伽、太极、有氧操	篮球、排球、足球
慢跑、散步、游泳	骑马、体操、击剑
上下楼梯、划船、阻力带运动	滑雪、潜水、登高（海拔 2500 m 以上）
运动器械锻炼、哑铃、孕期普拉提	跳跃、长时间站立、长途旅行

五 妊娠期运动强度

孕期运动以中等强度为宜，即运动时心率达到心率储备（heart rate reserve，HRR）的 40%～59%，或感知运动强度评分应为 13～14 分。妊娠前无运动习惯的孕妇，在妊娠期进行运动时应从低强度开始，循序渐进。对运动强度的评价分为客观评价和主观判断两种。

（一）客观评价

GDM 妇女从低强度运动开始，循序渐进，以达到耐受中等强度水平的运动为宜（孕妇运动时心率达到心率储备的 40%～59%，心率储备的计算方法为 220- 年龄）。加拿大妇产科医师协会与加拿大运动生理学协会推荐，当孕妇运动时的心率达到 HRR 的 40%～59%，则提示运动强度达到中等强度水平；当心率达到 HRR 的 60%～80%，则提示运动强度达到高强度水平。此外，应避免孕期进行剧烈的运动，即心率＞90% HRR。

（二）主观判断

自我疲劳感判断是临床上判断运动强度最快捷、最容易推广的方式。ACOG 认为，在监测孕期运动强度时，使用基于 Borg 自觉疲劳评分量表（表 3-9-5）的 RPE 评分比心率参数更有效。Borg 量表有从 6～20 分共 15 个等级评分，或 0～10 分的 10 个级别等级评分，不同的等级评分代表对劳累程度的不同感受。以 6～20 分的等级评分为例，其中 6 分代表"非常轻"，20 分代表"非常累"。对于中等强度的运动，孕妇的 RPE 评分应为 13～14 分，即其对自我运动强度的感受为"稍微累"。这一量化方式也是目前使用最为广泛的。此外，"谈话测试"是另一种衡量运动强度的方法。具体而言，如果孕妇在运动时主观感觉"有点困难"，但仍可以与人交谈，则这种运动强度对于她来说不会过于轻松或过度剧烈。

表 3-9-5　Borg 自觉疲劳评分量表

0～10级		6～20级	
级别	疲劳感觉	级别	疲劳感觉
0	没有	6	
0.5	非常轻	7	非常轻
1	很轻	8	
2	轻	9	很轻
3	中度	10	
4	稍微累	11	轻
5	累	12	
6		13	稍微累
7	很累	14	
8		15	累
9	非常累	16	
10	最累	17	很累
		18	
		19	非常累
		20	

六　妊娠期运动注意事项

①孕前肥胖的孕妇在妊娠期进行运动时应从低强度、短持续时间的活动开始，然后逐渐加强；

②建议在孕早期甚至孕前就进行运动干预，可能使孕妇获益更大；

③孕前就有规律运动习惯且没有妊娠合并症的健康孕妇，在妊娠期可以继续孕前的运

动，如慢跑和有氧运动，这样并不会导致不良妊娠结局；

④对于接受胰岛素治疗的 GDM 孕妇，需警惕运动可能引起的低血糖，尤其是在孕早期。建议监测运动前血糖，如果空腹血糖 < 5.5 mmol/L，运动前应补充饮食；如果空腹血糖 > 5.5 mmol/L，则不必补充饮食；如果血糖 > 13.9 mmol/L，应暂缓运动，并检查尿酮。如果尿酮阳性，应先补充胰岛素，以纠正高血糖和酮症，待病情好转后，再考虑运动锻炼。

七 产褥期运动

（一）益处

孕期和哺乳期的体重变化与女性远期肥胖的发生密切相关。产后体重滞留是导致女性远期肥胖的主要因素，而肥胖是许多慢性病的重要诱因，这些疾病会影响女性的终身健康。因此，保持适宜的孕期体重增长，同时在分娩后适当减重，以避免体重滞留非常重要。2020 年美国妇产科医师协会指南指出，产褥期是产科医护人员引导、推荐和加强孕妇健康行为和生活方式的适宜时机。孕妇在分娩后恢复锻炼活动或培养新的锻炼习惯，对维持其终身健康非常重要。建议根据分娩方式，以及是否存在并发症逐渐恢复运动。因此，产后除了要注意合理膳食外，还应适当进行运动和做产后健身操，这样不仅能促进产妇机体复原，逐步恢复适宜体重，而且有利于预防远期糖尿病、心血管疾病、乳腺癌等慢性非传染性疾病的发生。

（二）运动方式

产褥期的运动方式可采用产褥期保健操、盆底运动和有氧运动。

1. 产褥期保健操

产妇根据自己的分娩情况和身体状况循序渐进地进行。自然分娩的产妇一般在产后第 2 天就可以开始，每 1～2 天增加 1 节，每节做 8～16 次，6 周后可选择新的锻炼方式。各节具体做法如下：第 1 节，深呼吸运动。仰卧，深吸气，收腹部，然后呼气。第 2 节，缩肛运动。仰卧，两臂直放于身旁，进行缩肛与放松运动。第 3 节，伸腿运动。仰卧，两臂直放于身旁，双腿轮流上举和并举，与身体呈直角。第 4 节，腹背运动。仰卧，髋与腿放松，分开稍屈，脚底放在床上，尽力抬高臀部及背部。第 5 节，仰卧起坐。第 6 节，腰部运动。跪姿，双膝分开，肩肘垂直，双手平放床上，腰部进行左右旋转动作。第 7 节，全身运动。跪姿，双臂支撑在床上，左右腿交替向背后高举。产褥期保健操的示范见图 3-9-4。

2. 盆底运动（凯格尔运动）

可以在产后立即开始。产妇通过自主节律性地进行缩肛运动，能够增强盆底组织的弹力张性，不仅可以直接增大盆底肌肉对腹部器官例如子宫、膀胱的支持力，有效缓解脱垂、漏尿症状，还可以促进盆底的血液微循环，营养组织肌肉，加快盆底功能的恢复，提升产后的生活质量。产妇的凯格尔运动可在站位、坐位、平卧位时进行。训练前应排空膀胱，吸气时用力缩肛 10 s，呼气时慢慢松弛，间隔 10 s 后重复。每次训练缩肛 40～50 次，每天训练 3～5 次。注意用力的肌肉群为肛门、尿道及会阴部位的肌肉，应避免腿部、腹部或臀部的用力。

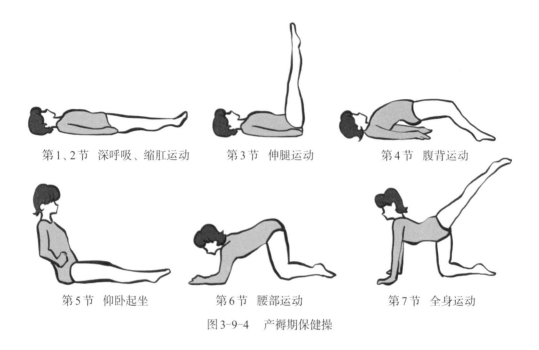

| 第1、2节　深呼吸、缩肛运动 | 第3节　伸腿运动 | 第4节　腹背运动 |

| 第5节　仰卧起坐 | 第6节　腰部运动 | 第7节　全身运动 |

图 3-9-4　产褥期保健操

3. 有氧运动

产后 6 周可以开始进行有氧运动，如散步、慢跑等。一般从每天 15 min 逐渐增加至每天 45 min，每周坚持 4～5 次，形成规律。剖宫产的产妇应根据自己的身体状况，如贫血和伤口恢复情况，缓慢增加有氧运动及力量训练。有其他疾病合并症的产妇可根据医学建议适当调整运动计划。哺乳期妇女为避免运动时乳房胀带来的不适，应在锻炼前哺乳。

八　运动教育和运动处方

可根据广医三院团队研发的扑克牌教具——"图说糖妈妈安全运动"，进行运动教育，并指导围产期的运动，特别是其中两套健身操，广受孕妇的欢迎。关于如何评估 GDM 妇女孕前运动情况并制定个体化运动处方见附录六。

第五节　围产期血糖监测技术

一　孕期血糖监测管理

血糖监测的目的是使治疗最佳化，确保血糖稳定控制在目标值范围内或接近目标值范围，以减少母胎并发症的发生。

（一）血糖控制目标

1. 孕前糖尿病

空腹及餐前血糖值 3.9～5.3 mmol/L，餐后 1 h 血糖值 6.1～7.8 mmol/L，餐后 2 h 及睡前血糖值 5.6～6.7 mmol/L，HbA1c ＜ 6%。但对于 T1DM 妇女来说，在不出现低血糖的情

况下很难达到以上标准。因此，对于达到以上标准值时常出现低血糖，尤其是有反复低血糖发作病史和对低血糖无意识的 T1DM 妇女，建议设定个性化的、适当放宽的血糖目标值，并根据临床经验进行个性化的安全治疗，严防低血糖的发生。

2. 妊娠期糖尿病

空腹及餐前血糖值 3.9～5.3 mmol/L，餐后 1 h 血糖值 6.1～7.8 mmol/L，餐后 2 h 及睡前血糖值 5.6～6.7 mmol/L，糖化血红蛋白＜5.5%。

（二）血糖监测方案

国内外指南均建议根据孕周、血糖控制达标率、胰岛素使用情况和低血糖发生率等来设定血糖监测的时间点和频率，理论上可自由选择一天中的任意时间点。关于餐后血糖，一般认为监测餐后 1 h 血糖水平可协助血糖控制，且可降低因大于胎龄儿和头盆不称导致的剖宫产率。目前，关于自我血糖监测的频率和餐后 1 h 与 2 h 血糖监测的优劣区分，尚缺乏确凿证据。由于餐后血糖峰值出现在餐后 90 min 左右，因此，选择餐后 1 h 或 2 h 进行血糖监测均可。中国《妊娠期高血糖诊治指南（2022）》推荐如下：

1. 不需要胰岛素治疗者（GDM A1 级）

每周至少监测 1 次全天血糖（末梢空腹血糖及三餐后 2 h 血糖共 4 次）。

2. 血糖控制稳定者

每周至少监测血糖轮廓 1 次（三餐前 30 min、三餐后 2 h 和夜间血糖）和全天血糖 1次。在妊娠 28～34 周胎儿快速生长期适当增加次数。

3. 新诊断、血糖控制不良或不稳定及应用胰岛素者

每日监测血糖 7 次（三餐前 30 min、三餐后 2 h 和夜间血糖）。

4. 胰岛素泵使用期间的血糖监测方法

①刚开始用泵的 3 天内，一天至少要测 8 次血糖，即三餐前、三餐后 2 h、睡前 22 点和凌晨 3 点各 1 次，也可采用连续动态血糖监测观察血糖情况。

②血糖达标并基本稳定的情况下，一天可测 5 次血糖，即空腹、三餐后血糖和睡前 22点各 1 次。

③在血糖达标并稳定，且母胎体重增长良好的情况下，可以根据不同孕周适当减少为一周内选择 2 天，每天测 7 次血糖，即三餐前、三餐后 2 h 和睡前 22 点各 1 次。

5. T1DM 妇女运动血糖监测

在运动前和运动中至少每 30 min 监测 1 次，并在运动结束后监测 1 次。运动低血糖的标准为＜72 mg/dL（4.0 mmol/L），在出现低血糖症状（出汗、饥饿、心慌、颤抖、面色苍白、反应迟钝等）时应进行微量血糖监测并及时进食，以纠正低血糖。

6. 特殊情况下的血糖监测

①在睡前胰岛素应用初期，夜间低血糖发作，以及增加睡前胰岛素剂量但空腹血糖仍控制不佳的情况下加测夜间血糖。

②妊娠过程中，随着胎盘激素分泌的变化，血糖也会随之变化：妊娠中、晚期血糖有不同程度的升高，通常在妊娠 32～36 周达到高峰，而在妊娠 36 周后可能会有下降。因此，应根据血糖变化特点特别调整监测次数，在近足月时应加强空腹及餐前血糖的监测，以警惕低血糖的发生。

二、产褥期血糖监测管理

产褥期是产妇重要的生理恢复期，其间，产妇全身内分泌激素逐渐恢复到非妊娠期水平。同时，产褥期也是GDM产妇糖代谢逐渐恢复到妊娠前水平的时期。产后早期，由于胎盘排出以及拮抗胰岛素的激素迅速下降，体内激素变化及泌乳都会影响糖代谢，且部分产妇会持续存在糖代谢异常，故应继续进行严格的血糖管理。GDM产妇在分娩后的一定时期内血糖可能恢复正常，但还须继续严密监测血糖、尿糖和尿酮体的变化。

一般认为，GDM产妇在分娩后应尽早恢复进食，未恢复正常饮食前要密切监测血糖水平及尿酮体。对于GDM A2级者，产后应复查空腹血糖，若空腹血糖≥7.0 mmol/L，则应检测餐后血糖，并根据检测结果决定是否应用并调整胰岛素的用量。血糖控制的目标为：空腹血糖≤5.6 mmol/L，三餐后2 h血糖≤7.8 mmol/L，糖化血红蛋白≤5.7%。

第六节 围产期胰岛素治疗

妊娠期糖尿病的药物治疗，是饮食和运动治疗效果不达标者的补充，也是妊娠期糖尿病专科护士工作的重点和难点。

一、妊娠期胰岛素应用指征

所有1型、2型糖尿病合并妊娠的患者，若孕前采用胰岛素调控血糖，血糖达标后妊娠，孕期应继续使用胰岛素。

GDM A2级患者经规范饮食和运动治疗后，若24 h血糖轮廓有以下三种情况之一，应在医师指导下，从小剂量开始并模拟生理需要量给予胰岛素治疗。

①空腹血糖≥5.3 mmol/L，或者餐后2 h血糖≥6.7 mmol/L；

②血糖达标，但孕妇及胎儿体重不增长或下降；

③调整饮食后出现饥饿性酮症，增加热量摄入后血糖又超过妊娠期标准。

二、妊娠期胰岛素使用原则

①从小剂量开始；

②根据体重计算初始剂量；

③根据血糖水平，每2~3天调整1次，每次增减2~4 U；

④距离目标血糖越近，调整幅度越小。

三、妊娠期胰岛素剂型选择

妊娠期常用的胰岛素剂型包括速效胰岛素、短效胰岛素、中效胰岛素和长效胰岛素。

1. 超短效胰岛素

门冬胰岛素是已被我国国家药品监督管理局批准可以用于妊娠期的人胰岛素类似物，其特点是起效迅速，药效维持时间短。门冬胰岛素具有最强的降低餐后高血糖的作用，用于控制餐后血糖水平，且不易引发低血糖。

2. 短效胰岛素

短效胰岛素起效快，剂量易于调整，可以支持皮下、肌肉和静脉内注射。静脉注射短效胰岛素后能使血糖迅速下降，且短效胰岛素的半衰期为5～6 min，故可用于抢救糖尿病酮症酸中毒。

3. 中性鱼精蛋白锌胰岛素

中性鱼精蛋白锌胰岛素为含有鱼精蛋白、短效胰岛素和锌离子的混悬液，只能皮下注射而不能静脉使用。注射胰岛素后，在组织中蛋白酶的分解作用下，胰岛素与鱼精蛋白分离，释放出胰岛素以发挥生物学效应。其特点是起效慢，降低血糖的强度弱于短效胰岛素。

4. 长效胰岛素

长效胰岛素可用于控制夜间血糖、空腹血糖和餐前血糖，已被国家药品监督管理局批准应用于妊娠期。

各种胰岛素的药效动力学特点见图3-9-5。

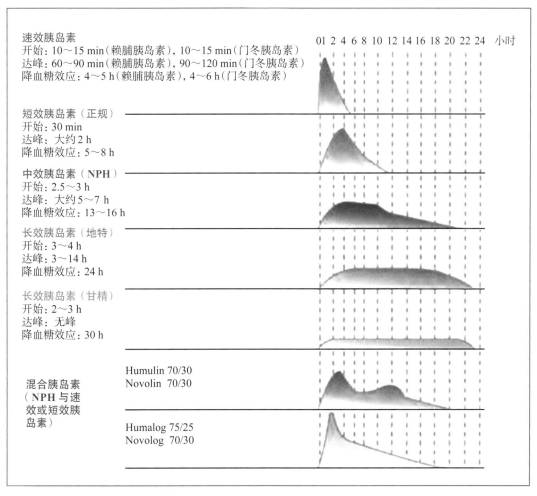

图3-9-5　各种胰岛素的药效动力学特点

四 妊娠期胰岛素治疗方案的制订

根据血糖情况选择的胰岛素治疗方案如下。

1. 基础胰岛素治疗方案

适用于空腹血糖或餐前血糖高的孕妇，可选择在睡前注射长效胰岛素，或者在早餐前和睡前分别注射 1 次 NPH。

2. 餐前胰岛素治疗方案

对于餐后血糖升高的孕妇，可选择餐前短效或速效胰岛素治疗方案，即在三餐时或三餐前注射速效或短效胰岛素。

3. 胰岛素联合治疗方案

胰岛素联合治疗方案指将"长效或中效胰岛素"与"速效或短效胰岛素"联合应用，即在三餐前注射短效或速效胰岛素，在睡前注射长效胰岛素或中效人胰岛素，适用于空腹和餐后血糖均不达标的孕妇。由于妊娠期餐后血糖升高较为显著，故一般推荐应用预混胰岛素。

4. 胰岛素泵治疗方案

对于妊娠合并 T1DM 或者少数合并 T2DM 且血糖波动大、控制不理想的孕妇，推荐使用胰岛素泵控制血糖。

在治疗方案的选择上，主张遵循个体化原则，根据孕妇的情况进行胰岛素治疗方案的选择，具体如下。

①对于 PGDM 患者，推荐胰岛素强化方案，即三短一长方案（三餐前使用短效或速效胰岛素＋睡前使用中效或长效胰岛素），或胰岛素泵方案，最大程度地模拟生理性胰岛素分泌模式。

②对于血糖波动大的 T1DM 患者，应用胰岛素泵能更好地控制血糖，减少血糖波动。

③对于高血糖程度相对轻的 GDM 患者，可根据不同的高血糖时段，选择相应的胰岛素剂型。若以空腹血糖升高为主，则选择睡前基础胰岛素；若以餐后血糖升高为主，则选择短效或速效胰岛素。

④对于因妊娠期胎盘引起的胰岛素抵抗导致餐后血糖显著升高，预混胰岛素应用存在局限性，故不进行常规推荐。

5. 胰岛素剂量调整的原则

根据血糖监测的结果，选择个体化的胰岛素治疗方案。依据血糖控制的靶目标，结合孕妇体重，按照每 2～4 U 胰岛素降低 1 mmol/L 血糖的原则进行调整。一般建议孕期胰岛素的用量为 0.3～0.8 U/(kg·d)。妊娠合并 T1DM 妇女在添加胰岛素时应警惕低血糖的发生。孕前超重或肥胖的 GDM 或 PGDM 孕妇，可能出现胰岛素抵抗，从而在增加胰岛素剂量时降糖效果不明显，此时不建议继续追加胰岛素用量，应及时加用改善胰岛素敏感性的药物，如二甲双胍。

6. 强调血糖达标的同时应避免低血糖

2024 年美国糖尿病协会指南推荐，妊娠期高血糖孕妇都应监测空腹、餐前和餐后血糖，以达到最佳血糖水平。孕期血糖控制的目标建议为：空腹血糖＜5.3 mmol/L，餐后

1 h血糖＜7.8 mmol/L或餐后2 h血糖＜6.7 mmol/L。如果没有明显的低血糖风险，妊娠期HbA1c水平建议控制在6%以内最佳；如果有低血糖倾向，则HbA1c控制水平可放宽至7%以内。

五　围产期使用胰岛素的护理管理

（一）胰岛素的安全加量指导

1. 日生理调整

妊娠期胰岛素的添加必须在营养管理和运动指导的基础上进行。若空腹或餐前血糖升高，建议添加中效或长效胰岛素；若餐后血糖异常，则建议添加短效或超短效胰岛素。胰岛素首次添加时应警惕低血糖的发生。专科护士在妊娠期糖尿病患者门诊随访过程中，若发现患者血糖升高，宜先调整营养及运动方案，并观察3~7 d。若血糖达标，可继续在护理门诊随访追踪；若未达标，则应及时转介给产检医师评估是否使用胰岛素治疗。

2. 孕生理调整

因妊娠过程中机体对胰岛素需求的生理变化，妊娠中、晚期胰岛素需要量有不同程度的增加，一般在妊娠32~36周达到高峰，在妊娠36周后用量可能会有下降（图3-9-6）。因此，妊娠期胰岛素的用量应根据血糖具体波动的幅度进行调整。专科护士在随访胰岛素治疗患者时要注意孕周变化，在妊娠36周后血糖会呈现下降趋势。要重视该阶段，指导患者增加血糖监测频率，并观察血糖下降趋势，若出现下降趋势宜先转介给产检医师调整胰岛素治疗方案，同时做好低血糖预防及处理措施。

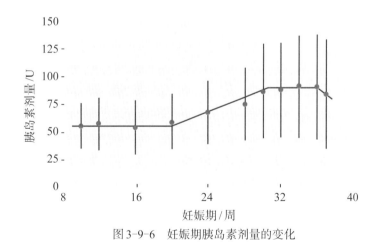

图3-9-6　妊娠期胰岛素剂量的变化

来源：TAYLOR R, DAVISON J M. Type 1 diabetes and pregnancy［J］. BMJ, 2007, 334(7596): 742-745.

（二）胰岛素的安全减量指导

1. 孕早期

孕早期若因妊娠剧吐导致进食量不足，GDM孕妇应根据摄入的碳水化合物量，适当减量胰岛素，并在进食后再注射。

2. 分娩期

建议使用胰岛素的 GDM 孕妇在分娩的前一天晚上：①按常规剂量使用餐前速效胰岛素；②按常规剂量使用睡前中效胰岛素；③减少 30%～50% 睡前长效胰岛素的剂量。

关于分娩过程中血糖和胰岛素的管理，详见第一篇第五章第四节相关内容。

3. 产褥期

胰岛素抵抗水平在产后会急剧下降，因此需要重新评估和调整胰岛素用量。应及时监测产妇的血糖，并根据其血糖水平调整胰岛素方案。产后所需胰岛素的剂量往往较孕期明显减少，产后 24 h 胰岛素的用量应减至原用量的 1/3～1/2，第 2 天以后约为原用量的 1/2～2/3。多数患者在产后 1～2 周的胰岛素用量逐渐恢复到妊娠前水平。产后血糖恢复正常者无须继续胰岛素治疗。鼓励母乳喂养，哺乳能减少胰岛素的用量。

（三）胰岛素安全注射指导

以"图说糖妈妈安全注射"扑克牌为教具，给 GDM 孕妇及家属普及胰岛素注射技巧、储存要点以及注射部位轮换等相关知识。为确保使用胰岛素注射的安全，可采取门诊线下教育与基于互联网＋的健康教育相结合的方式。护理门诊定期随访患者注射部位的皮肤情况、胰岛素注射剂量、血糖波动及母胎体重等指标。

建议在孕期产科超声检查中检测母亲的皮下脂肪厚度，以便为孕妇提供胰岛素注射安全部位的推荐。腹部是在妊娠期进行胰岛素注射的安全部位，但考虑到子宫扩张会使腹部脂肪变薄，GDM 孕妇应当使用 4 mm 针头。具体建议如下：①孕早期不需要改变胰岛素注射部位或技术；②孕中期的注射部位应当选择腹部外侧，并远离子宫的皮肤；③孕晚期可以在保证皮肤适当捏皮的同时，经腹部注射胰岛素，也可以在大腿、上臂或腹部外侧进行注射。

（四）外出旅行指导

（1）GDM 孕妇外出旅行时，应指导其携带血糖监测及胰岛素注射所需用物，不可中断胰岛素的治疗。携带物品包括血糖仪及试纸、医用棉签、75% 医用酒精／酒精棉片、足量的胰岛素、针头（胰岛素注射用针头和测血糖用针头），以及锐器收纳盒。使用瞬感血糖仪、胰岛素泵者还应带齐管道、探头及记录表。

（2）对于需要使用胰岛素的 GDM 孕妇，应建议其提前规划行程，并检查胰岛素余量是否足够在旅途中使用，若余量不足，需要提前到医院开好胰岛素备用。出行时必须随身携带门诊病历及产检资料，外出期间若遇胰岛素已用完或丢失等情况，可带病历到附近医院及时就诊。

（3）线上指导 GDM 孕妇在旅行途中规范用药，不可私自停用胰岛素或增减胰岛素的剂量。

（4）外出时，胰岛素应按照规范的方法进行保存和注射。

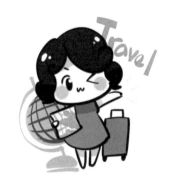

（5）飞行途中的胰岛素保存方法：①胰岛素注射液要随身携带，不可办理托运。托运行李舱中温度可能不稳定，温度波动过大可能导致胰岛素失效。②可以携带足量的胰岛素制剂以及针头，但需要出示医疗证明。③随身携带的药品和用物应包装完整，药品上的标识不能去除，以证明携带的药物并非经过调换，否则不能携带。④若乘坐长途航班，飞机上会提供餐食，进食前仍应遵医嘱注射胰岛素，以避免血糖波动过大。

（6）对于使用胰岛素泵的孕妇，建议在过安检时主动告知安检人员佩戴了胰岛素泵。安检人员会进行人工检查，并查看胰岛素泵。同时，应告知安检人员胰岛素泵不能被摘下，因为有针头置于皮肤下。为了避免金属探测仪对胰岛素泵功能造成干扰，孕妇可声明并要求进行直接的可视化检查，即不通过 X 光等设备来检查胰岛素及相关用品。

第七节　子痫前期的筛查及预防

子痫前期与 GDM 的发病率逐年升高，若 GDM 孕妇合并子痫前期会使疾病的治疗更加复杂，对新生儿与孕妇的预后均造成不利影响。子痫前期是一种妊娠期特发性高血压疾病，目前全球的发病率为 3%～5%，是孕产妇死亡的主要原因之一。此外，全球约15%的早产是由子痫前期引起的。

一　子痫前期的定义

当前，国际上较为认可的是国际妊娠期高血压疾病协会（ISSHP）所提出的定义：既往血压正常的孕妇，在妊娠 20 周后（含 20 周）出现至少 2 次收缩压 ≥ 140 mmHg 和（或）舒张压 ≥ 90 mmHg，并伴有至少一项以下新发情况：①蛋白尿，即尿蛋白 ≥ 0.3 g/24 h，或尿蛋白/肌酐比值 ≥ 0.3，或随机尿蛋白 ≥（+）。②母体其他器官功能不全，包括急性肾损伤（肌酐 ≥ 90 μmol/L 或 ≥ 1 mg/dL），肝脏受累（转氨酶升高，如丙氨酸转氨酶或天冬氨酸转氨酶 ≥ 40 U/L，可能伴或不伴上腹痛）、神经系统症状（如子痫、精神状态改变、失明、卒中、阵挛、严重头痛和持续性视物模糊）以及血液系统受累（血小板减少，即血小板计数 < 150 000/μL 或弥散性血管内凝血和溶血）。③子宫 - 胎盘功能障碍，如胎儿生长受限、脐动脉血流异常或胎死宫内。

二　筛查手段

子痫的筛查主要包括以下几个方面：危险因素筛查、相关生化指标的检测、超声血流动力学评估。

1. 危险因素筛查

根据美国妇产科医师协会的建议，拥有 1 项及以上高危因素或 2 项以上中危因素的患者可被认为是子痫前期高危人群（表 3-9-6）。

表 3-9-6 子痫前期临床高危因素与阿司匹林的应用

风险等级	危险因素	推荐
高	• 子痫前期病史，尤其伴有不良妊娠结局 • 多胎妊娠 • 慢性高血压 • 1、2型糖尿病 • 肾脏疾病 • 自身免疫性疾病（系统性红斑狼疮、抗磷脂抗体综合征）	建议具有1项以上高危因素的患者使用小剂量阿司匹林
中	• 初产 • 肥胖（BMI≥30 kg/m²） • 子痫前期家族史（母亲或姐妹） • 社会人口特征（非洲裔、低社会经济地位） • 年龄≥35岁 • 个人病史因素（低出生体重儿或小于胎龄儿分娩史、前次妊娠大于10年）	建议具有大于2项以上中危因素的患者使用小剂量阿司匹林
低	• 前次无并发症的足月分娩史	不建议使用阿司匹林

2. 相关生化指标

子痫前期研究最广泛的生物标记物包括妊娠相关蛋白A、胎盘蛋白13（placental protein-13，pp-13）、pp-14、抑制素A、激活素A等，这些标记物常用于非整倍体筛查；此外，还包括促血管生成相关因子，如胎盘生长因子（placental growth factor，PLGF）、血管内皮生长因子、血管生成素等。

3. 超声血流动力学

通过子宫动脉收缩期峰值与早期舒张速度比值、子宫动脉早期舒张期切迹（单/双侧）、切迹指数、搏动指数、阻力指数、收缩期峰值流速与舒张末期流速之比等参数预测子痫前期。然而目前没有任何一项筛查手段优于其他方法，因此主张联合筛查。国际妇产科联盟（FIGO）推荐的最优联合筛查手段包括母体危险因素评估、平均动脉压（mean arterial pressure，MAP）测量、血清胎盘生长因子检测以及子宫动脉搏动指数（uterine artery pulsatility index，UTPI）检测。当无法测量PLGF和/或UTPI时，基线筛查应包括母体危险因素评估及MAP测量，而非单独评估母体危险因素。而当医疗资源有限时，可在孕早期联合母体危险因素和MAP进行筛查，以识别早发型子痫前期的高危人群，并根据此筛查结果对特定高危人群测定PLGF及UTPI。

三 子痫前期的先兆表现

①重增长过快；

②血压处于正常高限：收缩压为 131～139 mmHg（1 mmHg=0.133 kPa）和（或）舒张压为 81～89 mmHg；

③胎儿生长受限；

④血小板计数呈下降趋势；

⑤无原因的低蛋白血症和蛋白尿。

四　预防手段

1. 定期检测微量蛋白尿

在孕中后期，微量尿蛋白阳性的孕妇发生子痫前期、早产、胎膜早破、胎儿生长受限的概率明显高于微量尿蛋白阴性的孕妇。尤其在孕早期，微量尿蛋白阳性者发生子痫前期的风险是微量尿蛋白正常者的 4 倍。

2. 控重和控糖

研究表明，糖代谢异常的孕妇若 BMI 越高，则并发子痫前期的风险越大。空腹血糖是孕妇发生子痫前期的独立危险因素，孕妇发生血管病变的风险随空腹血糖的增加而提高。若发生广泛性血管病变，小血管管腔将会变窄且血管内皮细胞会增厚，从而导致组织供血减少与子宫动脉重塑障碍加重，最终造成子痫前期的发生率提高。因此，应积极监测并控制 GDM 孕妇的 BMI，并严格监测其血糖变化，以降低相关并发症的发生率。

3. 规范血压监测

每次产检时，都会常规进行规范的血压监测，若发现异常，需立即重复测量。对于合并慢性高血压的妇女，可选用钙离子拮抗剂和盐酸拉贝洛尔作为降压药物，这两种药物被认为是安全有效的。目标血压：收缩压 120～130 mmHg，舒张压 80～90 mmHg。

4. 高危人群药物预防

对于在孕早期筛查出的早发型子痫前期高风险孕妇，应于孕 11～14^{+6} 周开始预防性服用阿司匹林（150 mg/ 晚），持续至孕 36 周、分娩或确诊子痫前期为止。然而，并非所有孕妇都适合接受低剂量阿司匹林治疗。对于有早发型子痫前期病史的孕妇，可以使用低剂量阿司匹林以降低再发风险，但不建议使用低分子肝素。对于钙摄入不足的孕妇（< 800 mg/d），选用钙补充剂（1.5～2 g/d 钙元素）或钙替代剂（≤ 1 g/d 钙元素），可降低早发型/晚发型子痫前期的发生率。

第八节　围产期生殖道感染的预防及护理

生殖道感染（reproductive tract infection，RTI）是常见的妇科疾病之一，尤其在育龄期女性中发生率较高，通常由细菌、病毒、支原体、念珠菌、滴虫等多种病原体侵袭引起。

正常情况下，女性生殖道内存在多种菌群，菌群间相互制约、相互作用来共同维持阴道内环境的相对稳定。一旦内环境菌群失调，这种平衡被打破，则可能导致多种病原体入侵，引发生殖道感染。

妊娠期妇女是生殖道感染的高发群体，由于机体的免疫系统以及内分泌系统在妊娠期间会发生显著改变，如出现免疫抑制、雌激素水平升高等，生殖道内 pH 值以及内环境平衡状态也会随之发生变化，从而创造出更有利于病原体入侵的环境。妊娠期生殖道感染不仅会对孕妇的身体健康造成伤害，在很大程度上也会导致不良妊娠结局，从而威胁到胎儿的生命安全。

产褥期生殖道感染主要是指产褥期生殖道受到病原菌的侵袭，从而引起局部或全身的炎症，主要发生在产后 24 h 及 10 d 内，可以表现为呼吸道、泌尿道、消化道及切口等部位的感染，对于产妇来说是最常见且严重的并发症。

一 妊娠期生殖道感染的预防及护理

妊娠期是女性特殊的生理阶段，在妊娠期的不同阶段，不同病原微生物感染对母体、胎儿、新生儿都会产生很大影响。若生殖道感染未得到及时诊治，可导致不孕、流产、早产、胎膜早破和新生儿感染等不良结局，严重危害女性生殖健康。妊娠期生殖道感染包括阴道炎症、子宫颈炎症以及盆腔炎性疾病（PID），其中以妊娠期阴道炎症最为常见。

研究显示，免疫功能损伤在糖尿病的发生发展中有重要作用。免疫系统的主要功能是免疫防御、免疫监视和免疫稳定，免疫系统功能紊乱将会引起病理反应。GDM 孕妇体内内分泌和免疫状态的改变，使病原体入侵风险增加，极易出现感染，以生殖道感染多见。此类感染较常规感染更难控制，还会加重孕妇的糖尿病病情。GDM 生殖道感染的独立影响因素包括生殖系统感染史、血糖未得到控制以及混用洗外阴用具，表明 GDM 生殖道感染与个人生活及卫生习惯、生理状况等密切相关。因此，应与孕妇充分沟通，强化个人卫生和性卫生的重要性，让孕妇掌握妊娠期卫生保健知识和生殖道感染相关知识，增强自我预防意识，以减少生殖道感染的发生。

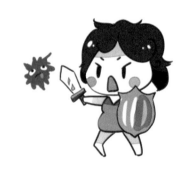

二 产褥期生殖道感染的预防及护理

研究证实，无论是既往存在糖尿病或 GDM 均会引起机体潜在免疫功能异常，从而增加产妇发生产褥期生殖道感染的风险。此外，血糖控制不良也会导致产褥期生殖道感染的发生率增加。因此，还需继续对产后的 GDM 妇女进行严格的血糖管理，并加强对产妇的健康教育，督促其注意个人卫生。建议产妇保持皮肤清洁舒适，勤擦身，宜淋浴并勤换内衣，产后 6 周内避免盆浴。同时，保持外阴和伤口清洁，应每天两次用温开水清洗外阴，并勤换卫生巾及内裤。此外，应调整生活节律，确保充足的休息和合理的饮食。建议产妇在产后尽早开始适当活动，活动强度应循序渐进，并注意劳逸结合，以提高自身的免疫力。

第九节　围产期音乐治疗

围产期指的是怀孕 28 周到产后一周这段分娩前后的重要时期。围产期音乐治疗是一个系统的干预过程，在这个过程中，治疗师利用音乐体验的各种形式，以及在治疗过程中发展起来的、作为治疗动力的治疗关系来帮助孕产妇达到健康的目的。

一　围产期音乐治疗的好处

围产期对孕妇进行音乐治疗干预，可以调节孕妇的心理状态，稳定孕妇的情绪，从而促进良好的睡眠，形成良好的生活方式，促进胎儿生长发育和自然分娩。

（一）调节孕妇心理状态

由于对分娩过程的不了解，大部分的孕妇在怀孕晚期会产生紧张、焦虑、恐惧、抑郁等负面情绪，从而对孕妇的身心造成一系列的不良影响，严重者可导致孕妇精神异常、子宫和胎盘的功能受损、早产儿的风险增加以及产后抑郁。

德国哲学家黑格尔曾提到"音乐的威力"，他认为一部音乐作品如果来自内心，渗透着丰富的灵魂和情感，可以在听众心里引起很广的反响。因此，聆听音乐或参加音乐治疗活动可以帮助孕妇释放消极情绪，重建积极情绪，并不断强化内心的积极力量，提升自信心。愉悦的心情可以促进良好睡眠，帮助孕妇形成良好的生活方式，使代谢和内分泌维持在相对平稳的状态。

（二）促进胎儿生长发育

胎儿在妊娠25周末时，传音系统已基本发育完成，具备听到声音的条件，因此在妊娠28周后音乐可以直接作用于胎儿。研究显示，规律聆听音乐的孕妇，其胎儿的基础心率及反应度相对于无音乐刺激时显著升高，由此表明音乐能影响胎儿的心脏功能，促进胎儿的生长发育。

（三）减轻分娩疼痛

分娩疼痛除了子宫收缩带来的痛感，也跟心理因素息息相关，产妇越焦虑、紧张、恐慌，其痛感越强；反之，产妇越放松、愉悦、平静，其痛感越轻。在临床中，音乐疗法可以帮助产妇减轻分娩疼痛，提高疼痛阈值，降低痛感。

（四）增进亲密关系

在怀孕期间，夫妻共同参与曼舞、音乐胎教等形式的音乐治疗，可以促使产妇大脑垂体分泌更多的催产素及内啡肽，从而产生强烈的幸福感。产妇常常将这种美好的感受与体验溢于言表，而丈夫也会感觉到自己的"爱与被需要"的重要性，其关爱、支持与帮助等内在冲动也会被激发。因此，产妇与丈夫之间的情感流动、心灵联结与亲密关系会得到进一步的深化与提升。

（五）促进自然分娩

在待产过程中进行音乐治疗，可以帮助产妇放松身心，从而更好地应对分娩过程，有助于自然分娩。音乐抚触或夫妻曼舞可以促使产妇的大脑垂体分泌更多催产素，促进子宫收缩；音乐呼吸可以提升腹肌、膈肌和肛提肌的收缩力；摇摆骨盆可以增加骨盆各关节之间韧带的灵活性，同时使宫颈、阴道等软产道放松；音乐联结能提升产妇对胎儿的关注，感知胎儿的旋转和下降，从而放松身体，为宝宝的娩出创造更大的空间；音乐冥想则可以使分娩的紧张、恐惧等情绪得到缓解。

（六）调节产妇身心状态，良好调控血糖

随着胎儿及附属物的娩出，产妇的激素水平发生改变，再加上心理和社会因素的影响，产妇容易产生负面情绪，严重者可导致产后抑郁症。音乐治疗不仅可以帮助产妇释放压力，减少产后低落情绪的出现，促进她们建立与婴儿的亲密连接，而且可以降低产后抑郁症患者的焦虑、紧张等消极情绪，缓解其症状，有助于形成较完善的心理功能，并促进建立正常的人际关系。此外，音乐治疗还能协助身体维持代谢和内分泌的相对平稳状态，使患者更积极主动地调控血糖达标。

二 围产期音乐治疗的方法

目前，临床上进行围产期音乐治疗的方法主要包括音乐呼吸、音乐曼舞、音乐胎教和音乐律动。

1. 音乐呼吸

音乐呼吸，即根据音乐的节拍规律地调整呼吸节奏，使呼吸节奏与节拍规律保持一致。它通过对神经肌肉的控制与呼吸技巧的训练，帮助孕产妇在分娩时将注意力集中在对呼吸的控制上，以转移疼痛注意力，同时提高血氧浓度，增加血液中内啡肽的含量，使孕妇放松身心，从而加速产程。

2. 音乐曼舞

音乐曼舞能让孕妇对自己的身体充满自信，帮助孕妇放松身心，减少紧张和压力感，从而促进催产素的释放与流动。在跳舞的过程中，孕妇可以放松臀部肌肉，有助于润滑、延伸和扩大盆骨出口。同时，孕妇通过曼舞还能与宝宝进行互动，并增进夫妻间的亲密关系。此外，曼舞还能促进身体对糖的利用，有助于平稳地降低餐后血糖。

3. 音乐胎教

音乐能使胎儿的神经元增多，树突变稠密，突触数目增加，甚至还能使本无关联的脑神经元相互连通。音乐还能促进母亲体内的良性化学物质分泌，如多巴胺、内啡肽、皮质醇、5-羟色胺等。音乐、语言、绘画、诗歌等艺术更好地融合成多学科胎教体系。

4. 音乐律动

音乐律动是根据音乐的节拍进行的肢体运动，它不仅可以锻炼身体的骨肉系统，促进血液循环，愉悦身心，还可以增加分娩时的耐力或缓解孕期身体不适。此外，音乐律动还可以对功能生育肌群起到很好的锻炼作用，有助于分娩过程中的配合与协调。同时，它还能促进身体对糖的利用，有助于平稳地降低餐后血糖。

第十节　妊娠期安全睡眠

人体的生物钟需要通过睡眠来调节。对于孕妇这一特殊群体，良好的睡眠质量尤其重要。若睡眠不足，身体抵抗力变差，更容易罹患生理和心理各种疾病，产后抑郁也易发生。而对于 GDM 孕妇来说，胰岛素的自然分泌有昼夜节律性，睡眠不规律或睡眠时间不足，都会影其血糖的波动，高血糖和低血糖都极易发生。

一 适宜的睡眠时间

睡眠时间在个体间存在差异，应以消除疲劳且身体舒适为标准。孕妇应养成良好的作息习惯，保证平均睡眠时间为每晚 $7\sim8$ h。除每晚 8 h 睡眠外，GDM 孕妇还应该在白天有至少 $30\sim60$ min 的休息时间。怀孕期间，孕妇发生睡眠紊乱是很普遍的现象。有研究发现，约 23.9% 的孕妇存在睡眠不足的问题，20.9% 的孕妇存在睡眠时间过长的问题。极端的睡眠时间，包括睡眠过长或睡眠过短，均可使 GDM 的发病风险升高 43%。具体来说，睡眠过长（$\geqslant 10$ h/晚）的孕妇，其 GDM 的发病风险增加至睡眠时间为 $7\sim8$ h/晚的孕妇的 2.36 倍。而睡眠过短（$< 6\sim7$ h/晚）的孕妇与睡眠时间为 $7\sim8$ h/晚的孕妇相比，患 GDM 的风险增加了 70%，睡眠时间 $\leqslant 6.25$ h/晚的孕妇的 1 h 血糖值比睡眠时间 > 6.25 h 的孕妇高 0.65 mmol/L。若睡眠时间进一步缩短为 $\leqslant 4$ h/晚，则患 GDM 的风险是睡眠时间为 $7\sim 8$ h/晚的孕妇的 5.56 倍。有研究表明，45.7% 的孕妇经历过低质量的睡眠，睡眠质量从孕中期到孕晚期呈降低趋势。睡眠质量差的孕妇发生 GDM 的风险是睡眠质量好的孕妇的 1.75 倍。妊娠早期睡眠质量差（即经常失眠）的孕妇患 GDM 的风险则增加至 1.77 倍，但孕中期的睡眠质量与 GDM 的患病风险无关。因此，妊娠期睡眠时间短和睡眠质量差均会增加 GDM 的发病风险，睡眠时间和睡眠质量对于 GDM 的发生有预测作用。

二 适宜的睡姿

正常人对睡觉姿势通常没有特殊要求。但对孕妇而言则并非如此，随着妊娠的进展，孕妇的腹部通常越来越大，在保证睡眠质量的同时又要避免睡姿对宝宝的不良影响。此外，晚上还时不时伴有阵发性宫缩，这使孕妇得想要安稳睡个好觉变得着实不易。

（一）不同睡姿的影响

1. 左侧卧位

左侧卧位有助于纠正增大子宫的右旋，同时能减轻子宫对下腔静脉的压迫，从而改善血液循环，增加对胎儿的供血量，有利于胎儿的生长发育。

2. 右侧卧位

因为下腔静脉的位置正好处于腹腔脊椎的右侧，膨大的子宫不但会压迫下腔静脉，还会有不同程度的向右旋转，从而使血管受到牵拉，进而影响胎儿的正常血液供应，故不建议长期采用右侧卧位。

3. 坐位及仰卧位

有研究指出，妊娠期妇女坐位及仰卧位时的上呼吸道口径（如口咽结合部和咽部）明显狭窄于非孕及产后妇女。特别是仰卧位时尿量增加，夜尿增多，会使妊娠期妇女夜间睡眠间断次数增多，从而导致睡眠时间减少及睡眠质量下降。

（二）孕期安全睡眠姿势建议

1. 妊娠早期

妊娠早期由于子宫增大不明显，胎儿在子宫内的发育仍居于母体盆腔内，外力直接压迫或自身压迫都不明显，因此在这一时期孕妇可采取自己感觉舒适的随意卧位，如仰卧、侧卧均可。但应避免一些不良的睡姿，如俯卧位或搂着东西睡觉等。

2. 妊娠中期

在妊娠中期应采取侧卧位，但如果孕妇感觉下肢沉重，则可改为仰卧位，并用松软的枕头稍稍抬高下肢。若遇胎膜早破，为防止脐带脱垂，可采取头低足高位，以减轻腹压，降低羊水流动的冲力，避免并发症的发生。

3. 妊娠晚期

在妊娠晚期子宫增大，若采取仰卧位，巨大的子宫会压迫下腔静脉，使回心血量及心输出量减少，从而出现低血压。孕妇会感觉头晕、眼前发黑、心慌、恶心、憋气、面色苍白、脉搏增快而细弱、四肢无力、出冷汗等症状，即"仰卧位低血压综合征"。上述症状持续时间越长或胎儿孕周越大，对胎盘供血量的影响越大，可能造成胎儿宫内发育迟缓、宫内窘迫或死胎等。另一方面，在妊娠中晚期子宫都有不同程度的右旋，使子宫血管受到牵拉或扭曲，也会减少子宫胎盘的供血量。因此，在妊娠后期应提倡孕妇采取左侧卧位。此体位可明显纠正增大子宫的右旋，减轻子宫对腹主动脉和髂动脉的压迫，从而改善血液循环，增加对胎儿的供血量，有利于胎儿的生长发育和防止母体妊娠期并发症，并能降低围产期孕妇和胎儿的并发症发病率与死亡率。不过在长时间的睡眠中，保持一种姿势比较困难，可以采取左右交替的方式，但以多采取左侧卧位为佳。

三 睡姿避免压迫动态血糖监测仪及胰岛素注射部位

采用动态血糖监测仪进行动态血糖监测的孕妇，睡觉时应避开压着监测仪的一侧，以防止仪器脱落、阻塞，建议采用平卧。但在妊娠后期，为了利于孕妇采取左侧卧位，应对监测部位进行调整。

对于采用胰岛素泵进行强化治疗的孕妇，由于腹壁张力较高，不建议选择腹壁皮下作为输注部位，而应首选上臂外侧或大腿外侧的皮肤作为穿刺点。因此，在睡觉时，孕妇应避开压着置泵的一侧身体，可将泵装盒后放于睡衣口袋或枕头下，以防仪器线路扭曲、脱落或阻塞。

第十一节　产科抗早产规范用药与药物性高血糖的调节技术

糖尿病妇女早产的风险较正常妇女高。早产的相关治疗主要涉及抑制宫缩治疗、胎儿神经脑保护、产前糖皮质激素促胎肺成熟和抗菌药物的抗感染治疗。关于这些药物对血糖的影响，国内外的研究及报道如下。

一 抑制宫缩治疗药物——宫缩抑制剂

（一）使用指征

①对于有先兆早产症状但早产预测阴性者，多数为因妊娠晚期子宫生理性收缩，或心理因素所致的不规律宫缩，不必使用宫缩抑制剂；

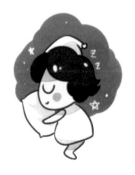

②对于有先兆早产症状且早产预测阳性者，必须使用宫缩抑制剂；

③对于已进入早产临产阶段者，则须立即使用有效的宫缩抑制剂。

（二）使用时机

宫缩抑制剂最好能在先兆早产阶段便进行使用，此时有可能完全抑制宫缩，从而避免早产的发生。若已早产临产，则使用宫缩抑制剂只能延长孕周2～7 d，并不能降低早产率，但有助于将胎儿由宫内及时转运到有新生儿重症监护设备的医疗中心，并为产前促胎肺成熟的治疗创造机会。

（三）注意事项

特别强调，所有宫缩抑制剂均有不同程度的副作用故不宜长期应用。由于宫缩抑制剂持续使用48 h以上不能明显降低早产率，但会明显增加药物不良反应，因此不推荐48 h后的持续宫缩抑制剂治疗。此外，2种或以上宫缩抑制剂联合使用可能会增加不良反应的发生风险，应尽量避免联合使用。

（四）常用的宫缩抑制剂种类、特点及选择

常用的宫缩抑制剂包括β肾上腺素能受体激动剂、吲哚美辛、硝苯地平和缩宫素拮抗剂等。在妊娠糖尿病或糖尿病合并妊娠导致的早产情况下，抗早产的宫缩抑制剂首选硝苯地平或吲哚美辛。由于这两种药物的说明书上均无抗宫缩适应证，因此使用时应按照说明书进行用药管理，并须患者知情同意。

1.硝苯地平

（1）药理：该药为钙离子拮抗剂，可抑制子宫平滑肌的兴奋性收缩，具有延迟孕周至37周后分娩的效果，可能优于其他宫缩抑制剂。

（2）用法用量：用于抗宫缩，推荐起始剂量为20 mg，口服，然后一次10～20 mg，每日3～4次。根据宫缩情况调整，可持续使用48 h。服药中注意观察血压，防止血压过低。已用硫酸镁者慎用，以防血压急剧下降。

（3）对血糖的影响：目前，大多研究结果认为其对血糖没有可预测的或临床上显著的不利影响。

2.吲哚美辛

（1）药理：该药是一种前列腺素抑制剂，通过抑制环氧合酶，减少花生四烯酸向前列腺素的转化，从而抑制宫缩。吲哚美辛在妊娠32周前使用或使用时间不超过48 h。其对胎儿的副作用较小，主要用于妊娠32周前的早产，可经阴道或直肠给药，也可口服。

（2）用法用量：初始剂量为一次50～100 mg，然后每6 h给25 mg，维持48 h。

（3）对血糖的影响：在临床试验、文献和上市后自愿上报的报告中，不到1%使用该药的患者出现了高血糖症。

3.利托君

（1）药理：该药为β肾上腺素能受体激动剂，通过刺激子宫及全身的肾上腺素能β受体，降低细胞内钙离子浓度，从而抑制子宫平滑肌的收缩。

（2）用法用量：将100 mg利托君加入500 mL 5%葡萄糖液体中，首先以0.05 mg/min（5滴/min）的速度进行静脉滴注，之后每隔10～15 min增加0.05 mg（5滴），直至宫缩停止。最高滴速为 0.35 mg/min（35 滴 /min）。宫缩被抑制后继续维持 12 h，之后逐渐减量再改为口服。若心率≥ 140 次 /min，则应停药。

（3）对血糖的影响：该药的药物说明书上明确列出的绝对禁忌证为：孕妇心脏病、肝功能异常、子痫前期、产前出血、未控制的糖尿病、心动过速、低血钾、肺动脉高压、甲状腺功能亢进症和绒毛膜羊膜炎。相对禁忌证为：糖尿病、偏头痛和偶发心动过速。因此，对于 PGDM 或 GDM 早产患者，需要尽量避免使用利托君。

目前的研究已表明，糖尿病患者使用利托君会增加对胰岛素的需求，如果不监测血糖水平并及时处置，可能会发生严重高血糖甚至酮症酸中毒。因此，对于血糖控制良好而因早产需使用利托君的 GDM 患者，应严密监测血糖和血钾等，以及时补充胰岛素剂量，避免发生严重的不良反应。

4. 阿托西班

（1）药理：该药是一种选择性缩宫素受体拮抗剂，竞争性结合子宫平滑肌及蜕膜的缩宫素受体，减弱缩宫素对子宫平滑肌的兴奋作用，不良反应轻微，无明显的用药禁忌。

（2）用法用量：采用静脉注射或静脉滴注。初始剂量为一次 6.75 mg，静脉注射，注射时间大于 1 min；紧接着以 18 mg/h 的速度静脉滴注 3 h，然后以 6 mg/h 的速度进行静脉滴注，最长可滴注 45 h，整个疗程的总剂量不宜超过 0.33 g。

（3）对血糖的影响：阿托西班一般耐受性较好，但该药的说明书提示，有 1%～10% 的概率会引起血糖升高，属于相对较轻的母体副作用。因此，使用阿托西班期间，需密切监测血糖，特别是针对合并 PGDM 患者或 GDM 早产患者。

二 新生儿脑保护药物——硫酸镁

（1）指征和药理：世界各国的指南均推荐，妊娠 32 周前早产者常规应用硫酸镁作为胎儿中枢神经系统保护剂。现有研究指出，硫酸镁不但能降低早产儿的脑瘫风险，还能减轻妊娠 32 周早产儿的脑瘫严重程度。因此，若 PGDM 或 GDM 孕妇发生 32 周前早产，与非糖尿病妇女一样，应给予硫酸镁进行胎儿脑保护治疗。

（2）用法用量：全球未统一，2019 年加拿大妇产科医师协会建议硫酸镁首剂用量应为 4 g，采用静脉滴注（30 min）。随后以 1 g/h 的速度进行静脉滴注直到分娩，最长滴注时间不超过 24 h。

（3）对血糖的影响：硫酸镁对血糖无明显影响。

三 促胎儿肺成熟药物——糖皮质激素

1. 糖皮质激素（倍他米松或地塞米松）

（1）指征和机理：在妊娠晚期，如果糖尿病妇女预计或计划在 34^{+6} 周时提前分娩，应给予 1 个疗程的糖皮质激素以促胎肺成熟。糖皮质激素可促进胎儿的肺成熟，加速 1 型和 2 型肺泡细胞的发展，促进肺表面活性物质的合成，改善肺容积，增加肺的顺应性，降低血管渗透性，从而有助于胎儿娩出后建立呼吸功能。分娩前的给药时机应在早产前 24 h 至 7 d 内，应用糖皮质激素的母亲其新生儿呼吸窘迫综合征发生率明显降低。主要药物有倍他米松和地塞米松，两者效果相当。

（2）用法用量：倍他米松 12 mg，采用肌内注射，每 24 h 重复 1 次，共 2 次；地塞米松 5 mg 或 6 mg，采用肌内注射，每 12 h 重复 1 次，共 4 次。若早产临产，来不及完成整个疗程，也应给药。

（3）对血糖的影响及对策：在妊娠期糖尿病女性中，糖皮质激素可能诱导高血糖。高血糖效应会在给予首剂糖皮质激素后约 12 h 出现，并持续约 5 日。因此，在给予首剂倍他米松后 12 h 应开始定期监测（每隔 1~4 h）血糖，至第 2 剂后的 24 h。此后如果血糖控制良好，则减少监测频率至一日数次。若血糖值大于 6.7 mmol/L，则给予皮下胰岛素。

（4）关于给予糖皮质激素后，胰岛素用量的调整变化。在一项纳入 16 例需胰岛素治疗的糖尿病女性的病例系列研究中，接受了倍他米松治疗的女性由于在给予第 1 剂后血糖升高，故为保持血糖稳定，并将其控制在目标水平，随后 5 日的每日胰岛素剂量分别在基线水平上增加 6%、38%、36%、27% 和 17%。2018 年，加拿大临床实践指南规范了给予第 1 剂倍他米松后 7 天的胰岛素调整方案：第 1 天，基础胰岛素剂量增加 25%；第 2 天和第 3 天，所有胰岛素剂量增加 40%；第 4 天，所有胰岛素剂量增加 20%；第 5 天，所有胰岛素剂量增加 10%~20%；第 6 天和第 7 天，逐渐减少胰岛素剂量至给予第 1 剂倍他米松之前的剂量。李映桃教授团队建议使用地塞米松来促胎儿肺成熟，若 GDM 妇女使用皮下泵，则个体化增加基础胰岛素剂量 0.1~0.3 U/h；对于皮下注射者，增加地特胰岛素 4~6 U/d，共 2 天即可。因此，建议使用促胎肺成熟药物后密切监测患者的血糖水平，根据血糖水平及时调整胰岛素注射剂量，避免出现糖尿病酮症酸中毒。

四 抗感染治疗——抗菌药物

1. 抗菌素

（1）指征：对于胎膜完整的早产，使用抗菌药物不能预防早产，除非分娩在即且下生殖道 B 族溶血性链球菌（GBS）检测阳性，否则不推荐使用抗菌药物。在早产时使用抗菌药物主要是为了预防 GBS。

（2）用药选择：优选青霉素 G 实施预防性治疗，也可选择氨苄西林，或选择第一、二代头孢菌素。若患者对青霉素过敏且有全身性过敏反应风险，则推荐克林霉素，但前提是药敏试验证实 GBS 分离株对克林霉素敏感。需要注意的是，如果 GBS 分离株对红霉素耐药，则可能对克林霉素发生诱导型耐药，即使标准体外检测表明其对克林霉素敏感也是如此。因此，如果 GBS 分离株对红霉素耐药，则应进行检测诱导型耐药的 D-zone 测试以确认 GBS 分离株对克林霉素的敏感性。

（3）对血糖的影响：在 β-内酰胺类抗菌药物（包括青霉素类和头孢菌素类），以及克林霉素类药品的不良反应报道中均未见对血糖代谢的影响。

第十二节 孕产妇预防静脉血栓栓塞症的物理治疗技术

静脉血栓栓塞症（venous thromboembolism，VTE）是指血液在静脉管腔内发生异常凝聚，形成栓子阻塞静脉，从而造成的血液循环障碍，其主要包括深静脉血栓（deep vein thrombosis，DVT）和肺栓塞（pulmonary embolus，PE）。妊娠生理特性本就易使孕妇血液处于高凝状态，加上妊娠期子宫压迫盆腔静脉和雌孕激素水平上升等危险因素，使得妊娠女性患相关血栓栓塞性疾病的风险是非妊娠女性的4～5倍。在难以规避高龄、肥胖、糖尿病、高血压、双胎、妊娠剧吐、长期不动和剖宫产等VTE潜在风险因素的情况下，如何进行预防？具体措施主要包括：①合理膳食，控制好体重；②避免长期卧床和久坐不动，规律开展孕期运动，常做踝泵运动；③多喝水、多吃新鲜水果蔬菜，避免脱水；④根据产检结果动态评估风险，按需穿加压弹力袜；⑤根据产检结果动态评估风险，在产科医师的建议和指导下适时使用低分子肝素药物；⑥在住院期间，根据医师的建议应用下肢间歇充气加压。下文将介绍踝泵运动、间歇充气加压技术、医用弹力袜穿戴技术和抬高下肢技术。

一 踝泵运动

踝泵运动指踝关节（脚脖子）的屈伸活动（勾脚和绷脚）和内翻、外翻活动。

1. 目的

增强肌肉力量，预防肌肉萎缩。下肢的血液循环需要动力，其中小腿肌肉是踝关节屈伸运动的主要参与者，小腿肌肉的收缩和舒张能够促进下肢的血液循环加快，增加血液回流，像水泵一样把下肢的血液挤回心脏，从而有助于下肢消肿，交有效预防血栓和踝关节僵硬。

2. 适应证

所有的孕产妇均可进行踝泵运动。

3. 运动体位

产后进行踝泵运动时宜采取平卧位，相对于其他体位效果更佳。孕期应结合舒适性及安全性，采取半卧位或坐位。体位可能对血流产生不同的影响，但并不影响踝泵运动的有效性。

4. 运动方式

（1）屈伸动作：双下肢缓慢、用力、尽最大角度地进行足背伸 (脚尖朝向躯体，用力勾脚) 及足跖屈 (脚尖朝下，用力绷脚)，如此往复（见图3-9-7）。

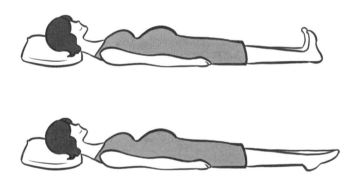

图3-9-7　屈伸动作

（2）绕环运动：以踝关节为中心，脚进行360°绕环运动，同时尽力保持最大的动作幅度（图3-9-8）。

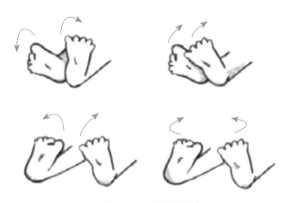

图3-9-8 绕环运动

5. 运动时间

从跖屈到中立位再到背伸30°，停留3～5 s后再缓慢回复到中立位。

6. 运动的角度与力度

踝泵运动的角度可分随意角度、舒适角度和最大角度。有研究发现，踝关节以最大角度（跖屈45°或背伸30°）运动时，静脉回流效果最好。

7. 运动量

每天3～5次，每次做5～10组。

二 间歇充气加压技术

（一）目的

间歇充气加压（intermittent pneumatic compression，IPC）技术又称循环驱动治疗，利用间歇充气加压装置（IPCD）主机对气囊进行循环充气和放气，从而形成对肢体和组织的循环压力，实现从肢体远端到肢体近端的顺序按压，进而促进血液和淋巴的流动，改善微循环，加速肢体组织液回流，并使下肢血管受到压力以预防DVT的形成和复发。间歇充气加压装置见图3-9-9。

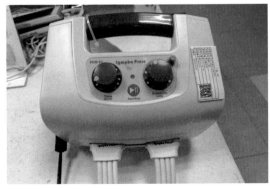
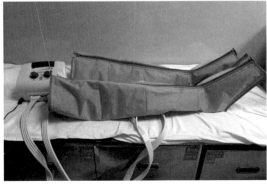

图3-9-9 间歇充气加压装置

（二）适应证

在孕产妇等易发生静脉血栓栓塞症的人群中，对于低风险患者（如 Caprini 评分为 1～2 分），或者中、高风险（如 Caprini 评分 ≥ 3 分）且同时存在出血风险的患者，推荐采用机械预防；对于无出血风险但存在 VTE 中（高）风险的患者，使用机械预防或（和）药物预防。

（三）禁忌证

怀疑或已证实存在急性 VTE、充血性心力衰竭、加压肢体发生血栓性静脉炎、动脉缺血性疾病、皮肤异常情况（如溃疡、皮炎、近期皮肤移植手术史、开放性损伤或放置引流管等）、肢体因严重畸形或残缺而无法使用加压套，以及对加压套严重过敏等情况。

（四）加压套选择

1. 分类

加压套分为大腿型（图 3-9-10）、膝下型和足底加压套（图 3-9-11）均可降低患者发生 VTE 的几率。与大腿型加压套相比，膝下型加压套在使用时的便捷性和舒适度更高。

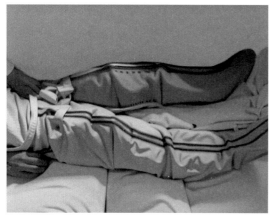
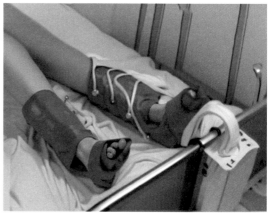

图 3-9-10　大腿型加压套　　　　　　　图 3-9-11　膝下型和足底加压套

2. 压力选择

加压模式分为分级加压和等压加压两种。分级加压模式通常在脚踝、小腿和大腿处施加逐渐递减的压力，而等压加压模式则是向腿部的不同部位施加相等的压力。无论采用哪种模式进行加压，均推荐对大腿和（或）小腿施加 35～40 mmHg 的压力。加压套的充气频率大约 10 s/次，然后放松 1 min，再重复该循环。在使用足底静脉泵（venous foot pumps，VFP）仅对足部进行加压时，由于足部静脉丛储存的血量较少，推荐选择 130 mmHg 左右的压力以促进静脉血回流。

3. 加压时机

在无禁忌证的情况下，若孕产妇入院时为 VTE 中风险及以上人群，入院时即可使用 IPC 来预防。对于 VTE 中风险以上的孕产妇，若进行剖宫产手术，可在麻醉前开始使用 IPC，并在术中与术后结合弹力袜使用，直到患者可以正常活动或恢复到孕前的活动水平。

4. 加压时长

采用 IPC 进行 VTE 的预防时，建议每日不少于 18 h。在实际工作中，因 IPCD 配备不足、患者经济负担较重以及使用中的舒适度不佳等问题，常常导致部分患者应用时间不足。若 IPCD 的数量不能满足患者需求，建议采用其他机械预防措施（如弹力袜等）来预防 VTE。

5. IPC 治疗操作流程（以下肢加压为例）

（1）操作前评估：评估患者的 VTE 风险等级、意识、使用意愿及配合程度、下肢皮肤完整性，以及有无 IPC 应用禁忌证等情况。

（2）护士准备：在执行操作前，要求护理人员衣着整洁且仪表端庄，洗手，戴口罩，并认真核对医嘱，核对内容包括患者姓名、ID 号、床号、执行时间、加压时长及加压部位等。

（3）患者准备：携带医嘱本至患者床旁，采用两种方式核对患者信息（询问患者姓名及核对床头牌或手腕识别带），并向患者/家属解释进行 IPC 治疗的目的及注意事项，取得患者/家属配合。评估患者下肢皮肤的完整性和清洁情况，有无 IPC 禁忌证，协助患者去除足部饰物并洗手。

（4）装置准备：检查加压套有无破损、加压套与连接管衔接是否紧密、魔术贴性能是否良好等。

（5）操作步骤：①协助患者取平卧位，保持患者的病员裤平整。②将 IPCD 主机悬挂至床尾或床栏一侧，并将连接管一端与加压套进气口正确连接，另一端则插入主机空气进气口。③加压套自下而上包绕，用魔术贴粘贴后确保加压套松紧以能容纳 1～2 横指为宜，还需确认加压套充气管置于加压套外，以免发生器械相关压力性损伤，并确保加压套充气管未受压或打折。④将压力调整到合适的范围（大部分 IPCD 无须调整压力参数，采用开机默认推荐的压力），然后接通电源，打开机器开关，设置治疗模式及治疗时间（如机器无此功能，请忽略此步骤），并按下启动按钮。⑤在使用过程中，应观察设备的运行情况、有无报警，并关注患者主诉，做好患者的健康教育。⑥治疗结束处理。及时关闭电源开关，协助患者松开加压套，撤离机器，并使用 75% 酒精等消毒液消毒 IPCD 主机和连接管。对于可多患者重复使用的加压套，应及时使用 75% 酒精等消毒液进行表面擦拭消毒以防止交叉感染；对于仅单患者使用的加压套，则整理加压套以备该患者下次使用。整理床单位，协助患者取合适卧位。

（6）操作注意事项：①在进行 IPC 治疗时，应避免加压套直接接触患者下肢皮肤，建议将加压套包裹在单薄平整的病员裤外层，且连接管应放置在加压套外侧面，防止受压。②在治疗期间，应注意为患者保暖，密切观察患者的下肢皮肤颜色及温度有无改变，足背动脉搏动是否正常。同时，询问患者加压部位是否存在肿胀、麻木、疼痛等不适，并注意患者有无胸闷、呼吸困难、发绀等肺栓塞的表现。若有异常应及时停止治疗，向医师汇报。③若患者进行长时间加压，需要及时评估加压套内侧是否干燥，防止因出汗过多引起患者皮肤损伤。同时，应注意保护机器，防止液体进入主机造成机器故障。④在 IPC 治疗期间应及时进行相关内容的文书记录，包括加压时长、开始及结束时间、患者出现的不良反应及采取的措施，以及患者皮肤情况等。

6. 健康教育

进行 IPC 治疗前，护士应向患者 / 家属提供口头和书面形式的健康教育，例如，向患者解释治疗的必要性、配合事项及治疗期间可能出现的不适等。同时，应告知患者若在 IPC 治疗期间出现任何不适情况，应及时告知医护人员。主动了解患者需求，做好人文关怀。此外，还应告知患者不可触碰机器面板上的按键，不可随意拆卸装置，不能使用剪刀等尖锐物品划伤加压套，当仪器出现漏气或其他故障报警时，应及时告知护士。在治疗期间应关注患者安全，患者可在床上轻微活动下肢，若需下床活动，应呼叫护士及时移除装置，防止跌倒。

7. 并发症的预防及处理

（1）肺栓塞。在进行 IPC 治疗期间，若有未被发现的血栓脱落，血栓会随着静脉血液回流到心脏，而后又到达并阻塞于肺动脉或其分支，可能会因此引起以呼吸困难、胸痛、咳嗽、咯血和心悸等为主要表现的肺栓塞。肺栓塞是最严重的并发症。因此，在进行 IPC 治疗前，应充分了解患者病情，评估患者有无使用禁忌证，必要时进行下肢静脉超声筛查。肺栓塞一旦发生，应确保患者卧床休息，避免因体位变化引起二次栓塞。同时，密切监测患者的呼吸、心率、血氧饱和度、血压及血气的变化，并给予呼吸与循环支持，在无出血风险时尽早进行抗凝及溶栓治疗。

（2）肢体缺血。在 IPC 治疗期间，由于肢体局部承受的压力过大，动脉血无法顺利到达肢体末梢，会导致肢体缺血和缺氧，可表现为皮肤苍白、皮温下降、肢体麻木及间歇性跛行等。为预防肢体缺血的发生，在操作前护士应充分评估患者有无 IPC 应用禁忌证，并根据患者病情选择合适的加压模式及加压时长。在治疗期间，应加强巡视，及时查看患者肢体有无缺血表现，特别是本身存在肢体感觉异常或障碍的患者。一旦出现下肢缺血表现，应立即停止 IPC，并及时向医师汇报。

（3）压力性损伤。与 IPC 相关的压力性损伤是由于长时间充气加压的气囊压迫所造成的皮肤和（或）软组织局部损伤。这种损伤可能引起皮下及软组织缺血，从而出现皮肤红、热、痛等症状，严重时还会有水泡形成，出现皮肤溃疡甚至组织坏死。应用 IPC 前，应协助患者保持病员裤平整，并除去足部或腿部饰物。治疗时确保连接管在加压套外表面，并注意询问、倾听患者有无局部疼痛等不适，加强对肢体皮肤的观察。同时，指导患者做好皮肤清洁，保持干燥。若出现上述压力性损伤的表现，应立即停止 IPC，并及时向医师汇报，根据损伤的严重程度做好皮肤护理。

（4）加压套材质过敏。患者对加压套过敏的情况很罕见。一旦出现，可能会出现皮肤发红和瘙痒，严重时还会出现水泡、湿疹及皮肤破溃等。因此，在进行 IPC 治疗前，应详细询问患者有无过敏史，并在操作时避免加压套长时间直接接触皮肤。若发现患者出现过敏反应，应评估其过敏程度，必要时遵医嘱停用 IPC，并予抗过敏药物等对症处理。

三 医用弹力袜穿戴技术

（一）目的

促进静脉血液回流，利用循序减压原理预防静脉血栓。弹力袜通过压力递减变化可使下肢静脉血回流，从而有效缓解或改善下肢静脉和静脉瓣膜所承受的压力，进而减少静脉血栓的形成（图3-9-12）。

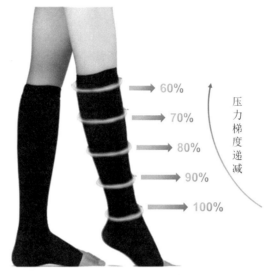

图3-9-12 弹力袜压力梯度

（二）适应证

孕产妇；DVT亚急性及慢性期患者；血栓栓塞后综合征患者。

（三）禁忌证

存在以下情况时不推荐使用弹力袜：

①严重下肢动脉疾病（缺血性疾病、坏疽等）；

②腿部溃疡、感染、皮肤移植；

③腿部极度畸形；

④严重周围神经病变或其他感觉障碍；

⑤对弹力袜材质过敏者。

（四）弹力袜选择

1. 压力选择

（1）Ⅰ级压力强度低，脚踝压力为16～22 mmHg，适用于浅静脉曲张及DVT高危人群的保健预防。

（2）Ⅱ级压力强度中等，脚踝压力为23～36 mmHg，适用于站立时下肢静脉血管凸出皮肤表面，并伴有腿部不适者（下肢肿胀、瘙痒、湿疹、色素沉着等），妊娠期静脉曲张者，以及下肢静脉曲张术后患者。

（3）Ⅲ级压力强度高，脚踝压力为37～46mmHg，适用于下肢高度肿胀、溃疡、皮肤变黑、变硬、淋巴水肿等患者。

2. 长度选择

根据长度不同，梯度压力弹力袜可分为膝下型和大腿型2种（图3-9-13）。

3. 尺寸测量

要想选择尺寸合适的弹力袜，需要测量大腿最大周径、小腿最大周径及脚踝最小周径。根据腿围尺寸，对照每双弹力袜包装盒上的尺寸表，选择弹力袜的型号。

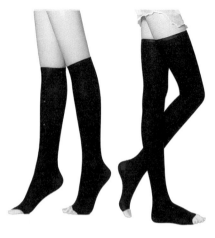

图3-9-13 弹力袜（膝下型和大腿型）

4. 使用时长和方法

一般每天穿戴8～12 h，夜间睡前脱下，清晨起床穿上。如果连续穿戴，每天至少脱下两次，即至少12 h脱下一次，每次20 min，以便检查皮肤情况和清洁皮肤。患者返回病房后开始穿弹力袜，直至出院。对于深静脉血栓形成恢复期患者，应按医嘱使用3个月以上甚至终身。

医用弹力袜的穿戴过程见图3-9-14。

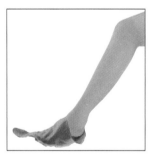

①穿上辅助套袜
（延长部分覆盖脚跟）

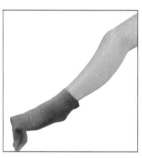

②弹力袜宽部沿套袜穿入

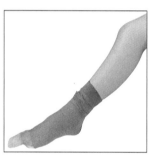

③弹力袜逐段穿入

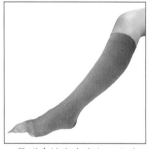

④弹力袜完全穿入、取出套袜

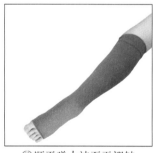

⑤顺平弹力袜至无褶皱、位置合适

图3-9-14 弹力袜穿戴方法

5.评估与观察

穿着弹力袜时应加强对皮肤完整性及血运状况的观察，以防引起局部压力性损伤、血液循环障碍等。同时，还应做好血栓相关症状的监测，若发现肢体肿胀、疼痛、呼吸困难等表现应及时给予处理。

四 适当抬高下肢技术

1.目的

由于静脉受重力影响极为明显，且静脉血是由远心端向近心端流动，因此抬高下肢至高于心脏水平，利于静脉血在重力作用下流回心脏，从而可以缓解肢体的肿胀，预防下肢DVT形成，亦利于术后的功能锻炼。

2.适应证

①产前反复阴道出血等需长时间卧床的孕妇；

②双下肢水肿的孕妇；

③双下肢DVT的孕妇；

④术后腹胀、长时间制动、卧床等引起下肢静脉回流受阻的患者（特别是孕产妇和肥胖患者）；

⑤下肢进行外科手术后的患者。

3.抬高下肢分类

抬高下肢的方式有2种：主动抬高和被动抬高。

主动抬高下肢指在排除DVT或DVT相对稳定的情况下，患者进行功能锻炼时抬高下肢，可以避免肌肉的废用性萎缩，能够促进肌肉的收缩力。

被动抬高下肢指将物品置于下肢之下或者借助外物而使下肢被动抬高，可以促进血液循环、淋巴回流以及消除肿胀。

4.抬高下肢的操作流程

需取平卧位，肢体抬高的高度以不增加动脉供血的压力即稍高于心脏水平为宜。有文献报道称，约30°的坡度，减轻肿胀效果明显（图3-9-15）。

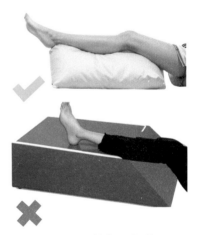

图3-9-15 抬高下肢图解

5.注意事项

（1）抬高下肢时，根据下肢肿胀程度适当调整抬高垫的角度，同时观察下肢末端有无发凉、青紫、麻木等情况，警惕骨筋膜室综合征的发生。

（2）下肢抬高时需要高于心脏水平，且平卧位比半卧位效果好，同时应尽早抬高。但是不能将下肢长时间被动抬高，以免造成肢体压迫和缺血。尤其下肢骨折者在使用体位垫时，膝关节长时间保持伸展位或轻度屈曲位会带来不适感。因此，在抬高下肢时不能长时间依赖体位垫，可以更换位置，以缓解疲劳。其次，应该定期检查肢体的感觉和血液循环情况，以确保肢体没有出现任何异常症状。

【参考文献】

[1] 范尧，唐珊，卢旺.音乐治疗·奏响健康的旋律（第一版）[M].北京：人民卫生出版社，2019：19-24.

[2] 高天.音乐治疗导论（第一版）[M].北京：世界图书出版公司，2019：19-30.

[3] 邓锐斌.基于潜类别增长模型的孕期负性情绪对妊娠结局影响研究[D].重庆：重庆医科大学，2021.

[4] 刘慧.妊娠相关焦虑致学龄前儿童多动和情绪症状性别差异的宫内表观遗传机制研究[D].安徽：安徽医科大学，2022.

[5] 何乾三.黑格尔的音乐美学思想[J].音乐研究，1984（1）：43-67.

[6] 国际生育教育协会.怀孕分娩，了解了你就不怕了[M].北京：中国妇女出版社，2014.

[7] 张转.产后雌激素撤退对情感行为与海马神经再生的影响及其机制探讨[D].南京：南京医科大学，2017.

[8] 赵玉洁.产后抑郁症患者应用音乐疗法辅助治疗的护理效果研究[J].实用妇科内分泌杂志（电子版），2016，3（21）：197-198.

[9] 章萍.音乐调理对孕期焦虑症和产后抑郁症防治的临床研究[J].中国继续医学教育，2017，9（28）：113-114.

[10] 陈改婷，郭洪花.脑区缩宫素在正常分娩助产护理中临床意义的研究进展[J].中国妇幼保健，2015，30（32）：5721-5724.

[11] 中华医学会妇产科学分会产科学组，中华医学会围产医学分会，中国妇幼保健协会妊娠合并糖尿病专业委员会.妊娠期高血糖诊治指南（2022）[第一部分][J].中华妇产科杂志，2022，57（1）：3-12.

[12] 中国妇女妊娠期体重监测与评价：T/CNSS 009—2021[S].北京：中国营养学会，2021.

[13] Physical activity and exercise during pregnancy and the postpartum period：ACOG committee opinion，number 804[J].Obstet Gynecol，2020，135（4）：e178-e188.

[14] 中国营养学会膳食指南修订专家委员会妇幼人群膳食指南修订专家工作组.哺乳期妇女膳食指南[J].中华围产医学杂志，2016，19（10）：721-726.

[15] 林绥斌，刘阿英，陈丽香.妊娠26周至产后42天Kegel运动对分娩结局和产妇盆底功能的影响[J].临床和实验医学杂志，2020，19（13）：1428-1432.

[16] 中华医学会糖尿病学分会.中国血糖监测临床应用指南（2021年版）[J].中华糖尿病杂志，2021，13（10）：936-948.

[17] 便携式血糖仪临床操作和质量管理指南（发布稿）：WS/T 781—2021[S].北京：中华人民共和国国家卫生健康委员会，2021.

[18] 胰岛素皮下注射：T/CNAS 21—2021[S].北京：中华护理学会，2021.

[19] 周英凤，章孟星，李丽，等.《妊娠期糖尿病临床护理实践指南》推荐意见专家共识[J].护理研究，2020，34（24）：4313-4318.

[20] 中华医学会糖尿病学分会.中国2型糖尿病防治指南（2020年版）[J].中华糖尿病杂志，2021，13（4）：315-409.

[21] 中华医学会妇产科学分会产科学组，中华医学会围产医学分会，中国妇幼保健协会妊娠合并糖尿病专业委员会.妊娠期高血糖诊治指南（2022）[第二部分][J].中华妇产科杂志，2022，57（2）：81-90.

［22］妊娠期糖尿病患者膳食指导：WS/T 601—2018［S］. 北京：中华人民共和国国家卫生健康委员会，
　　　2018.

［23］Management of diabetes in pregnancy：standards of care in diabetes—2024［J］. Diabetes Care，
　　　2024，47（Suppl 1）：S282-S294.

［24］中国妇幼保健协会妊娠合并糖尿病专业委员会，中华医学会妇产科学分会产科学组. 妊娠期运动专
　　　家共识（草案）［J］. 中华围产医学杂志，2021，24（9）：641-645.

［25］吴伟珍，李映桃，李湘元. 妊娠期体重控制的研究进展［J/CD］. 中华妇幼临床杂志（电子版），
　　　2017，13（3）：369-372.

［26］MOTTOLA M F，DAVENPORT M H，RUCHAT S M，et al. 2019 Canadian guideline for physical activity
　　　throughout pregnancy［J］. Br J Sports Med，2018，52（21）：1339-1346.

［27］ACOG committee opinion no.650：physical activity and exercise during pregnancy and the postpartum
　　　period［J］. Obstet Gynecol，2015，126（6）：e135-e142.

［28］American Diabetes Association. Management of diabetes in pregnancy：standards of medical care in
　　　diabetes—2021［J］. Diabetes Care，2021，44（Suppl 1）：S200-S210.

［29］徐洲，高岩，杨慧霞. 妊娠期糖尿病转诊常见问题及注意事项［J］. 中国计划生育和妇产科，2018，
　　　10（4）：13-16.

［30］中华医学会围产医学分会胎儿医学学组，中华医学会妇产科学分会产科学组. 胎儿生长受限专家共
　　　识（2019版）［J］. 中华围产医学杂志，2019，22（6）：361-380.

［31］MIKOLAJCZYK R T，ZHANG J，BETRAN A P，et al. A global reference for fetal-weight and
　　　birthweight percentiles［J］. Lancet，2011，377（9780）：1855-1861.

［32］SEINO Y，UENO S，YABE D，et al. Dietary recommendations for type 2 diabetes patients：lessons from
　　　recent clinical and basic research in Asia［J］. J Diabetes Investing，2019，10（6）：1405-1407.

［33］李笑天，顾蔚蓉. 子痫前期防治的集束化管理建议［J］. 中国实用妇科与产科杂志，2022，38（5）：
　　　534-537.

［34］林莉，淮静，黄贝尔. "国际妇产科联盟关于子痫前期的建议：孕早期筛查和预防的实用性指南"介
　　　绍［J］. 中华围产医学杂志，2020（2）：142-146.

［35］臧丽，王清刚，李晓华. 妊娠期糖尿病合并子痫前期的风险因素及预后分析［J］. 中国实用医刊，
　　　2017，44（13）：5-8.

［36］张婷婷，周志芳，张文娟，等. 妊娠期生殖道感染对妊娠结局影响的分析［J］. 实用预防医学，2022，
　　　29（4）：466-468.

［37］薛凤霞，韩姹，王辰. 妊娠期生殖道感染面临的问题与挑战［J］. 中国实用妇科与产科杂志，2021，
　　　37（10）：985-991.

［38］翁科娜，李璐，张洁琼，等. 妊娠期糖尿病合并生殖道感染危险因素及其免疫状态［J］. 中华医院感
　　　染学杂志，2021，31（6）：910-914.

［39］夏虎，赵志刚，邓椿梅，等. 糖尿病产妇产褥期感染病原菌及耐药性［J］. 中华医院感染学杂志，
　　　2021，31（7）：1089-1092.

［40］World Health Organization. WHO recommendations：intrapartum care for a positive childbirth experience
　　　［M］. Geneva：World Health Organization，2018.

［41］WHO. Companion of choice during labour and childbirth for improved quality of care［EB/OL］.［2022-5-20］. https：//www.who.int/publications/i/item/WHO-SRH-20.13.

［42］BOHREN M A, BERGER B O, MUNTHE-KAAS H, et al. Perceptions and experiences of labour companionship：a qualitative evidence synthesis［J］. Cochrane Database Syst Rev, 2019, 3：D12449.

［43］VOGEL J P, BOHREN M A, TUNCALPÖ, et al. Promoting respect and preventing mistreatment during childbirth［J］. BJOG, 2016, 123（5）：671-674.

［44］武丽珍. 导乐陪伴分娩促进初产妇阴道自然分娩及降低剖宫产率的护理作用［J］.中国药物与临床, 2020, 20（12）：2080-2081.

［45］陶慧慧、邵婷、倪玲玲、等.母亲孕期情绪症状与学龄前儿童情绪和行为问题关系的出生队列研究［J］.中华预防医学杂志, 2016, 2：129-135.

［46］李映桃、张莹、王子莲.妊娠合并糖尿病疑难危重病例分析及多学科管理［M］.广州：华南理工大学出版社, 2022：315-317.

［47］American Diabetes Association Professional Practice Committee. Management of diabetes in pregnancy：standards of care in diabetes—2024［J］. Diabetes Care, 2024, 47（Suppl 1）：S282-S294.

［48］KAZUMI T, HOZUMI T, ISHIDA Y, et al. Effect of nifedipine retard on glucose-induced insulin response in patients with and without non-insulin-dependent diabetes mellitus and hypertension［J］. Curr Ther Res, 1998, 59（2）：80-90.

［49］RICHARDS S R, KLINGELBERGER C E. Intravenous ritodrine as a possibly provocative predictive test in gestational diabetes. A case report［J］. J Reprod Med, 1987, 32（10）：798-800.

［50］MATHIESEN E R, CHRISTENSEN A B, HELLMUTH E, et al. Insulin dose during glucocorticoid treatment for fetal lung maturation in diabetic pregnancy：test of an algorithm（correction of analgoritm）［J］. Acta Obstet Gynecol Scand, 2002, 81（9）：835-839.

［51］Diabetes Canada Clinical Practice Guidelines Expert Committee, FEIG D S, BERGER H, et al. Diabetes and pregnancy［J］. Can J Diabetes, 2018, 42（Suppl 1）：S255-S282.

［52］ACOG practice bulletin no.190：gestational diabetes mellitus［J］. Obstet Gynecol, 2018, 131（2）：e49-e64.

［53］NELSON-PIERCY C. Handbook of obstetric medicine［M］. 6th ed. Boca Raton：CRC Press, 2020：88-105.

［54］广东省药学会.围手术期血糖管理医药专家共识［J］.今日药学, 2018, 28（2）：73-83.

［55］中国医师协会血管外科医师分会静脉学组、史振宇. 常见静脉疾病诊治规范（2022年版）［J］.中华普通外科学文献（电子版）, 2022, 16（4）：255-272.

［56］王金萍、李亚杰、李海燕.踝泵运动预防下肢深静脉血栓形成的研究进展［J］.中国血管外科杂志（电子版）, 2022, 14（4）：376-378.

［57］植艳茹、李海燕、陈燕.梯度压力袜用于静脉血栓栓塞症防治专家共识［J］.介入放射学杂志, 2019, 28（9），811-818.

［58］CAPRINI J A. Risk assessment as a guide to thrombosis prophylaxis［J］. Current opinion in pulmonary medicine, 2010, 16（5）：448-452.

［59］Queensland Health. Queensland clinical guidelines：venous thromboembolism (VTE) prophylaxis in pregnancy and the puerperium［R］. QLD, 2020.

［60］甄凯元, 翟振国. 下肢间歇充气加压装置在住院患者静脉血栓栓塞症预防中的应用进展［J］. 中华结核和呼吸杂志, 2020, 43（7）：599-603.

［61］中华医学会呼吸病学分会肺栓塞与肺血管病学组, 中国医师协会呼吸医师分会肺栓塞与肺血管病工作委员会, 全国肺栓塞与肺血管病防治协作组. 肺血栓栓塞症诊治与预防指南［J］. 中华医学杂志, 2018, 98（14）：28.

（李映桃　吴伟珍　张莹　黄芳英　梁伟璋　谭湘萍　刘文俊　骆曦图　黄宝骏　杨澄宇）

第十章 妊娠合并糖尿病急症的急救技术

糖尿病最常见的急性并发症为糖尿病酮症酸中毒和低血糖症。因妊娠期糖脂代谢的生理改变（空腹血糖水平降低、糖耐量降低、胰岛素敏感性降低、胰岛素产生增加2倍、母体总甘油三酯增加2～4倍、总胆固醇增加0.25～0.4倍）、妊娠期控糖标准较非妊娠妇女更严格以及国内边远地区妊娠合并糖尿病的诊治和管理不规范，导致妊娠期发生糖尿病急症的风险更高，对母婴的健康危害巨大。做好早期识别、早期治疗以及规范救治，可改善母婴不良妊娠预后。

第一节 妊娠合并糖尿病酮症酸中毒

糖尿病酮症酸中毒是糖尿病最严重的急性并发症之一，以高血糖、阴离子间隙增加、代谢性酸中毒和酮症为表现特征。DKA也是导致妊娠合并糖尿病孕产妇和围产儿死亡的重要原因。妊娠合并DKA发生率为0.5%～3%，围产儿死亡率为9%～36%，产妇死亡率则低于1%。近年来，随着对妊娠合并糖尿病的规范诊治和管理，DKA的发生率明显降低。

因妊娠期特殊生理改变及代谢特点，妊娠期发生DKA的早期不易识别，不少案例以死胎为首发症状。DKA的误诊和救治不及时可能导致孕产妇昏迷、呼吸循环衰竭，甚至危及生命。

一 妊娠期DKA的早期识别

（一）引发妊娠期DKA的高危因素

1. 妊娠期代谢特点——妊娠本身就是DKA的一个独立的高危因素

妊娠期间胎盘分泌胎盘泌乳素等多种胰岛素拮抗激素，同时催乳素、糖皮质激素等胰岛素拮抗激素也显著增加，使胰岛素与特异性受体的结合能力下降，体内葡萄糖的有效利用率降低，脂肪分解作用增强，酮体产生增多，从而增加了DKA发生风险。胰岛素抵抗会随着孕周延长逐渐加强，在妊娠期DKA的病例中，有78%～91%发生在妊娠中晚期。

妊娠期胎儿的主要能量来源是葡萄糖，因此孕妇的葡萄糖消耗能力较非妊娠期明显增强，长时间空腹易出现低血糖，导致脂肪分解、酮体产生。

另外，为了供给孕妇自身和胎儿所需氧气，妊娠妇女每分钟肺泡通气量增加，呈过度通气表现，存在相对呼吸性碱中毒，使机体酸碱缓冲系统代偿能力下降。当机体处于过酸状态时，酸碱缓冲能力严重下降，易引起DKA。

2. 高危病史

曾有血糖升高史、GDM 史、糖尿病家族史者；前次妊娠有羊水过多、巨大儿史者均易发生 DKA。除此之外，高龄（≥ 35 岁），既往有胎儿窘迫、胎儿生长受限、不明原因死胎史、不明原因新生儿死亡史、孕前超重、肥胖、高血压、高脂血症以及孕期体质量增长过度者等也易发生 DKA。

3. 糖尿病类型

PGDM 患者发生 DKA 的情况较 GDM 患者更为常见，1 型糖尿病患者发生 DKA 的情况较 2 型糖尿病患者更常见。据统计，约 69% 的妊娠期 DKA 出现在 T1DM 患者中，而约 30% 的 DKA 发生在新发的糖尿病患者中。

（二）妊娠期 DKA 发生的可能诱因

任何引起和加重胰岛素绝对或相对不足的因素，均可成为妊娠合并 DKA 的诱因。极少数患者可无任何诱因，而以 DKA 为糖尿病的首发症状。

1. 不规范产前检查导致糖尿病漏诊

GDM 患者常无自觉症状，且大多数患者空腹血糖正常，若孕期未行口服葡萄糖耐量试验或其他血糖相关检查，仅依据空腹血糖结果判断，易造成漏诊。漏诊孕妇发生 DKA 时，易被医务人员忽视，从而导致治疗不及时，病情发展严重。很多孕妇的糖尿病在妊娠期 DKA 发生后才被确诊。

2. 治疗不规范

对于经饮食和运动治疗后血糖仍不达标者，首先推荐使用胰岛素控制血糖。若患者随意减少或中止胰岛素治疗，将造成胰岛素相对或绝对不足，可能诱发 DKA。有研究证实，胰岛素治疗不当和治疗中断是 DKA 发生的最重要的诱因。近年来，个别采用胰岛素泵治疗的妊娠合并糖尿病患者在治疗过程中由于泵功能失常而发生 DKA 的情况也应引起注意。

3. 胃肠功能紊乱

妊娠剧吐或其他消化道疾病导致的呕吐、腹泻、食欲不振等症状，易引起糖尿病患者脱水、离子紊乱和酸碱平衡异常，从而易使糖尿病患者，尤其是 T1DM 患者加重病情，进而快速诱发 DKA。

4. 应激状态

分娩时的宫缩疼痛、精神紧张、剖宫产麻醉及手术刺激等，均使糖尿病孕妇处于应激状态。这种状态下，交感神经兴奋性的加强与儿茶酚胺释放的增多，抑制了胰岛素分泌并促进了胰高血糖素分泌，使血糖波动加大，加上饮食失调及脱水，可诱发 DKA。

感染是另一个常见的应激因素。感染性疾病使机体代谢增强，胰岛素需要量增加，而感染和发热又使胰岛素拮抗激素分泌增多，从而引发血糖代谢紊乱，诱发 DKA。

5. 产科药物

抗早产常用药物如地塞米松、盐酸利托君等，会导致孕妇血糖波动，诱发 DKA。具体的机理，详见第三篇第九章第十一节。

（三）妊娠期 DKA 的临床表现和诊断标准

妊娠期 DKA 的临床症状不典型，易被妊娠期的生理不适所掩盖而漏诊。特别值得提醒的是，与非妊娠期相比，妊娠期 DKA 发展非常迅速，血糖水平更低。

1. 妊娠期 DKA 的临床表现

孕妇可能主诉感觉不适、视力模糊、恶心呕吐和嗜睡，并出现酮性呼吸（典型的气味像烂苹果）。进一步观察可发现有低血压伴心动过速和过度通气。而精神状态的改变是一个危险的信号，预示着 DKA 恶化和即将昏迷。此外，DKA 可导致胎儿出现胎心异常甚至宫内死亡。

一般需要通过以下检查结果来确诊。

①已知患者有糖尿病，且血糖＞11.0 mmol/L；

②静脉血酮水平≥3 mmol/L 或尿检酮体≥++；

③静脉血碳酸氢盐＜15 mmol/L 和（或）血 pH＜7.3。

这些检查结果可证实医师的临床疑诊，并有助于评估病情的严重程度。DKA 急症期间的胎儿监护可能会反映出酸中毒状态而出现胎心监护异常。

2. 英国妊娠期 DKA 诊断标准

当 GDM 患者血糖＞11 mmol/L，伴尿酮和酮血症，血 pH＜7.3 和（或）HCO_3^-＜15 mmol/L 时，可诊断为 DKA。

3. Mayo 诊所推荐的妊娠期 DKA 诊断标准

HCO_3^-≤15 mmol/L，阴离子间隙＞12 mmol/L，血清 β-羟基丁酸≥3.0 mmol/L。不建议通过血糖值诊断，因为存在正常血糖酮症酸中毒的可能。

4. DKA 严重度分级

依据《中国 1 型糖尿病诊治指南（2021 版）》，DKA 严重度分级如表 3-10-1 所示。

表 3-10-1　DKA 严重度分级

DKA严重程度分级	轻度	中度	重度
血糖/（mmol·L^{-1}）	＞11	＞11	＞11
动脉血pH值	＜7.3	＜7.2	＜7.1
血HCO_3^-/（mmol·L^{-1}）	＜15	＜10	＜5
血酮体	阳性	阳性	阳性

DKA 发生时，还可能出现高钾血症、低钠血症、血象升高、血尿素氮和血清肌酐升高、淀粉酶和脂肪酶升高，以及高脂血症、乳糜血及严重脱水等，累及全身器官的功能损害。

■ 妊娠期 DKA 的急救

妊娠期 DKA 的处理原则同非妊娠期。在 DKA 的救治过程中，要尽快组织具有处理危重症孕妇经验的多学科团队进行联合救治，该团队包括内分泌科医师、产科医师、助产士、重症医学科医师和产科麻醉师。高血糖会导致葡萄糖经尿液流失和从而发生渗透性利尿和大量液体耗竭，进而影响电解质平衡，导致脱水与低钾血症。这种液体损失量可能是巨大的，损失总量可达 6～10 L 或 100 mL/kg，抢救的关键在于快速静脉补充生理盐水和胰岛素。对于妊娠期 DKA，治疗应针对以下五个主要方面进行指导。

（一）静脉补液容量复苏

大多数指南建议，在第 1 h 内以 10～15 mL/（kg·h）的速度输注 0.9% 生理盐水（等渗）。也就是说，对于 70 kg 的患者而言，输注量约为 1 L。根据生命体征、血糖、血气和生化等监测结果，在接下来的 4 h 内以 500 mL/h 的速率输注，再在接下来的 8 h 内以 250 mL/h 的速率输注。当血糖 < 13.9 mmol/L 时，则予 5% 葡萄糖以 125 mL/h 的速度输注。静脉注射的作用是恢复血容量，改善组织灌注，降低高血糖。血压恢复正常和尿量足够是复苏良好的标志，体重 60 kg 的患者排尿量足够的标准为 ≥ 0.5 mL/（kg·h）或 30 mL/h。

（二）输注胰岛素降糖

DKA 是一种缺乏胰岛素或仅有少量胰岛素可用的状态。立即输注胰岛素可降低血糖，从而中断糖异生和糖原分解的恶性循环。因肌内和皮下注射会受到灌注量的影响，故胰岛素静脉输注对于确保胰岛素最佳吸收至关重要。

对于重症患者，可按体重先予胰岛素 0.1U/kg 静脉注射，之后再以 0.1 U/（kg·h）的速度静脉滴注，并监测血糖、血酮或尿酮情况，维持目标血糖浓度在 6～10.0 mmol/L。DKA 被纠正且患者可正常进食后，再改为皮下胰岛素泵或每日多次皮下胰岛素注射。治疗目标需达到血酮下降速度平均每小时 0.5 mmol/L，血糖平均每小时下降 3.9～6.1 mmol/L 或每小时下降超过 10% 的标准，未达标准者应增加胰岛素速率 1 U/h 直到血糖下降理想。

李映桃教授团队建议，对于妊娠期轻度和中度 DKA 的患者，胰岛素的使用应遵循"5个 5 原则"。具体为：胰岛素配制为 50 U 胰岛素 + 生理盐水 50 mL，先快速推注 5 U 胰岛素，而后以 5 U/h 的速度泵入，使血糖平均每小时下降接近 5 mmol/L。一般在 4～6 h 后血糖 ≤ 11.1 mmol/L。

（三）维持电解质平衡

1. 补钾

胰岛素会使 K^+（钾离子）进入细胞内，从而引起低钾血症（会对心脏造成显著的影响）。在应用胰岛素治疗时应同时监测 K^+ 浓度。如果血清 K^+ < 5.5 mmol/L，需要在静脉注射中加入钾以纠正低钾血症。如果治疗前血 K^+ 低于正常高值，在开始胰岛素治疗和补液的同时应立即开始补钾，并在补钾过程中监测血 K^+ 和尿量高值。若血 K^+ 正常，尿量 > 40 mL/h 也应继续补钾；若血 K^+ 正常，尿量 < 30 mL/h，则应暂缓补钾，待尿量增加后再开始补钾。如果血 K^+ < 3.3 mmol/L，应先补钾，同时可暂停胰岛素，待血 K^+ 升至 3.5 mmol/L，再开始胰岛素治疗。《中国 2 型糖尿病防治指南（2022 年版）》建议，钾的输注速度 ≤ 20 mmol/h，目标是控制血 K^+ 水平为 3.3～5.5 mmol/L。对于 DKA 被纠正后能进食者，可改为口服补钾，3～6 g/d，持续 3～5 d。

2. 补碱

经补液、降糖等处理后，脂肪分解受抑制，一般酮症酸中毒可被纠正。若经处理后 pH 值仍 ≤ 6.9，才需要补充碳酸氢钠治疗；当 pH > 7.0 后，应停止补碱。

（四）祛除诱因

妊娠合并 DKA 最常见的诱因为应激、感染、应用有升血糖作用的药物等。一旦出现上述情况，应立即停用糖皮质激素和拟交感药物等，并通过临床病史采集、体查和必要的辅助检查（如血尿常规、病原学检查、影像学检查等）确定感染灶，而后规范使用抗生素，及时对症治疗。

（五）产科处理

DKA围产儿死亡率为9%～36%，DKA急症期间的胎儿监护可能会反映出母体酸中毒的情况而出现胎心监护异常。当DKA在4～6 h内被纠正时，胎儿的状况一般会得到改善，应避免过早分娩，以免加重母体的病情。如果胎儿的状况没有改善，或母体状况经积极治疗后仍然继续恶化，则需要终止妊娠。

治疗初期需每小时检查一次尿糖、尿酮体、血糖及电解质和血气分析等生化指标，确保治疗措施得当。病情缓解及救治成功标准：血糖＜11.1 mmol/L，血清酮体＜0.3 mmol/L，血pH＞7.3，血清HCO_3^-≥15 mmol/L，阴离子间隙≤12 mmol/L。需要注意的是，即使酸中毒得到纠正，产妇和胎儿的状况也有所改善，尿酮体也需要很长的时间才能消失。

三 妊娠期DKA的预防

①筛查并规范诊治妊娠期高血糖。
②治疗妊娠剧吐及脱水。
③孕期、产程和围手术期GDM规范管理。
④规范预防和治疗糖尿病孕妇合并感染。
⑤慎用$β_2$肾上腺素能受体激动剂、肾上腺糖皮质激素等药物。
⑥注意DKA的早期预警和早期监测。建议所有患有1型糖尿病的妇女都在家使用微量血酮监测仪，如果超过2 mmol/L，则应就医。

第二节　妊娠期低血糖症

严重低血糖是妊娠期糖尿病患者常见的另一种急性并发症。一项研究报告称，23%的1型糖尿病女性在怀孕期间至少有一次严重的低血糖发作，许多人甚至经历了几次发作。严重的低血糖发作可导致心律失常、意识丧失、惊厥，甚至导致跌倒或创伤等，从而对糖尿病母婴造成伤害。

一 妊娠期低血糖的早期识别

（一）引发妊娠期低血糖的高危因素

1.妊娠期代谢特点——妊娠本身就是低血糖的一个独立的高危因素

妊娠期胎儿的主要能量来源是葡萄糖，所以孕妇的葡萄糖消耗能力较非妊娠期明显增强，长时间空腹易出现低血糖。

妊娠期的糖代谢特点为，妊娠中晚期餐后血糖升高速度及水平明显，血糖高峰出现在进餐后 60～90 min，且餐后高血糖可持续到下一餐前才逐渐回落到最低水平。全天血糖的低谷出现在凌晨 2：00—6：00，有 15% 的 GDM 患者多在 18：00—22：00 和 0：00—6：00 发生低血糖。

2. 低血糖的高危病史

孕前有低血糖发作和营养不良，或存在其他可能导致低血糖的伴随疾病，例如肾功能不全、垂体-肾上腺功能不全等。

3. 糖尿病类型

（1）低血糖在 PGDM 孕妇中更为常见，特别是在妊娠的前 3 个月，在妊娠 8～16 周之间的发病率最高。危险因素包括前一年严重的低血糖发作，糖尿病持续时间较长和妊娠早期糖化血红蛋白 ≤ 6.5%。

（2）约 75% 的糖尿病孕妇在妊娠期至少经历过 1 次低血糖，在 T1DM 孕妇中更为常见。T1DM 孕妇在妊娠期发生低血糖的概率高达 45%～71%，超过十分之一的 T1DM 孕妇因低血糖入院。

（3）与孕前相比，T2DM 患者在孕期更容易发生严重低血糖，约每 5 个在孕期使用胰岛素治疗的 T2DM 患者中，就有 1 个可能发生严重低血糖，且严重低血糖的发生与血糖控制严格有关。T2DM 患者发生严重低血糖的概率与 T1DM 患者相当，但常发生于孕晚期。

（二）妊娠期低血糖发生的可能诱因

最为典型的原因是为预期餐注射了相应的胰岛素量，但没吃预期的那么多，或者低估了运动/能量消耗的数量，或者胰岛素用量过多或使用时间不对。其他的诱因还包括：

（1）需要严格控制血糖。所有孕期高血糖者的控制目标为空腹血糖 < 5.3 mmol/L 及餐后 2 h 血糖 < 6.7 mmol/L。一些 T1DM 合并妊娠妇女在妊娠期间对低血糖的察觉程度会降低，导致在努力控制血糖达标的过程中，发生低血糖的风险增加了 3 倍。尤其在妊娠早期（< 20 周），胰岛素剂量过大、饮食摄入过少是导致低血糖的主要原因。

（2）妊娠过程中机体对胰岛素需求的生理变化。妊娠中、晚期对胰岛素的需要量有不同程度的增加，在妊娠 32～36 周达到高峰，妊娠 36 周后用量可能会有下降，若此时没有及时调整胰岛素的用量，就容易出现低血糖。

（3）为了医疗检查需要，不吃早饭。

（4）精神障碍和睡眠紊乱等。

（5）药物。奎宁和 β 受体拮抗药也会引起低血糖。

（6）胃肠功能紊乱。妊娠剧吐或其他消化道疾病导致患者呕吐、腹泻、食欲不振等，孕妇每日摄入的热量不足或者没有按时进食。

（三）低血糖的临床表现和诊断标准

1. 低血糖发生时人体的生理调节

生理状态下，葡萄糖是大脑必需的能源，大脑功能的维持有赖于血液循环持续不断地供应葡萄糖。人体拥有的多种血糖调节机制能够有效预防或迅速纠正低血糖，维持糖稳态，这些机制主要包括：

①血糖水平下降时，胰岛素分泌相应减少，并通过增加糖原分解与糖异生将血糖维持在正常范围；

②当血糖下降至低于生理范围时，胰高血糖素分泌增加；

③当胰高血糖素分泌不足以纠正低血糖时，肾上腺素分泌增加，作为低血糖的第三道防线。

后两种反应均于机体血糖水平降至生理范围以下时出现。当低血糖时间超过 4 h，皮质醇和生长激素分泌增加则可防止低血糖持续。

一旦人体的生理调节机制因疾病而被破坏，不同的血糖水平会伴随出现不同程度的低血糖反应，严重低血糖会引起惊厥和昏迷（图 3-10-1）。

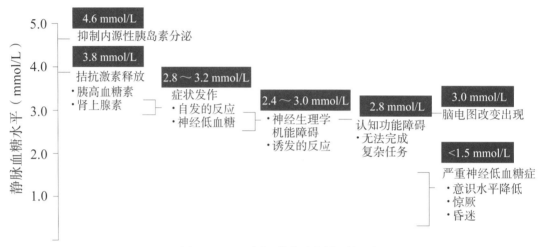

图 3-10-1　不同血糖水平的低血糖反应

2. 低血糖的临床表现

低血糖以自主神经（交感肾上腺系统）的激活或中枢神经的反应（因大脑缺乏葡萄糖）为特征。低血糖症的症状包括但不限于颤抖、易怒、意识错乱、心动过速、出汗和饥饿（图 3-10-2）。由于许多糖尿病患者表现出对低血糖的反调节反应受损和 / 或低血糖意识受损，因此无论是否出现症状，非妊娠状态测得的血糖水平 < 70 mg/dL（< 3.9 mmol/L）均被视为具有临床意义。目前尚缺乏充分的循证医学证据来定义和分类妊娠期低血糖，但一般情况下随机血糖不得低于 3.3 mmol/L。

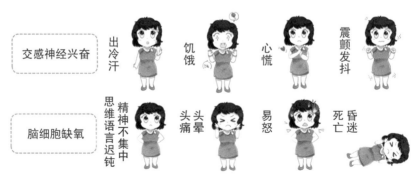

图 3-10-2　低血糖的临床表现

3. 低血糖的诊断标准

根据美国内分泌协会成人低血糖的筛查及诊断标准，低血糖的诊断需符合 Whipple 三联症：具有与低血糖相符的症状及（或）体征，血糖浓度低，血糖回升后上述症状或体征得到缓解。

目前公认的低血糖诊断标准为：成年人空腹血糖值 ≤ 2.8 mmol/L，糖尿病患者（非妊娠者）空腹血糖值 ≤ 3.9 mmol/L。

目前尚缺乏充分的循证医学证据来定义和分类妊娠期低血糖。一般认为，孕早期和产褥期的低血糖标准理论上同非妊娠期，妊娠中晚期随机血糖值不得低于 3.3 mmol/L。

由于妊娠期间生理性的变化，目前对孕妇低血糖的诊断尚缺乏依据。因此，无论是空腹、餐后还是随机血糖，只要其中任意一个低于目标血糖的低值，都需要警惕。2024 年美国糖尿病协会发布的妊娠期血糖控制的目标值见表 3-10-2，2024 年美国糖尿病协会发布的低血糖分级标准见表 3-10-3。

表 3-10-2　2024 年美国糖尿病协会发布的妊娠期血糖控制的目标值

	GDM/PGDM
餐前或睡前	<5.3 mmol/L
餐后 1 h	<7.8 mmol/L
餐后 2 h	<6.7 mmol/L
糖化血红蛋白	<6%（若有低血糖倾向，可放宽至<7%）

表 3-10-3　2024 年美国糖尿病协会发布的低血糖分级标准/描述

低血糖程度	血糖标准/描述
1 级	3.0 mmol/L ≤ 血糖 <3.9 mmol/L
2 级	血糖 <3.0 mmol/L
3 级	发生了以精神和/或身体状况改变为特征的严重事件，需要协助治疗低血糖症，无论血糖水平如何

低血糖的急救

根据患者的低血糖的严重程度不同，启动急救快速反应团队进行综合救治。急救流程见图 3-10-3。

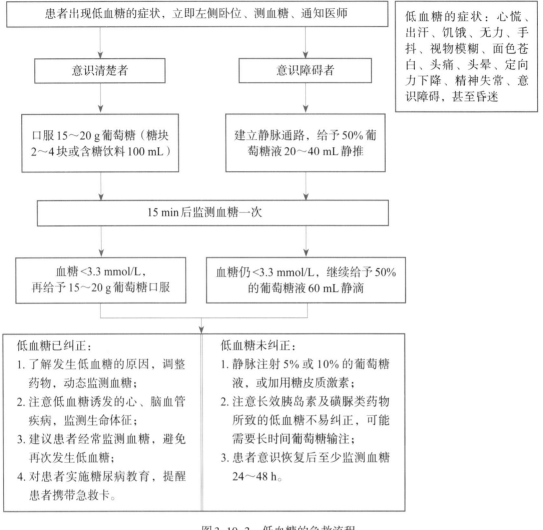

图 3-10-3　低血糖的急救流程

（一）左侧卧位休息

患者出现低血糖表现后，应让患者采取左侧卧位休息。对于在院内发生者，予以低流量吸氧，鼻导管给氧，必要时氧气面罩给氧，流量 6～8 L/min。

（二）第一时间检测和救治

拿出血糖仪检测患者血糖，一旦空腹、餐后或者随机血糖中任意一个低于正常值，都需要立即开始救治。如果血糖仪没在身边，只要低血糖的症状存在，都暂时按低血糖来救治，以便更好地保证母婴安全。

（三）纠正低血糖

（1）对于血糖＜3.9 mmol/L 且处于清醒状态的糖尿病孕产妇，首选口服葡萄糖（15～20 g）治疗，如吃 15～20 g 葡萄糖或其他无脂碳水化合物。治疗后 15 min，如果血糖监测持续显示低血糖，应再次进行葡萄糖（15～20 g）治疗。

可以简易记住"吃15/等15"法则:"吃15"指吃15 g葡萄糖或其他无脂碳水化合物;"等15"则指等15 min再次监测血糖;若血糖值还没达到正常值,再吃15 g碳水化合物后等15 min监测血糖,可以多次循环,直到血糖值＞3.9 mmol/L。含15 g碳水化合物的食物(图3-10-4)包括:葡萄糖片2～5个、果汁150～200 mL、水果糖3～5块、方糖2块、方包3片、苏打饼干3～5块、蜂蜜一大汤勺(20 g)、脱脂牛奶一杯(300 mL)。

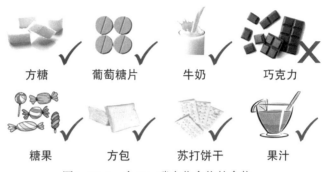

图3-10-4 含15 g碳水化合物的食物

(2)对于意识障碍者,静脉注射20～40 mL 50%葡萄糖液,必要时可加用100 mg氢化可的松和(或)肌注0.5～1.0 mg胰高血糖素,15 min后复查血糖。

(四)继续维持治疗

若经治疗后血糖＞3.9 mmol/L,但距离下一次就餐时间在1 h以上,需给予适量淀粉食物,以防低血糖复发。

(五)产科处理

低血糖本身不是产科终止妊娠指征,必要时应给予持续胎心监护。若有先兆早产或早产临产,建议使用β_2肾上腺素能受体激动剂、肾上腺糖皮质激素治疗早产,其间注意维持血糖平稳。若发生低血糖,应将目标血糖维持在6.0～10.0 mmol/L,以保障母胎安全。

三 低血糖的预防

(一)患者教育

极为重要的是要教育孕妇及其亲属注意其出现的低血糖反应,以便及时检查其血糖水平,特别是开车时。还需要教会她们如何自救。糖尿病专科护士可能需要在妊娠早期教授孕妇的伴侣这些相关知识,填写低血糖健康教育登记表(表3-10-4),并让其牢记以下几项核心内容。

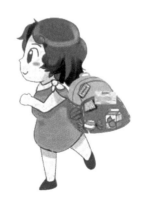

表3-10-4　低血糖健康教育登记表

姓名：　　　　　年龄：　　　　孕周：　　　　　OGTT：　　　　　门诊号/住院号：

	初次就诊	每次随诊
低血糖史评估	□有 □无	□有 □无
低血糖出现孕周及次数		
是否有立即监测血糖	□有 □无	□有 □无
当天是否有告知医护人员	□有 □无	□有 □无
是否掌握低血糖值	□掌握 □部分掌握 □不掌握	□掌握 □部分掌握 □不掌握
是否知晓发生低血糖	□掌握 □部分掌握 □不掌握	□掌握 □部分掌握 □不掌握
是否掌握低血糖的症状	□掌握 □部分掌握 □不掌握	□掌握 □部分掌握 □不掌握
是否知晓低血糖发生原因	□掌握 □部分掌握 □不掌握	□掌握 □部分掌握 □不掌握
是否知晓低血糖的危害	□掌握 □部分掌握 □不掌握	□掌握 □部分掌握 □不掌握
是否掌握低血糖应对措施	□掌握 □部分掌握 □不掌握	□掌握 □部分掌握 □不掌握
是否掌握低血糖预防方法	□掌握 □部分掌握 □不掌握	□掌握 □部分掌握 □不掌握
是否需要调整胰岛素方案	□需要 □不需要	□需要 □不需要
是否需要调整饮食方案	□需要 □不需要	□需要 □不需要
是否需要调整运动方案	□需要 □不需要	□需要 □不需要
是否存在隐匿性低血糖风险	□有 □无	□有 □无
是否需要调整监测方案	□需要 □不需要	□需要 □不需要
是否调整血糖目标值	□需要 □不需要	□需要 □不需要

1. 饮食方面

（1）按时吃饭。若孕妇的产检需空腹，应在检查后立即吃早餐，并注意营养搭配，保证足够的碳水化合物和蛋白质摄入。严格遵循食谱，不要错过或推迟每顿饭和加餐。

（2）少量多餐。妊娠期糖尿病的孕妇需要制定个体化营养处方，并严格遵循食谱。少量多餐、定时定量进餐对血糖控制非常重要。早、中、晚三餐的能量应分别控制在每日摄入总能量的10%～15%、30%、30%，每次加餐的能量可以占5%～10%，有助于防止餐前过度饥饿。

（3）外出携带含糖食物。外出时间长以及外出运动时要随身携带一些含糖食物，如葡萄糖片、糖果、饼干、果汁饮料等，以便在有低血糖征兆时及时食用。

2. 做好自我血糖监测

新诊断的妊娠期高血糖、血糖控制不良或不稳定者，以及妊娠期应用胰岛素治疗者，应每日监测血糖7次，包括三餐前30 min、三餐后2 h和夜间血糖。血糖控制稳定者，每周应至少行血糖轮廓试验1次；应用胰岛素治疗者要根据血糖监测结果遵医嘱及时返诊复诊，以调整胰岛素用量。对于不需要胰岛素治疗者，建议在随诊时每周至少监测1次全天血糖，包括空腹血糖及三餐后2 h血糖，共4次。必要时可予动态血糖监测。

3. 正确使用胰岛素

（1）应用胰岛素治疗的孕妇，要注意胰岛素的使用时间和进餐的时间。短效人胰岛素（如诺和灵R）需在进餐前30 min进行皮下注射；速效胰岛素类似物（如诺和锐）应在进餐前或餐后立即注射。

（2）应用胰岛素治疗的孕妇在运动前要测血糖，若血糖偏低，需进食后再次测血糖，确保运动前血糖在安全范围再运动。另外需注意，胰岛素不要注射到准备运动的肢体上，否则会导致血糖下降过快。

4. 不要刻意改变运动计划

不要为了血糖达标，而刻意增加运动量或延长运动时间。运动量增加后，人体对胰岛素的敏感性增高，会增加低血糖发生的风险。

5. 其他

在积极治疗基础疾病的过程中，若出现任何不适需要其他专科药物治疗时，应注意这些药物可能引起的低血糖和高血糖风险，并提醒医师自己的糖尿病类型和用药情况。外出时携带低血糖急救食物和急救卡。糖尿病急救卡的设计参考图3-10-5。

糖尿病急救卡

我的姓名：　　　　紧急联系人姓名：　　　　电话：

地址：

当您发现我神志不清或行为异常时，可能是低血糖反应。请您：

1.若我清醒能吞咽，请给我半杯果汁或4块糖果（在背包内），每15分钟1次，若30分钟情况仍未改善，请送我到医院并通知我的家人。

2.若我昏迷不能吞咽了，切勿喂我食物，将蜂蜜涂抹于我的口腔黏膜，并请立即送我到医院并通知我的家人。

感谢您的热心帮助！

图3-10-5　糖尿病急救卡

（二）糖尿病专科医护教育

（1）选择降糖药物和血糖目标时，临床医师应考虑个体的低血糖风险，进行合理规划。

（2）所有使用胰岛素的孕妇或有低血糖风险者都应接受低血糖预防和治疗的结构化教育，经历过低血糖事件的人需接受持续教育。

（3）对于所有妊娠期高血糖妇女，应指导她们在外出时务必携带低血糖应急食物。对于科室配置的低血糖应急物品，科室所有人员应了解其位置、使用时机和使用方式。

（4）若患者发生无症状低血糖或2级低血糖，应启动科内医护讨论，填写低血糖原因分析表（表3-10-5），重新评估和调整避免低血糖的教育和治疗方案，并合理调整患者的血糖目标值，以避免低血糖的发生。

（5）对于所有发生低血糖的妇女，应重新考核其对低血糖知识的掌握程度。对于认知受损或下降的患者，医护团队和照顾者则应提高对低血糖的警惕性。

（6）使用动态血糖监测对低血糖的早期发现和治疗有益，推荐低血糖高危人群使用。

表3-10-5　低血糖原因分析表

_____年____月____日

姓名		年龄		门诊号/住院号	
孕产次	孕___产___	现孕周		□单胎□双胎□三胎或以上	
OGTT结果		糖尿病分型		□T1DM合并妊娠 □T2DM合并妊娠 □GDM A1级 □GDM A2级 □其他（请注明）_____	
既往发生低血糖频次	□无 □_____次/周 □_____次/月				
是否口服降糖药物	□否 □是 药物类型_____口服药方案_____				
是否使用胰岛素	□否 □是 胰岛素类型_____ 胰岛素方案_____				
本次发生低血糖地点	□ 住院期间 □门诊 □居家 □其他_____				
本次低血糖发生时间	_____点_____分 □空腹 □早餐后 □午餐前 □午餐后 □晚餐前 □晚餐后 □睡前 □夜间				
血糖值	□指尖血糖_____ mmol/L □静脉血糖_____ mmol/L				
发生低血糖事件情景描述					
是否出现低血糖症状	□心悸 □焦虑 □出汗 □头晕 □手抖 □饥饿感 □神志改变 □认知障碍 □抽搐 □昏迷 □无症状				
是否存在胃肠不适情况	□恶心 □呕吐 □食欲不佳 □腹胀 □腹泻 □疼痛 □医源性禁食 □其他（请注明）_____				

续表

姓名		年龄		门诊号/住院号	
是否存在基础疾病	□肝功能异常 □肾功能异常 □甲状腺功能亢进 □甲状腺功能减退 □肿瘤 □其他（请注明）____				
前一天总热量（kcal）		建议热量：___kcal/天		热卡摄入是否足够	□是 □否
低血糖发生前一餐的饮食情况	具体饮食情况：（请记录食物量及烹饪方式）_____ 当餐总能量是否足够：□是 □否 饮食结构是否合理：□是 □否				
胰岛素注射情况	错打胰岛素：□否 □是_____ 胰岛素量：□正确 □错误_____ 注射后及时进食：□是 □否 进食时间是否正确：□是 □否，请注明_____				
当时运动情况	运动时间：□过多 □合理 □不足 运动方式：□散步 □健康操 □爬楼梯 □瑜伽 □卧床操 □举哑铃 □其他___ 运动强度：□低强度 □中强度 □高强度 运动时长：□少于15 min □15～30 min □30～60 min □≥1 h				
患者自我应对方式	□测血糖 □立即进食_____ □停止运动 □减少胰岛素剂量 □联系医护人员 □到医院就诊				
预防措施	□调整进餐时间 □调整进食结构 □调整每日能量 □调整不同餐次能量比例 □调整禁食期间能量补充方案 □调整运动方案 □调整胰岛素方案				
备注					

【参考文献】

[1] FEIG D S, BERGER H, DONOVAN L, et al. Diabetes and pregnancy [J]. Can J Diabetes, 2018, 42（Suppl 1）: S255–S282.

[2] SIBAI B M, VITERI O A. Diabetic ketoacidosis in pregnancy [J]. Obstet Gynecol, 2014, 123（1）: 167–178.

[3] DE ALENCAR J C G, DA SILVA G W, RIBEIRO S C, et al. Euglycemic diabetic ketoacidosis in pregnancy [J]. Clin Pract Cases Emerg Med, 2019, 4（1）: 26–28.

[4] WOLFSDORF J I, GLASER N, AGUS M, et al. ISPAD clinical practice consensus guidelines 2018: diabetic ketoacidosis and the hyperglycemic hyperosmolar state [J]. Pediatric Diabetes, 2018, 19（Suppl 27）: 155–177.

[5] EVANS K. Diabetic ketoacidosis: update on management [J]. Clinical medicine（Lond）, 2019, 19（5）: 396–398.

[6] 李映桃, 陈娟娟, 梁伟璋. 产科紧急情况与创伤医疗管理 [M]. 北京: 中国科学出版社, 2023: 188–192.

［7］ELEDRISI M S, ELZOUKI A N. Management of diabetic ketoacidosis in adults：a narrative review［J］. Saudi J Med Med Sci, 2020, 8（3）：165–173.

［8］NG Y H G, EE T X, KANAGALINGAM D, et al. Resolution of severe fetal distress following treatment of maternal diabetic ketoacidosis［J］. BMJ Case Rep, 2018：bcr2017221325.

［9］王松，王志坚. 妊娠合并糖尿病酮症酸中毒的识别和处理［J/CD］. 中华产科急救电子杂志，2021，10（1）：31–35.

［10］DURNWALD C, WERNER E F. Gestational diabetes mellitus：glycemic control and maternal prognosis［EB/OL］.［2024–5–20］https：//www. uptodate. com/contents/gestational-diabetes-mellitus-glycemic-control-and-maternal-prognosis, 2018.

［11］DI CIANNI G, RESI V, LACARIA E, et al. Hypoglycemia in diabetic pregnancy［M］// LAPOLLA A, METZGER B E. Gestational diabetes：a decade after the HAPO study. Basel, New York：Karger, 2020：109–122.

［12］MOHANA N, BANERJEE A. Metabolic emergencies in pregnancy［J］.Clinical Medicine, 2021, 21（5）：e438–e440.

［13］Management of diabetes in pregnancy：standards of care in diabetes—2024［J］. Diabetes Care, 2024, 47（Suppl 1）：S282–S294.

（李映桃　李兆生　梁伟璋　陈海霞　吴伟珍　张莹）

第十一章 妊娠期高血糖病例的专科规范化管理示范

我国妊娠期糖尿病的发生率为9%～18.7%，对母婴近远期健康影响深远。GDM的有效防治依赖于合理的饮食及有氧运动等健康指导，健康教育与健康促进对GDM的防治具有关键性作用。80%的GDM患者仅需要健康教育、饮食和运动治疗，并掌握自我监护技术就可以达到理想的临床治疗效果，这反映了健康管理的重要性。然而，目前我国对GDM高危人群的早期干预，无论从认知程度还是干预力度上都远远落后于发达国家。而且中外健康管理的方式和效果差别较大，难以仿效。因此，在GDM发病率增长的当下，迫切需要寻求适合我国的GDM健康管理模式，即医防融合、医护患和志愿者携手，督促糖尿病妇女孕前—孕期—产后全程高效的自我健康管理。现将广医三院GDM创新工作室对妊娠期高血糖病例的围产期规范管理作为典型案例，以问与答的方式进行示范。

第一节 妊娠期高血糖孕期管理

案例：患者为女性，34岁，公司文员，既往有多囊卵巢综合征病史，G2P0，人流1次。平素月经周期规则，月经周期28～30 d。本次妊娠因"继发不孕"于2022年12月23日在广医三院行胚胎移植术，植入2个胚胎，存活。孕期在广医三院定期产检，停经13^{+3}周B超提示宫内早孕，如孕13^{+1}周，NT1.5mm/1.38mm，双胎妊娠，双绒双羊，胎心正常。停经16周行NIPT检测提示18、21、13三体均低风险，停经22^{+3}周经三级超声检查提示宫内妊娠，如孕23周，双胎胎儿结构未见明显异常。孕23^{+5}周行OGTT检查，结果为8.21-14.29-14.43 mmol/L，HbA1c7.1%。门诊拟"孕2产0孕23^{+}周单活胎，PGDM"于2023年5月26日将患者收入院。孕妇否认有内外科疾病或除DIP以外的妊娠期特有疾病，但确认在2018年3月因双输卵管积水在外院行双输卵管结扎术。体检结果：T36℃，P88次/分，R18次/分，BP128/75 mmHg，身高160 cm，孕前体重80 kg，目前体重86 kg，神清，一般情况好，甲状腺不大，心率88次/分，律齐，双肺呼吸音清，腹部呈纵椭圆形，肝脾肋下未及，下肢无水肿。产科检查：宫高25 cm，腹围107 cm，胎心音132/140次/分，无宫缩。

一 首次产检，如何通过病史采集，获取相关的临床信息？

（一）各国指南建议

第1次产检时，应评估孕妇是否存在GDM独立高危因素，GDM的高危因素见表

3-11-1。广医三院 GDM 创新工作室则建议，参照附录一进行初诊 GDM 个案资料采集并完成记录表。

表3-11-1　GDM 高危因素

序号	高危因素
1	孕前超重、肥胖（BMI ≥ 24 kg/m²，为超重）
2	年龄 ≥ 35 岁
3	饮食高糖、高脂
4	孕期缺乏运动
5	孕期体重增长过快
6	孕前患有多囊卵巢综合征（PCOS）
7	妊娠糖尿病病史及糖尿病家族史
8	有异常妊娠分娩史（巨大儿、胎儿畸形、流产史等）
9	妊娠期反复出现阴道炎或泌尿系统感染
10	妊娠早期尿糖，或空腹尿糖呈现阳性

（二）高危因素重点询问

（1）生活方式：日常工作是否需要久坐，每日或每周是否有运动习惯；日常的运动形式和强度如何；睡眠时间和睡眠质量；有无不良生活习惯，如喜甜食、吸烟等。

（2）询问孕妇妊娠前体重，并计算 BMI 和孕期增重情况，以评估是否孕期增重过快。

（3）个人史：有无糖尿病家族史、PCOS 病史、甲状腺功能异常、糖耐量异常等病史，以及有无乙肝表面抗原携带病史、α-地中海贫血基因携带等病史。

（4）家族史：注意询问孕妇的父母或兄弟姐妹是否患有糖尿病。

需要警惕的是，糖尿病为遗传和环境共同影响的疾病，若有家族发病者，则孕妇发生 GDM 的风险增高。同时也可以推测孕妇一级女性亲属中患 GDM 的风险也相应增加，且孕妇再次妊娠时 GDM 复发率高达 33%～69%。另外，患有 PCOS 的女性在妊娠后易发生 GDM，且这些 GDM 孕妇在产后 PCOS 的再发风险会增加，分析其原因可能与易感基因存在相关性，因 PCOS 与 GDM 二者均存在胰岛素抵抗。

（三）采集到本案例中孕妇的疾病相关临床信息

糖尿病高危病史如下：

（1）孕前肥胖：BMI=31.25 kg/m²，大于 30 kg/m²，为肥胖。

（2）家族史：奶奶患糖尿病。

（3）饮食高糖、高脂：喜欢吃甜食、油炸类食物，早餐以肠粉、米粉、河粉为主，一天吃几斤沙糖桔，每天喝3次老火汤。

（4）孕期缺乏运动：生活习惯为吃完早餐和午餐后平均睡觉2～3 h，夜间凌晨2：00才能入睡。基本不运动。

（5）孕期体重增长过快：目前24周，已增重6 kg。

（6）孕前患有多囊卵巢综合征。

妊娠期高血糖的筛查和诊断？

（一）国内外诊断标准

目前，对于妊娠期高血糖的诊断方法及诊断标准在国际上尚未统一，我国采用的是一步法——75 g口服葡萄糖耐量试验。糖尿病诊断的实验室检查应遵循规范的操作程序，正确收集和送检血标本进行血糖检查。

糖尿病诊断的实验室检查应遵循的规范操作程序为：抽取空腹血标本后，将75 g葡萄糖粉溶于250～300 mL温水中，让患者在5 min内喝完，然后抽取1 h、2 h后的血标本。OGTT试验的注意事项见表3-11-2。

表3-11-2　OGTT试验的注意事项

序号	试验步骤及注意事项
1	试验前3天正常进食，每天的饮食中碳水化合物含量不应低于250～300 g。过分节食可造成人为的"糖耐量减低"
2	试验前须停用一切可能影响血糖的药物，如糖皮质激素、噻嗪类利尿剂、磺胺类药物及水杨酸钠等3～7 d，以免影响糖耐量试验结果
3	试验前空腹8～10 h。空腹指的是"不吃、不喝"，除了固体的食物，液体状的牛奶、饮料等也不可以摄入。如果感觉口渴，可以饮用少量清水；如果需要服用药物，也只能用少量清水送服
4	试验前及试验过程中不做剧烈运动，不饮浓茶、咖啡等刺激性饮料。保持心情平静，避免精神刺激，因情绪激动可使交感神经兴奋，导致血糖升高
5	试验过程中不得进食，但不绝对限制饮水，口渴时可喝少量清水（起到润喉作用即可）
6	为保证血糖数值准确，血标本应在抽取后尽快送检
7	若不能耐受葡萄糖水，也可选择用100 g面粉做成的馒头来代替糖水。研究显示，馒头餐与口服葡萄糖水在胰岛β细胞功能（C肽）的测定值上无明显区别，但口服葡萄糖耐量试验在临床应用上更优越

2024年美国糖尿病协会对妊娠期糖尿病的筛查及诊断标准如下。

1. PGDM的诊断标准

（1）妊娠前已确诊糖尿病的患者。

（2）妊娠前未确诊，妊娠期首次产检时发现血糖升高至以下任何一项标准，应诊断为 PGDM：①空腹血糖（fasting plasma glucose，FPG）≥ 7.0 mmol/L（126 mg/dL）；②伴有典型的高血糖或高血糖危象症状，且任意血糖 ≥ 11.1 mmol/L（200 mg/dL）；③75 g OGTT 服糖后 2 h 血糖 ≥ 11.1 mmol/L（200 mg/dL）；④HbA1c ≥ 6.5%（采用美国国家 HbA1c 标准化项目 / 糖尿病控制与并发症试验标化的方法）。

2. GDM 的诊断标准

妊娠前及首次产检筛查未诊断出糖尿病的妇女，在妊娠 24～28 周进行 75 g OGTT，若达到或超过以下任何一项标准，则可诊断为 GDM：FPG 5.1 mmol/L（92 mg/dL）；餐后 1 h 血糖 10.0 mmol/L（180 mg/dL）；餐后 2 h 血糖 8.5 mmol/L（153 mg/dL）。

（二）对本案例中孕妇的妊娠期高血糖的诊断

该孕妇在孕前曾进行三次血糖检查：2018 年 11 月，空腹血糖 5.14 mmol/L；2021 年 4 月，空腹血糖 5.54 mmol/L；2022 年 7 月，空腹血糖 5.99 mmol/L，均未见异常。

该孕妇有 GDM 高危因素，首次来产科产检时为孕 20 周。医师开具 OGTT 试验后，督导该孕妇在妊娠 23 周遵循 OGTT 规范的操作程序完成 OGTT 试验，结果为 8.21-14.29-14.43 mmol/L，HbA1c7.1%。根据现有的诊断标准，该孕妇被确诊为 PGDM。

三　如何为患者提供温馨的个性化健康教育和心理照护?

（一）健康教育

中国《妊娠期糖尿病临床护理实践指南》建议：对于有 GDM 独立危险因素的孕妇，建议尽早开始非药物干预。卫生保健人员应为糖尿病妇女提供以下健康教育信息：

①妊娠期高血糖对母亲及胎儿的短期及长期不良影响；

②孕期良好血糖控制的益处；

③妊娠期高血糖的干预策略，包括饮食调整、适宜运动，必要时应采取药物治疗。

卫生保健人员应为所有糖尿病妇女提供糖尿病自我管理的指导，包括提供支持性教育课程（涵盖知识教育和技能指导）、个性化指导及符合当地文化的教育资料等。应注意，在为妇女提供糖尿病自我管理教育与支持时，以孕妇为中心，尊重孕妇偏好，帮助孕妇做出恰当的临床决策，并鼓励所有糖尿病孕妇参与到糖尿病自我管理中，通过多种渠道获取自我管理的知识和技能，促进孕妇进行良好的自我管理。

（二）心理照护

对于妊娠合并糖尿病妇女，先进行病情、知识、行为和心理评估，再考核她们对特定知识的掌握程度。具体评估内容和健康教育干预策略，可参考李映桃教授团队的建议，见表 3-11-3 和表 3-11-4。

表 3-11-3　对妊娠合并糖尿病妇女进行病情、知识、行为和心理评估

序号	评估内容
1	GDM 患者的血糖控制目标
2	餐后 2 h 从何时开始记录时间
3	GDM 对母婴的影响
4	低血糖的症状、应对措施及预防方法
5	食物搭配技巧（及手掌法则）
6	加餐的时机及相关注意事项，如何避免出现饥饿
7	何时运动，哪些运动适合
8	运动时间及运动量的相关知识
9	自我监测血糖的技术及相关知识
10	自我注射胰岛素的技巧及相关知识（GDM A2级、B级）
11	使用焦虑自评量表进行心理评估

表 3-11-4　健康教育的干预策略

序号	项目	详细策略
1	《GDM 孕妇自我管理手册》	构建了《GDM 孕妇自我管理手册》，并将其赠送给孕妇。该手册内容包括知识篇、饮食篇、运动篇、血糖监测篇、胰岛素治疗篇、临产指导篇、产后指导篇及记录篇八部分，旨在帮助患者进行自我学习
2	建立体验门诊（GDM 孕妇体验营）	具体指导患者如何进行血糖监测，如何选择合适的食物种类和数量，如何进行合理运动等，以提高患者疾病自我管理的技能
3	建立"柔济糖妈妈在线"微信平台	通过微信定期推送 GDM 相关的健康教育内容，包括疾病基础知识、血糖管理、如何选择合适的食物、低血糖指数食物、食物交换份、胰岛素治疗与注射、血糖测量、低血糖预防、分娩与产后指导等。此外，还将血糖监测、胰岛素注射、运动锻炼等内容拍摄成视频，并上传至互动课堂栏目中让患者免费在线观看
4	建立 GDM 孕妇微信群	利用微信群进行每日的在线指导，让孕妇们比学赶帮，以提高患者的知识和疾病管理能力。同时，通过同伴教育和支持舒缓患者的紧张、焦虑和抑郁等情绪，照护孕妇的心理健康

（三）健康教育模式

广医三院 GDM 创新工作室对 GDM 的健康教育管理模式进行了创新，兼顾了孕妇的

文化层次和地域习俗。该工作室在2012年成立了"糖妈妈俱乐部"，以"让每个GDM孕妇成为自己的健康管理者"为宗旨，出版科普专著3部，漫画宣传画18幅，教育视频30部，形成了良好的科普健康教育体系，亲构建了24 h在线、线下与线上结合的健康教育模式：每周三下午和周五上午，在线下由护士和医师为孕妇进行产检和健康教育，安排孕妇进行实操体验以强化健康教育效果，并进行母胎监护。线上"柔济糖妈妈在线"微信平台则提供在线视频课程、科普图文及在线答疑。此外，还建立了GDM医患群，每群150人。GDM孕妇们比学赶帮，护士、医师和志愿者固定每天在三大餐后2 h和夜间21：30，监督GDM孕妇们上传三大餐和三小餐的餐图和自我血糖掌上日记（见图3-11-1），帮助她们制订并修正运动和饮食治疗计划，以确保血糖水平达标，并随访至产后3～6个月，从而构筑了医防融合的管控平台。针对孕妇的健康教育计划表见表3-11-5。在对本案例中的患者进行教育后2周，使用"糖尿病健康教育评估表"对其进行评估，结果达标（表3-11-6）。该患者在2个月后成为了一名GDM孕妇志愿者，在GDM孕妇体验营向其他GDM孕妇家庭分享教育成果。

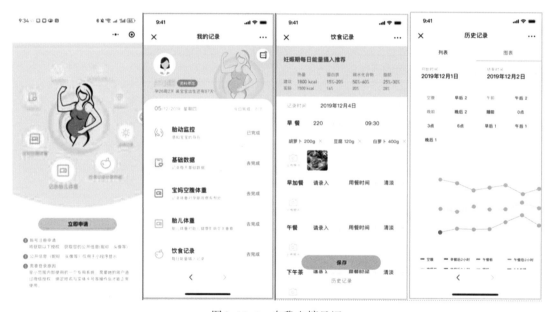

图3-11-1　自我血糖日记

表3-11-5　孕妇健康教育计划表

入院时间	教育计划
第1天	1. 完善常规检查，24 h膳食回顾，制定合理餐单 2. 每日3餐定制糖餐，GDM购物清单 3. 告知运动时间和方法 4. 讲解GDM知识，识别低血糖症状和学习应急处理方法
第2天	1. 教会患者"3+3"饮食模式，三大营养素占比，及高低GI搭配 2. GDM饮食禁忌 3. 督促GDM孕妇在院内正餐后执行控糖操

续表

入院时间	教育计划
第3天	1. 血糖监测操作流程及注意事项 2. GDM孕妇控糖操的规范性
第4天	胰岛素注射操作流程及注意事项
第5~6天	考核患者"3+3"饮食模式和运动注意事项
第7~8天	考核患者血糖监测及胰岛素注射操作流程和注意事项
第9天	出院

表3-11-6 糖尿病健康教育评估表

序号	干预策略
1	在线检查和考核：制定GDM患者血糖控制的个体化目标
2	在线检查和考核：餐后2 h从何时开始记录时间
3	在线问卷考核：GDM对母婴的影响
4	在线问卷考核：低血糖的症状、应对措施及预防方法
5	体验营现场考核：食物搭配技巧（及手掌法则）
6	在线每晚记录单检查：加餐的时机及相关注意事项，如何避免出现饥饿
7	在线每晚记录单检查：何时运动，哪些运动适合
8	在线问卷考核：运动时间及运动量的相关知识
9	在线问卷考核+体验营现场考核：自我监测血糖的技术及相关知识
10	在线问卷考核+体验营现场考核：自我注射胰岛素的技巧及相关知识（GDM A2级、B级）
11	再次使用焦虑自评量表进行心理评估

四 如何为患者设计个性化的医学饮食计划?

（一）生活方式干预

2024 年美国糖尿病协会指南推荐，改变生活方式是 GDM 管理的重要组成部分，可以满足大部分 GDM 孕妇对血糖的控制需要，必要时可通过增加胰岛素治疗达到血糖控制目标。生活方式干预主要指规范医学饮食和运动治疗，是 GDM 最基本的管理措施。70%~85% 的 GDM 孕妇经过合适的生活方式干预，均能较好地控制孕期血糖。每个被诊断为 GDM 的妇女，均应接受饮食和运动的指导。2024 年美国糖尿病协会发布了有关营养治疗的新共识，强调临床医师需要考虑 GDM 孕妇的文化背景、个人喜好、合并症及所生活的社会经济环境，为其制订个体化的饮食计划。目前尚缺乏对 GDM 孕妇适宜能量摄入水平的相关研究。因此，对 GDM 孕妇的膳食指导主要依赖于膳食参考摄入量（dietary reference intakes，DRI）。对于所有孕妇，DRI 推荐每天至少摄入 175 g 碳水化合物、71 g 蛋白质和 28 g 膳食纤维，限制膳食中饱和脂肪酸的比例。

我国《妊娠期高血糖诊治指南（2022）》建议，应根据孕妇孕前的饮食习惯和喜好进行个体化评估。在有条件的情况下，医学营养管理应进行膳食称重。可以采用非糖尿病孕妇的膳食结构，推荐谷物、豆制品、坚果、水果、蔬菜，减少精加工食品的膳食方案。所有确诊糖尿病的孕妇应转至多学科合作糖尿病专科门诊，以便接受营养咨询。在那里，医师、营养师、专科护士等将共同为孕妇提供建议，指导孕妇正确选择食物的种类和数量，并为每位糖尿病孕妇提供个体化的饮食方案。个体化饮食方案的制订可参考表 3-11-7。

表 3-11-7　个体化饮食方案

序号	项目	详细方案
1	饮食调整内容	应根据 BMI 进行个性化调整，设定每日摄入的总热量、饮食结构及餐次，既要保证充足的营养又要避免热量不足。控制能量摄入有助于维持血糖水平和妊娠期适宜的体重增长，同时有助于降低巨大儿的风险；但过分限制能量摄入（少于 1500 kcal/d）会引发酮症，对孕妇和胎儿都会产生不利影响
2	每天总热量	妊娠早期不低于 1600 kcal/d，妊娠中晚期以 1800～2200 kcal/d 为宜。怀孕前肥胖者应适当减少能量摄入，但妊娠早期应不低于 1600 kcal/d，妊娠中晚期应适当增加
3	饮食结构	我国推荐每日糖类、蛋白质和脂肪的摄入分别占每日总能量摄入的 50%～60%、15%～20%、25%～30%
4	建立 GDM 孕妇微信群	利用微信群进行每日的在线指导，让孕妇们比学赶帮，以提高患者的知识储备和疾病管理能力，同时舒缓患者的紧张、焦虑和抑郁等情绪，照护孕妇的心理健康

因碳水化合物是餐后血糖波动的决定因素，故建议孕妇以摄入复杂糖类为主，特别是对于超重或肥胖的孕妇，选择血糖指数低的食物能达到更好的血糖控制效果。关于每日热量分配，推荐每日 3 餐并加餐 2 次或 3 次，以均衡糖类摄入，减轻血糖波动。此外，一项系统评价指出，益生菌能够降低孕妇的空腹血糖，改善妊娠期母婴健康。维生素 D 则是另一种被越来越多研究者所关注的饮食因素，可降低胰岛素抵抗，建议孕妇每两周补充 50 000 U 的维生素 D，即可达到明显效果。国内大多数专家主张按三步法使用食物交换份法来制订饮食计划：第一步，计算标准体重及 BMI 值；第二步，计算每日所需的总热量；第三步，搭配每日的食物份数，规范调整 GDM 孕妇的饮食结构。

（二）本案例中孕妇的个性化医学饮食计划的制订流程

（1）先分析该孕妇现有的饮食模式和生活方式（表 3-11-8）。

表3-11-8　患者的生活方式回顾

饮食习惯	正餐和加餐能量分配	餐次分配不合理，三正餐分配：15%、25%、29%；三加餐分配：0%、11%、20%
	三大营养素能量分配	高碳水、低蛋白、高脂饮食：碳水化合物占58%～62%、蛋白质占13%～18%、脂肪占29%～33%
	特殊食物摄入	喜欢吃甜食、油炸类食物，早餐以肠粉、米粉、河粉为主，一天吃几斤沙糖桔，每天喝3次老火汤
	热卡	2000～2100 kcal/d（总热卡达标）
	烹饪方式	以炒、炖、烧为主
运动情况		公司文员，做些日常家务
作息习惯		吃完早餐和午餐后均睡觉2～3 h，夜间凌晨2点才能入睡。睡懒觉，起床晚，进餐时间晚，空腹时间长
知识评估		未接受过正规糖尿病知识宣教
心理情况		担心血糖难控制和胎儿安全，对宝宝期望值高，依从性好
经济状况		经济条件尚可；家属支持力度大

（2）按三步法搭配一日食谱。

第一步：计算标准体重及BMI值。

公式：标准体重（kg）＝身高（cm）-105

BMI＝孕前体重（kg）/身高^2（m^2）

计算：患者身高160 cm，孕前体重80 kg

标准体重＝身高-105＝55（kg）

BMI＝80/1.60^2＝31.25（kg/m^2），属肥胖。

第二步：计算每日所需的总热量。总热量＝标准体重×每千克标准体重所需热量（能量系数）＋其他（孕中晚期增加200 kcal，双胎再加200 kcal）。该孕妇属于肥胖，根据基于BMI推荐的孕妇每日能量摄入量及妊娠期体重增长标准（单胎）（表3-11-9），能量系数为25～30 kcal/kg。由此计算该孕妇全天所需总热量：55×30+200+200＝1650+200+200＝2050（kcal）。

第三步：搭配每日的食物份数。注意主食和副食的选择及饮食结构（图3-11-2和表3-11-10）。该孕妇全天的食物总份数：2050÷90＝22.8（份）；

表3-11-9　基于BMI推荐的孕妇每日能量摄入量及妊娠期体重增长标准（单胎）

孕前BMI	能量系数/（kcal·kg^{-1}）	平均能量/（kcal·d^{-1}）	妊娠期体重增长值/kg	妊娠中晚期每周体重增长值[均数（范围）]/kg
<18.5	35～40	2000～2300	12.5～18	0.51（0.44～0.58）
18.5～24.9	30～35	1800～2100	11.5～16	0.42（0.35～0.5）

续表

孕前BMI	能量系数/ (kcal·kg⁻¹)	平均能量/ (kcal·d⁻¹)	妊娠期体重增长值/kg	妊娠中晚期每周体重增长值 [均数（范围）]/kg
25.0～29.9	25～30	1500～1800	7～11.5	0.28（0.23～0.33）
≥30	25～30	1500～1800	5～9	0.22（0.17～0.27）

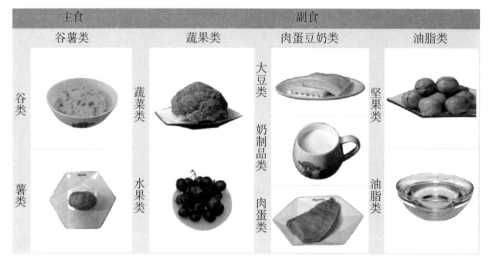

图3-11-2 主食与副食及食物的种类

表3-11-10 患者每日的五大类食物的建议份数

热量	交换	谷薯类		蔬果类		肉蛋豆类		奶制品类		油脂类	
千卡	份	量	份	量	份	量	份	量	份	量	份
2050	22.5	5.2两	10.5	1.5斤	1.5	5两	5	500 mL	3	2.5汤匙	2.5

　　建议该孕妇每日的五大类食物的份数中，蛋白质占总热量的比例为15%～20%，脂肪占总热量的比例为25%～30%，碳水化合物占总热量的比例则为50%～60%。早、中、晚三餐的能量分别占总摄入量的10%～15%、30%、30%，每次加餐的能量则控制在5%～10%。该孕妇的一日饮食计划见表3-11-11。

表3-11-11 一日饮食计划

	份数（22.5）	食谱举例
早餐	4.25	蒸饺9个、牛奶200 mL
早加餐	1.5	火龙果（100 g）1/4个、鸡蛋（60 g）1个
午餐	6.3	二米饭75 g、牛肉50 g、炒西芹50 g、客家酿豆腐（肉20 g+豆腐100 g）、炒生菜200 g

	份数（22.5）	食谱举例
午加餐	1.5	奇异果（100 g）1个、核桃2个（20 g）
晚餐	6.7	二米饭75 g、瘦肉片50 g、西兰花100 g、豉汁蒸鱼120 g、盐水菜心150 g
晚加餐	2.25	牛奶200 mL、燕麦25 g

对于大部分GDM孕妇来说，掌握食物交换份法很困难，且每餐都要计算食物热量特别繁琐。因此，广医三院GDM创新工作室在2020年出版了科普书《图说糖妈妈饮食3+3》，以"看图对话"的模式，根据妊娠前BMI、饮食习惯等为GDM孕妇定制个性化的食疗方案。其内容包括每日总热量、宏量营养素和微量营养素的摄入种类、食物数量及比例、餐次配比、烹饪食物的方法、进食食物的顺序等，配好在日常、节假日、工勤、旅行、住院等情况下的一日"3+3"食谱图谱50多套。"3+3"主要指3大餐+3小餐，即一日六餐，大餐之间加小餐。从早晨7：00至夜间22：00，根据GDM孕妇的生活和工作规律，合理安排进餐时间，保障GDM孕妇24 h的能量供应。此外，食谱图谱还被特别制作成扑克牌形式，深受GDM孕妇喜爱。本案例中孕妇的一日"3+3"饮食图谱举例如下（表3-11-12）。

表3-11-12　一日3+3饮食餐单示例

	热量/kcal	占比/%	举例
总热量	2187	100	
早餐	477	21.8	早餐 意粉50 g、饺子4个、鸡蛋1个、圣女果40 g、糖尿病低糖营养素10 g+麦片5 g+麦胚芽5 g
早加餐	297	13.6	早加餐 饺子2个、西梅30 g、奇异果70 g、蓝莓15 g、核桃15 g、无糖酸奶135 mL
午餐	486	22.2	午餐 蒸海鱼85 g、蒸排骨60 g、炒上海青150 g、杂炒豆芽（30 g）+芦笋（30 g）+莴笋（40 g）、二米饭160 g
午加餐	234	10.7	午加餐 饺子2个、草莓50 g、番石榴40 g、蓝莓20 g、纯牛奶220 mL

续表

	热量/kcal	占比/%	举例
晚餐	504	23.0	晚餐 蒸桂花鱼90 g、蒸鲍鱼55 g、炒菜心150 g、杂炒芦笋（30 g）+芹菜（30 g）+红椒（40 g）+猪瘦肉（20 g）、二米饭160 g
晚加餐	189	8.6	晚加餐 芝士20 g、麦方包18 g、燕窝2 g+纯牛奶150 mL

五　如何为患者设计规范的运动疗法?

（一）建议的运动方式

中国《妊娠期糖尿病临床护理实践指南》建议：卫生保健人员应评估糖尿病孕妇是否有运动禁忌证，若无运动禁忌证，建议孕妇进行适当的、有规律的、个体能够适应的运动。对于孕前规律运动的妇女，可建议怀孕后继续维持适宜的运动，并保持适宜的运动频率（如每周3次或4次），以低至中等强度的有氧运动或抗阻力运动为主，避免连续2d或2d以上不运动。

建议孕妇避免久坐，可将长时间（≥90 min）的静坐分散。推荐的运动形式包括步行、游泳、固定式自行车运动等。应提醒孕妇运动时需注意：无论采用哪种运动形式，最好按热身运动（5～10 min）、正式运动（20 min）及运动后放松动作（5～10 min）三个阶段进行。孕妇运动时心率达到40%～59%心率范围（计算方法为220- 年龄），则提示运动达中等强度水平。运动前后及运动期间，孕妇都应摄入足够的水分以维持体内水平衡，并应穿着宽松的棉质衣物、适当大小的文胸和跑步鞋，在阴凉通风的环境下进行运动，应避免高热潮湿的环境。运动期间注意监测孕妇的血压及心率，必要时行胎心监测以排除宫缩。运动后孕妇的腋下体温不宜超过38.3℃，且运动后沐浴需注意保暖。

（二）本案例中孕妇的运动疗法模式

经评估该孕妇无以下运动禁忌证：严重心脏或呼吸系统疾病、重度子痫前期/子痫、未控制的高血压、甲状腺疾病、1型糖尿病、宫颈机能不全、持续阴道出血、先兆早产、前置胎盘、胎膜早破、重度贫血、胎儿生长受限、多胎妊娠（三胎及以上）等。快步走或GDM孕妇控糖健康操是比较适合该孕妇的运动形式。应提醒孕妇若运动时出现以下情况，应停止运动：阴道流血、规律并有痛觉的宫缩、阴道流液、呼吸困难、头晕、头痛、胸痛、肌肉无力影响平衡等。评估该孕妇的孕前运动情况并为其制定的个体化运动处方见表3-11-13。在住院期间，午餐和晚餐后1 h可在广医三院产三区病房运动区进行20 min的GDM孕妇健康操锻炼。

表 3-11-13　孕前运动评估及孕期运动处方

姓名	黄某某
性别	女
年龄	34
职业	职员
孕前的体育爱好	散步、瑜伽、弹力带、羽毛球、乒乓球
健康检查	身高 160 cm，孕前体重 80 kg，BMI=31.25 kg/m²。目前孕周 23 周，体重 86 kg。双胎妊娠、病史无特殊、无运动禁忌证
运动负荷测定（6 min 步行实验）	实验前：心率 85 次/min，血压 125/75 mmHg，血氧饱和度 99% 实验后：心率 105 次/min，血压 128/78 mmHg，血氧饱和度 100%
体能测定	力量测定：上肢哑铃抗组运动 1.5 磅
体质评定	健康良好、心肺功能良好、肥胖体型
运动目的	维持孕期体重增长 0.4～0.6 kg/ 周，控制血糖达标
运动项目	散步、上肢举哑铃、瑜伽、健康操等
运动强度	由小逐渐增大，轻中等运动强度。保持运动过程中能与他人交谈对话，但不能唱歌的强度。运动后的疲劳评分为 12～14 分
运动时间	至分娩前，三餐后运动 30～45 min
运动频率	每周 5 次以上，累计不少于 150 min
注意事项	避免清晨空腹进行运动，外出运动时要携带饼干或糖果等，并有家属陪同，以预防低血糖及意外的发生。运动过程中注意有无宫缩、阴道流液情况

六　如何指导患者规范监测指尖微量血糖？

（一）血糖监测

血糖监测方法及技术的使用应根据疾病的不同程度和不同阶段合理选择。微量血糖仪使用方便，是应用时间最长、最基础的自我血糖监测方法，但其准确性取决于仪器的正确使用。定期对孕妇自我血糖监测的数据进行分析和解读，可以提高自我血糖监测的有效性和及时性。《妊娠期高血糖诊治指南（2022）》推荐如下：①不需要胰岛素治疗者（GDM A1 级），每周至少进行小轮廓血糖监测 1 次（末梢空腹血糖及三餐后 2 h 血糖，共 4 次）；②血糖控制稳定者，每周至少进行大轮廓血糖监测 1 次（三餐前 30 min、三餐后 2 h 和夜间血糖），在妊娠 28～34 周胎儿快速生长期适当增加次数；③新诊断、血糖控制不良或不稳定及应用胰岛素者，每日监测血糖 7 次（三餐前 30 min、三餐后 2 h 和夜间血糖）；④不建议常规采用糖化血红蛋白作为评估孕妇血糖控制的指标，鼓励并逐渐规范微创、无创、远程等血糖监测新技术在妊娠期的应用。

建议糖尿病孕妇在妊娠期间，定期随访糖尿病产科门诊以评估其血糖控制情况，并注意定期行指尖血糖及静脉血糖值的对比。医护人员可通过远程诊疗技术评估孕妇的血糖控制情况，并提供在线指导及管理。对于使用胰岛素治疗的孕妇，医护人员应根据血糖测量结果及时调整胰岛素用量，以降低低血糖发生的风险。此外，应告知 PGDM 孕妇目标血糖值：空腹 3.9～5.3 mmol/L，餐后 1 h ≤ 7.8 mmol/L，餐后 2 h 5.6～6.7 mmol/L。

（二）本案例中孕妇的血糖监测方案

该患者住院期间微量血糖的监测方案：建议每日测量血糖 7 次，包括三餐前 30 min、三餐后 2 h 和夜间血糖。血糖控制稳定后，建议每周测量 1～2 次全天血糖，包括空腹血糖及三餐后 2 h 血糖，共 4 次，并根据血糖控制情况调整血糖监测的次数和时段。若血糖水平不稳定且反复出现低血糖，则建议进行动态血糖监测并改用胰岛素泵调控血糖。孕 28 周后，每 2 周进行尿液分析，注意尿蛋白、尿糖和尿白细胞等情况。为避免出现低血糖，为该患者设定的阶段达标标准为：第 1 周，空腹血糖 6～7 mmol/L，餐后 2 h 血糖 < 10 mmol/L；第 2 周，空腹血糖 5～6 mmol/L，餐后 2 h 血糖 < 8 mmol/L；第 3 周，空腹及餐前血糖 4.0～5.6 mmol/L，餐后 1 h 血糖 6.1～7.8 mmol/L，餐后 2 h 及睡前血糖 5.6～7.1 mmol/L。

该患者住院期间的血糖情况为空腹血糖 4.3～6.1 mmol/L，达标率 90%；餐前血糖 4.4～9.1 mmol/L，达标率 28%；餐后血糖 5.6～10.3 mmol/L，达标率 28%；睡前血糖 5.4～10.4 mmol/L，达标率 65%。该患者住院期间的血糖波动情况见图 3-11-3。

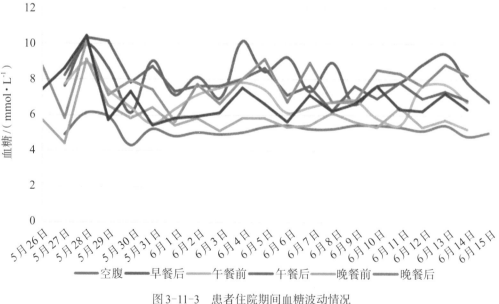

图 3-11-3　患者住院期间血糖波动情况

七　如何评估患者是否需给予药物治疗？

（一）药物治疗适应证

我国《妊娠期高血糖诊治指南（2022）》建议：妊娠期高血糖孕妇经饮食治疗3～7 d后，应行24 h血糖轮廓试验（末梢血糖），包括夜间血糖、三餐前30 min血糖及三餐后2 h血糖及尿酮体。如果患者的空腹血糖或餐前血糖≥5.3 mmol/L，或餐后2 h血糖≥6.7 mmol/L，或调整饮食后出现饥饿性酮症，增加热量摄入后血糖又超过孕期标准，应及时加用胰岛素治疗。

（二）胰岛素的使用技巧

（1）遵循个体化原则，从小剂量起始。在无急性并发症的前提下，多数患者的起始剂量为0.3～0.8U/（kg·d）。

（2）昼夜胰岛素需求特点。基础剂量与餐时剂量之比为3∶7～5∶5。餐前胰岛素用量分配为：晚餐前＞中餐前＞早餐前。每次调整剂量的幅度为10%～20%，距离血糖达标值越近，调整的幅度越小。剂量调整应依据血糖趋势，而不是单独调整血糖数值；剂量调整不要过频，优先调整餐后血糖最高的相应餐前的胰岛素用量。

（3）注意围产期胰岛素抵抗的孕周特点。随着妊娠的进展，胰岛素的用量也在不断变化。妊娠16～35周，胰岛素用量明显增加，部分患者在妊娠35周后，胰岛素用量可能出现小幅减少。值得注意的是，孕期胰岛素使用剂量的变化亦可能与妊娠结局相关。孕晚期当胰岛素剂量下降超过5%～10%时，应立即评估胎儿宫内的健康状况，并寻找可能导致下降的医源性因素或其他因素。当糖尿病合并妊娠患者孕30周后每日所需胰岛素剂量下降超过最大需要剂量的15%，提示可能与胎盘功能不全、母亲摄入量减少或呕吐相关。若确定胎儿宫内的健康状态良好，则胰岛素用量下降不会伴发胎儿不良结局，也不是引产或剖宫产的指征。此外，若患者需使用糖皮质激素促进胎儿肺部成熟，在使用糖皮质激素治疗期间，胰岛素用量可增加40%～50%。

（三）本案例中孕妇的药物治疗方案

该孕妇OGTT的结果为8.21-14.29-14.43 mmol/L，入院当日予规范饮食和运动治疗，监测其餐前血糖7.5 mmol/L，餐后2 h血糖12.3 mmol/L。次日开始使用胰岛素方案，胰岛素初始剂量为0.3～0.8 U/（kg·d），按理想体重55 kg计算，0.3 U/kg×55＝16.5 U，平均分配于三餐餐前及睡前各4U。根据血糖水平，每2～3天调整一次胰岛素剂量，每次增减剂量以2～4 U为宜。该孕妇共住院6 d，其住院期间的血糖和胰岛素调整情况见表3-11-14，且其出院后继续由专科护士通过线下门诊和微信群线上跟踪指导。该孕妇出院后孕期的体重管理和胰岛素使用情况见表3-11-15，孕期各餐次胰岛素剂量情况则见图3-11-4，孕期使用胰岛素总量情况见图3-11-5。孕期总的胰岛素使用剂量随孕周增加而呈总体上升趋势，峰值在孕31周，而后剂量开始减少；各餐次胰岛素使用剂量随孕周增加而增加，尤其以晚餐最为显著，孕31周后胰岛素使用剂量开始减少，以基础剂量减幅最为明显。

表3-11-14　住院期间血糖及胰岛素调整方案

单位：U

日期	空腹	早餐后	午餐前	午餐后	晚餐前	晚餐后	睡前	胰岛素（RI）方案	胰岛素（RI）总量
5月26日	7.5	9.1	9.2	8.2	5.8	7.9	9.1	4-4-4-4	16
5月27日	8.1	11.2	8.8	8.9	7.4	9.8	8.4	4-4-4-6	18
5月28日	7.5	10.4	8.1	9.5	7.8	8.7	7.1	6-6-6-8	26
5月29日	6.8	10.8	7.2	7.8	8	10.2	7.1	6-6-6-8	26
5月30日	6.4	8.6	6.8	7.6	6.6	8.7	6.6	8-6-8-8	30
5月31日	6.1	7.6	5.8	6.9	5.3	8.5	7.6	8-6-8-8	30

表3-11-15　出院后孕期的体重管理和胰岛素使用情况

孕周/周	体重/kg	三餐前/U	基础量/U	餐前总量/U
26	82.3	10-6-8	12	36
28	84.6	12-8-16	16	52
29	85.4	24-23-33	23	103
31	86.6	41-38-62	18	159
33	89	38-35-60	0	133
36	90	21-29-56	0	106

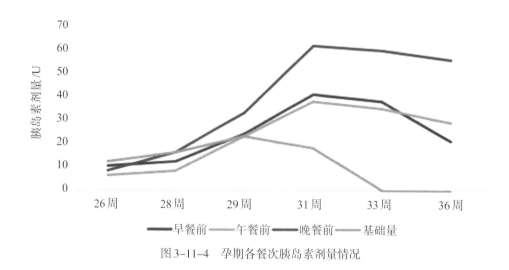

图3-11-4　孕期各餐次胰岛素剂量情况

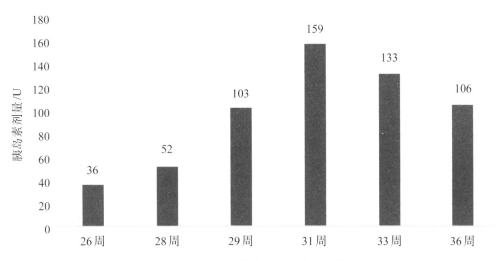

图3-11-5　孕期使用胰岛素总量情况

八　如何预防低血糖和酮症？

（一）低血糖和酮症的诱因

研究发现，由于妊娠期血糖波动范围大，孕妇可能因为膳食、药物或者应激状态等因素而容易出现低血糖。45%的孕妇经历过低血糖，同时妊娠导致的反调节机制的改变可能会降低孕妇对低血糖的感知能力。另外，妊娠本身就是酮症的诱因，围产期低血糖和酮症发生的可能诱因见表3-11-16。

表3-11-16　低血糖和酮症发生的可能诱因

序号	可能诱因
1	孕早期有较剧烈的早孕反应，尤其是达到妊娠剧吐的程度时
2	妊娠期任何时间热量摄入不足时
3	饥饿导致出现低血糖时
4	孕晚期体重2周不增加时
5	未经治疗、中断胰岛素治疗或胰岛素使用量不足的T1DM合并妊娠
6	血糖控制不佳，血糖水平≥11.1 mmol/L时
7	使用可能升高血糖的药物，如糖皮质激素、β_2受体激动类（利托君）等

（二）预防低血糖和酮症的措施

我国《妊娠期高血糖诊治指南（2022）》建议，应为GDM孕妇及其家庭成员提供关于预防、识别和治疗低血糖和酮症的教育，并指导其学会紧急缓解低血糖的有效措施。一旦孕妇发生低血糖，应立刻进食，推荐摄入 15 g 单一糖类。若孕妇出现不明原因的恶心、呕吐、乏力等不适或血糖控制不理想，建议其监测尿酮体。对于疑似酮症酸中毒的孕妇，则建议其立即接受医疗干预和产科照护。

（三）对本案例中孕妇低血糖和酮症的预防措施

1. 低血糖的预防

规范热量控制和饮食结构、规范进食餐次、运动适量、规范血糖监测、规范用药、识别低血糖症状是避免低血糖发生的重要保障。特别注意，在出现妊娠剧吐、进食量不足、产后哺乳初期哺乳辛劳且耗能大等时，应适当减少胰岛素剂量。一旦监测到空腹及餐前血糖值低于 3.9 mmol/L，或餐后 2 h 血糖值低于 4.4 mmol/L，或运动时血糖值低于 4.0 mmol/L，需警惕低血糖并及时进食。出现头晕、心悸、乏力、手颤和出冷汗等低血糖症状时，立即进食 15 g 单一糖类，如苏打饼干 3～4 块、糖果 2 块、方包一片或橙汁 100 mL。待低血糖症状缓解后，补充进食如牛奶、鸡蛋或饺子等食物。

2. 酮症的预防

规范热量控制和饮食结构、规范进食餐次、运动适量、规范血糖监测、规范用药也是避免酮症发生的重要保障，同时应对酮症发生的常见诱因进行宣教和预防。对于血糖控制不佳者，应及时监测其静脉血血糖、血酮体和尿酮体，了解有无合并酮症。若酮体增高还应同时测定动脉血气分析，并及时调整胰岛素的使用剂量，以维持血糖水平稳定并达标。

九 如何预测和预防子痫前期的发生？

（一）GDM 孕妇子痫前期风险评估

GDM 孕妇发生子痫前期的风险可为正常孕妇的 3～5 倍。子痫前期发生的常见的母体风险因素包括产妇既往妊娠期高血压病史、年龄、体重、产次、孕周、人种、家族史、个人史（如慢性高血压、偏头痛、1 型或 2 型糖尿病、肾脏疾病、系统性红斑狼疮或抗磷脂综合征史）等。不同指南还将风险因素进一步细分为低、中、高危因素。根据美国妇产科医师协会的建议，拥有一项及以上高危因素或一项以上中危因素的患者可被认为是子痫前期高危人群（表 3-9-6），高危人群应进行适度锻炼，合理安排休息，以保持妊娠期身体健康。不推荐在孕期严格限制盐的摄入，也不推荐肥胖孕妇限制热量的摄入。在孕早期进行早发型子痫前期的筛查和评估后，建议具有高风险的孕妇应在孕 11～14^{+6} 周开始服用阿司匹林，每日剂量为 75～150 mg，每晚服用至孕 36 周，或分娩时，或确诊子痫前期时停止服药。

（二）对本案例中孕妇进行子痫前期的预测和预防

该孕妇为初次妊娠，BMI ＞ 30 kg/m^2，双胎妊娠，按美国妇产科医师协会指南，评估该孕妇具有 2 项中危因素，一项高危因素，故建议服用阿司匹林 100 mg/ 日，至孕 34 周。

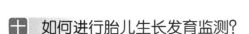 **如何进行胎儿生长发育监测?**

（一）中美两国对胎儿生长发育监测的指南推荐

我国《妊娠期高血糖诊治指南（2022）》建议：对于妊娠前或妊娠早期血糖控制不理想的 PGDM 孕妇，在妊娠早、中期应用超声检查对胎儿进行产前筛查，应注意胎儿的中枢神经系统和心脏的发育。对于有条件者，推荐行胎儿超声心动图检查。推荐妊娠 20 周后通过动态监测评估胎儿生长状况。对于血糖控制不佳和使用胰岛素治疗的孕妇，在妊娠晚期应每 2～4 周进行 B 超检查，以便早期识别出胎儿生长发育异常。

美国妇产科医师协会则建议：围受孕期的高血糖与胎儿先天性畸形有关，包括先天性心脏缺陷、神经管缺陷、肢体缺陷等，其中以先天性心脏病最为常见。建议糖尿病孕妇（尤其是 HbA1c > 6.5% 时）在妊娠 18～20 周时进行胎儿心脏排畸筛查，在妊娠 20～24 周行Ⅲ级超声筛查。此外，在孕 32 周后，应增加监护频率，每周进行 1～2 次胎心监护检查。

（二）本案例中孕妇胎儿生长发育监测措施

每 2 周定期至产科门诊产检，双胎产前诊断科应派专人监护胎儿宫内情况。孕 24 周行Ⅲ级超声筛查，未见异常，预测早产行经阴道测宫颈长度 32mm，为低风险；孕 25 周双胎胎儿超声心动图检查，未见异常；孕 28 周胎儿针对性超声，提示双胎发育良好；孕 30 周后，每 2 周超声检查胎儿生长发育情况；孕 36 周产科超声提示胎儿 1 体重 3000 g、胎儿 2 体重 2450 g，羊水过多（大区 75 mm，指数 262 mm）；孕 30 周后，每周进行 1～2 次胎心监护（NST）检查，显示反应型。

第二节　妊娠期高血糖的分娩期和产褥期管理

案例：患者为女性，34 岁，公司职员，因"孕 35^{+4} 周，PGDM，双胎妊娠"于 2023 年 8 月 24 日第二次被收入院，于本院定期产检。孕 23$^+$ 周行 OGTT 检查示 8.21-14.29-14.43 mmol/L，HbA1c7.1%。门诊拟"23$^+$ 周，PGDM"于 2023 年 5 月 26 日将其收入院予饮食、运动及皮下胰岛素注射以控制血糖，该患者的孕期血糖和胰岛素使用情况见表 3-11-14。目前，该患者三餐前门冬胰岛素使用剂量为 21 U-29 U-56 U，体重管理达标，每天微信群汇报其监测血糖情况为：空腹血糖 5.3～6.1 mmol/L；餐后 2 h 血糖 5.4～8.1 mmol/L；血糖大轮廓监测结果显示，有 80% 的监测值能达到理想值范围，每月监测糖化血红蛋白数值在 5.8%～6.5% 之间波动。该患者孕 20 周开始每日服用阿司匹林 100 mg 至孕 34 周，产检血压在 110～132/72～85 mmHg 之间波动，每 2 周监测尿蛋白均为阴性，其出院后门诊随访的体重随孕周增长达标。每 2～4 周超声监测胎儿宫内生长发育情况，孕 36 周产科超声提示：胎儿体重 3000 g/2450 g，羊水过多（大区 75mm，指数 262mm）。入院体查：T36℃，P108 次/分，R18 次/分，BP131/78 mmHg；身高 160 cm，孕前体重 80 kg，目前体重 91 kg；宫高 42 cm，腹围 115 cm，LST/RSCA，胎心率 138 次/分及 148 次/分；无宫缩，双下肢水肿（++）。阴道检查：宫颈中位，软，退缩 60%，宫口未开，先露 -2 cm。宫颈评分 5 分，骨盆内测量未发现异常。

一 如何进行孕期母胎体重管理评价?

(一)母胎体重目标管理

多个国家的指南建议,孕妇体重增长标准根据孕妇孕前BMI进行调整。国内指南暂时未见双胎妊娠期体重增长的标准。2009年,美国医学研究所推荐单胎和双胎孕妇孕期体重增加的量见表3-11-17。胎儿体重的评估主要依据超声法,通过对胎儿一项或多项径线的测量,利用数理回归法所得的计算式来估计胎儿体重,然后将胎儿体重与同孕龄双胎胎儿体重进行比较,以判断胎儿的发育情况(图3-11-6)。

表3-11-17 美国医学研究所推荐单胎和双胎孕妇孕期体重增加的量

孕前BMI	单胎总增加体重		双胎总增加体重	
	区间/kg	区间/磅	区间/kg	区间/磅
低体重BMI < 18.5 kg/m²	12.5~18	28~40	19~27	41~59
正常体重BMI < 24.9 kg/m²	11.5~16	25~35	17~25	37~54
超重BMI < 29.9 kg/m²	7~11.5	15~25	14~23	31~50
肥胖BMI ≥ 30 kg/m²	5~9	11~20	11.5~19	25~42

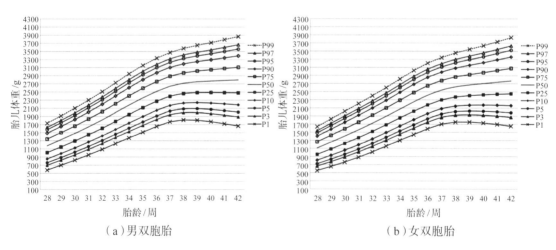

(a)男双胞胎   (b)女双胞胎

图3-11-6 胎儿体重的评估[1]

(二)本案例中孕妇孕期母胎体重管理评价

该孕妇身高160 cm,孕前体重80 kg,BMI为31.25 kg/m²,入院体重91 kg,孕期总增

---

[1] DAI L, DENG C F, LI Y H, et al. Population-based birth weight reference percentiles for Chinese twins [J]. Annals of Medicine, 2017, 49(6): 470-478.

重为 11 kg，达到双胎妊娠孕期体重管理目标要求（11.5～19 kg）。孕 36 周产科超声提示：胎儿体重 3000 g/2450 g，胎儿体重位于同孕龄双胎胎儿体重的 80th～95th。胎儿发育良好。

二　如何与糖尿病孕妇探讨分娩相关问题？

（一）入院及分娩时机

按中国《妊娠期高血糖诊治指南（2022）》的建议，应在妊娠晚期产前检查时，与糖尿病孕妇讨论分娩时间和分娩方式的利弊。建议所有糖尿病孕妇选择有 24 h 新生儿复苏资源及技能的医院分娩，有并发症或血糖管理不佳的糖尿病孕妇则应选择在三甲综合医院分娩。所有妇产科医院 / 病区均应有预防、监测和管理糖尿病孕妇新生儿低血糖的书面文件。糖尿病孕妇的入院时间和分娩时机建议见表 3-11-18。

表 3-11-18　2020 年美国妇产科医师协会指南 GDM 孕妇终止妊娠的时机

分级	终止妊娠时机
GDM A1 级	39～40 周入院，41 周前终止妊娠
GDM A2 级或 B 级	38 周后入院，39～40 周时终止妊娠
孕前糖尿病，血糖控制满意且无其他合并症	38 周入院，38～40 周时终止妊娠。对于即便住院也不能良好地控制血糖者，可考虑在 37～39 周终止妊娠
孕前糖尿病伴微血管病变、有死胎死产史，合并有其他并发症、胎儿窘迫等	34～39 周入院，促胎儿肺成熟或确认胎儿成熟后提前终止妊娠

（二）分娩方式的选择

糖尿病本身并非剖宫产指征，血糖控制满意者可等待自然临产。必要时可以催引产，但需避免产程过长，并注意监测血糖。建议糖尿病孕妇在分娩过程中补充足够的热量，以满足其高能量需求。在糖尿病孕妇分娩期间，应 1 h 监测 1 次血糖，以确保血糖维持在 4～7 mmol/L；对于分娩期间血糖不能维持在 4～7 mmol/L 的糖尿病孕妇，可静脉输注葡萄糖和胰岛素。产程中的血糖管理见表 1-5-6。

择期剖宫产的手术指征为糖尿病伴严重微血管病变，或其他产科指征。对于妊娠期血糖控制不好、胎儿偏大（尤其估计胎儿体重超过 4250 g 者），或既往有死胎、死产史者，应适当放宽剖宫产指征。

（三）围分娩期的血糖管理

产程中或手术前的检查必须测定血糖和尿酮体。选择性手术还需进行电解质、血气分析、肝肾功能检查。若糖尿病孕妇分娩时使用全身麻醉，应从全身麻醉开始，每 30 min 监测血糖 1 次，直至胎儿娩出，产妇完全清醒。另外，需注意，对于使用动态血糖监测仪者，医护人员可以在产房或手术室使用动态血糖监测仪来密切观察动态血糖情况。

择期剖宫产的安排：手术前一天正常使用餐前胰岛素，手术当日停用所有胰岛素，并每1～2 h监测1次血糖，禁食期间需静脉补充100～150 g葡萄糖。根据患者的血糖水平，安排必要时静脉使用胰岛素，将血糖值控制在6.0～10 mmol/L，且尽量安排在第一台手术，避免长时间的空腹，并每0.5～1 h监测1次血糖。术后6～12 h进食流质食物，24 h内口服淀粉类食物并静脉补充葡萄糖，确保碳水化合物总量为150～250 g。

（四）分娩期及围手术期胰岛素的使用原则

手术前后、产程中、产后这些非正常饮食期间停用所有皮下注射胰岛素，改用胰岛素静脉滴注，以避免出现高血糖或低血糖。对于使用胰岛素泵者，临产后或手术前暂时停泵（不拔出）应供给足够葡萄糖，以满足基础代谢需要和应激状态下的能量消耗；还应供给胰岛素以防止DKA的发生和控制高血糖，有利于葡萄糖的利用，保持适当血容量和电解质代谢平衡。

（五）新生儿的血糖管理

妇产科医院/病区应采用可靠的方法监测糖尿病孕妇新生儿的血糖。新生儿血糖监测目标值：出生后4 h内血糖水平≥2.2 mmol/L，24 h内血糖水平≥2.6 mmol/L。可于出生后1～2 h、4 h以及之后每隔4 h（最好在喂养前）监测糖尿病孕妇娩出的新生儿血糖，直到连续3次血糖＞2.6 mmol/L则停止监测。若新生儿血糖水平＜2.6 mmol/L，建议增加哺乳；若新生儿血糖水平1 h内连续两次＜2.6 mmol/L，可转诊到新生儿科；若新生儿任意1次血糖水平≤2.0 mmol/L，应立即转诊到新生儿科。在母婴情况稳定时，建议糖尿病孕妇产后尽快哺乳（30 min内）和频繁哺乳（2～3h哺乳1次）。若新生儿出现以下情况（见表3-11-19），建议转入监护室。

表3-11-19 新生儿情况观察表

序号	内容
1	低血糖伴有异常临床指征
2	呼吸窘迫
3	心脏代谢失调指征，提示先天性心脏病，心肌病
4	新生儿脑病指征
5	红细胞增多症且可能需要交换输血
6	需要静脉输液
7	需要管饲（除非产后病房能提供充分支持）
8	黄疸，需要光疗和频繁监测高胆红素血症
9	糖尿病孕妇分娩的新生儿未满24 h、血糖水平未维持在理想状态或喂养情况不佳时

（六）本案例中孕妇的围分娩期管理方案

按我国双胎管理指南，对于双绒双羊双胎妊娠的妇女，若非糖尿病，建议孕36周入院，38 周分娩。经评估，该孕妇为 PGDM 患者，血糖控制情况良好，胎心监护和胎儿 I 级超声均未见异常，但近 2 周胰岛素减幅大，建议孕 35～36 周入院，36～37 周分娩。考虑到一胎胎儿体重超过 3000 g，另一胎体重 2520 g，LST/RSCA，故建议择期 36～37 周剖宫产终止妊娠，双胎新生儿按早产儿和高危儿转新生儿科观察。住院期为围分娩期，理想目标血糖为 4～7 mmol/L，宽松血糖目标为 6.0～10 mmol/L，应注意胰岛素的减量，避免凌晨低血糖事件的发生，每天胎心监护 1～2 次。

为该孕妇安排第一台手术，于 2023 年 8 月 28 日 9 时在手术室腰硬联合麻醉下进行"子宫下段剖宫产＋双侧子宫动脉结扎术"，LST 位娩出一活女婴，血性羊水，量约 300 mL，阿氏评分 6-7-10，体重 2650 g。RSCA 位娩出一活男婴，羊水清，量约 300 mL，阿氏评分 9-10-10，体重 3110 g。检查胎盘可见一大小约 5 cm×6 cm 剥离面，宫内积血约 80 mL，予缩宫素针 10 U、卡前列腺素氨丁三醇注射液 250 μg 进行宫肌注射，以促进宫缩处理，术中宫缩情况良好，探查子宫及双附件见双侧输卵管间质部缺如，呈结扎术后表现。双侧卵巢大约 8 cm×6 cm×6 cm，呈促排卵后改变。术程顺利，皮肤伤口皮内缝合，术中出血 500 mL，输液 1000 mL。术后 6 h 进食流质，24 h 内口服淀粉类 150 g 并静脉补充葡萄糖 50 g，保证碳水化合物总量为 200 g。第一天微量血糖值在 5.2～8.2 mmol/L 之间波动。

三　如何与糖尿病孕妇探讨产褥期的管理？

（一）产褥期血糖管理

我国《妊娠期高血糖诊治指南（2022）》建议：对于使用胰岛素治疗的糖尿病产妇，产后其降血糖药物应根据血糖监测情况酌情减量或停止使用；而妊娠期无须胰岛素治疗的 GDM 产妇可恢复正常饮食，但应避免高糖及高脂饮食。建议 GDM 产妇产后 24 h 监测早餐前（空腹血糖）和餐后 2 h 血糖，若空腹血糖达到 7 mmol/L，或连续 2 次餐后 2 h 血糖 ≥ 11 mmol/L，可转诊至糖尿病专科门诊；若血糖在正常范围内，产后 24 h 后可停止血糖监测。应鼓励和支持糖尿病产妇尽可能进行母乳喂养，至少坚持 6 个月；对不适合或不愿意进行母乳喂养的产妇，建议选择婴儿配方奶进行喂养。为 GDM 妇女提供产后避孕、发展为 2 型糖尿病风险、健康生活方式等健康教育。应告知有 GDM 史的妇女，当产后出现糖尿病前期表现时应及时就诊，并在专业人员指导下接受生活方式干预或预防性服用二甲双胍；还应告知糖尿病妇女，其子代进行生长发育随访的重要性，并提供健康生活方式的指导。在 GDM 产妇出院前，应测量其血糖以排除高血糖，并告知合并孕前糖尿病的产妇常规进行糖尿病门诊随访。此外，建议 GDM 妇女在产后 6～12 周行 2 h 75 g OGTT 试验以排除糖尿病前期或糖尿病，若 OGTT 试验结果正常，则建议妇女定期进行糖尿病检查，并在下次妊娠前进行诊断检查。

（二）注意对静脉血栓栓塞症的预防

剖宫产术后采用快速康复策略，并注意静脉血栓栓塞症评分，建议采用 2021 年中华医学会发布的妊娠期及产褥期静脉血栓栓塞症预防和诊治专家共识的评分标准（表 3-11-20）。有指征者应规范使用低分子肝素（LMWH）进行预防。

表3-11-20 妊娠期及产褥期静脉血栓栓塞症预防和诊治专家共识（中华医学会）

风险因素	妊娠期预防措施	产褥期预防措施
与大手术无关	多学科会诊制定预防策略 妊娠期全程使用LMWH 临产或择期分娩前24 h停用LMWH	评估并排除出血风险后，重启LMWH抗凝 重启时机： 阴道分娩后4～6 h 剖宫产术后6～12 h 持续用药至产后12周
与大手术有关	多学科会诊制定预防策略 妊娠28周开始使用LMWH 临产或择期分娩前24 h停用LMWH	评估并排除出血风险后，于产后6～12 h启用LMWH 持续用药至产后6周
妊娠合并症 存在以下任一情况： ①活动性自身免疫性或炎症性疾病 ②肾病综合征 ③心力衰竭 ④1型糖尿病肾病 ⑤恶性肿瘤 ⑥镰状细胞病	多学科会诊制定预防策略 评估确诊VTE后启用LMWH 用药前需排除出血风险 病情缓解、临产或择期分娩前24 h停用LMWH	评估并排除出血风险后，于产后24 h启用LMWH 持续用药至产后6周
暂时性危险因素 存在以下任一情况： ①卵巢过度刺激综合征 ②妊娠期外科手术 ③妊娠剧吐	多学科会诊制定预防策略 评估VTE发生风险后启用LMWH 用药前需排除出血风险 仅限治疗期间使用	无
产科及其他危险因素 VTE家族 年龄≥35岁 评估时BMI＞30 kg/m² 产次≥3次 截瘫或长时间制动者 全身性感染 重度子痫前期 多胎妊娠 剖宫产术 严重产后出血或大量输血者 总产程时长≥24 h	对于具有≥3个危险因素者，本共识既不推荐也不反对在孕28周后开始使用LMWH，但强调需要仔细评估，在排除出血风险和充分权衡利弊后，慎重启用LMWH，临产或择期分娩前24 h停用LMWH	评估并排除出血风险后，于产后24 h启用LMWH 对于具有2个危险因素者，在住院期间使用 对于具有3个危险因素者，使用LMWH至产后7 d 对于具有≥4个危险因素者，使用LMWH至产后10 d

（三）避孕和性生活的健康指导

患有糖尿病的妇女与非糖尿病妇女在避孕的选择和建议上相同。

（四）本案例中孕妇产褥期医疗管理方案

（1）因该孕妇孕前不需要用胰岛素，所以剖宫产术后停用胰岛素，鼓励母乳喂养，继续糖尿病饮食调控。监测其空腹血糖为4.3～5.5 mmol/L，餐后2 h血糖为5.0～7.1 mmol/L，餐前血糖为4.8～5.9 mmol/L，血糖控制良好。

（2）静脉血栓栓塞症评分为3分（肥胖，双胎，剖宫产），剖宫产术后24 h予低分子肝素5000 U，持续皮下注射5天，伤口愈合良好；新生儿出生后与母亲同室，无特殊异常，于出生后5天随母亲一起出院。

（3）因在该产妇剖宫产术中见双侧输卵管间质部缺如，呈结扎术后表现，故避孕和性生活的健康指导也一并完成。产妇产后6周复查OGTT提示5.0-9.1-8.1 mmol/L，腹部伤口愈合良好，母乳喂养，子宫复旧良好，建议继续糖尿病饮食和运动等生活方式管理。

总结：本案例为双胎妊娠，患者有GDM和子痫前期高危因素，首次于孕23周来产科产检，经OGTT实验确诊PGDM。该患者入院后进行了规范的医防融合多学科管理，医护患志愿者携手，予线上结合线下的健康教育、饮食、运动、血糖监测、胰岛素治疗等管理。患者口服阿司匹林以预防子痫前期，进行了规范的母胎监护及并发症的预防。患者孕期血糖达标率超80%，母胎均无并发症发生，孕36周择期剖宫产分娩龙凤婴，母婴妊娠结局良好。产后复查OGTT无异常，成功地脱掉了糖尿病的"帽子"，本案例为规范管理的典范案例。

【参考文献】

［1］American Diabetes Association Professional Practice Committee. Diagnosis and classification of diabetes：standards of care in diabetes—2024［J］. Diabetes Care，2024，47（Suppl 1）：S20–S42.

［2］American Diabetes Association Professional Practice Committee. Management of diabetes in pregnancy：standards of care in diabetes—2024［J］. Diabetes Care，2024，47（Suppl 1）：S282–S294.

［3］中华医学会妇产科学分会产科学组，中华医学会围产医学分会，中国妇幼保健协会妊娠合并糖尿病专业委员会.妊娠期高血糖诊治指南（2022）［第一部分］［J］.中华妇产科杂志，2022，57（1）：3–12.

［4］韩娜，刘珏，金楚瑶.2013—2017年北京市通州区34 637例孕妇妊娠期糖尿病流行情况及其影响因素研究［J］.中华疾病控制杂志，2019，23（2）：156–160.

［5］隽娟，杨慧霞.美国糖尿病学会"2020年妊娠合并糖尿病诊治指南"介绍［J］.中华围产医学杂志，2020（2）：139–141.

［6］SAVVAKI D，TAOUSANI E，GOULIS D G，et al. Guidelines for exercise during normal pregnancy and gestational diabetes：a review of international recommendations［J］. Hormones，2018，17（4）：521–529.

［7］周英凤，章孟星，李丽，等.《妊娠期糖尿病临床护理实践指南》推荐意见专家共识［J］.护理研究，2020，34（24）：4313–4318.

［8］DAI L，DENG C F，LI Y H，et al. Population-based birth weight reference percentiles for Chinese twins［J］. Annals of Medicine，2017，49（6）：470–478.

（吴伟珍　李映桃　陈佳　黎思颖　黄俊巧　黄悦）

第十二章 专科特色技术演练及效果评价

第一节 妊娠合并糖尿病酮症酸中毒急救模拟演练

妊娠合并糖尿病酮症酸中毒是罕见且严重的妊娠并发症，是由于胰岛素相对或绝对缺乏，以及有升高血糖作用的激素异常增多而引起的严重代谢紊乱。DKA主要表现为高血糖、高血清酮体和代谢性酸中毒，严重者可危及生命。非孕妇群体中，患T1DM的个体DKA发生率为178.6例/（年·万人），而患T2DM的个体DKA发生率则为13.3例/（年·万人）；在所有糖尿病合并妊娠中，DKA发生率为0.5%～3%。

因妊娠期特殊生理改变及代谢特点，DKA的症状可能与妊娠生理反应相重合。妊娠合并DKA的早期识别不易，一旦发生，疾病迅速恶化，从而导致母婴妊娠结局不良。国外报道围产儿死亡率为9%～36%，国内报道则高达30%～50%。绝大多数DKA所导致的孕产妇和围产儿死亡经评审后是可避免的，关键在于早期诊断和正确处理。

我国妊娠合并DKA急救的特点如下。

①实施的突然性：常可能发生于任何时间和地点（家、急诊、病房、产房），需要医务人员随时做出反应。

②需要快速反应的团队（rapid respond team，RRT）：病因互为因果，且病情进展快，若处理滞后可能危及母胎生命，故需要快速反应的团队。

③人员构成的多元性，需要多学科协作：除需要产科医师、护士（助产士）之外，还需要其他临床科室和辅助科室的参与。

④措施的多样性：需要全方位的监测、药物和恰当的产科处理。因DKA累及多器官，故还需高级生命支持。

因此，虽然随着产前保健的普及与加强，以及医学水平的提高，糖尿病孕妇多已得到较好管理，且妊娠合并DKA的发生率和病死率已经下降，但是DKA对母婴的危害严重，仍然需要引起产科医师的重视，强调建设妊娠合并DKA的预测、预防、预警和应急体系，早期识别和治疗DKA，以争取最佳的母婴结局。建议定期在实操工作坊进行多学科联合救治模拟演练，在演练时充分磨合，实现人员分工明确，抢救步骤紧凑有序，才能真正在临床上做到"忙而不乱、高效有序、诊疗规范、配合默契"。

另外，每个临床医护都应该熟练掌握妊娠合并DKA急救中用到的各种急救技术的规范操作手法及"六驾马车"管理技术。这些技术可以通过使用仿真模型，在实操工作坊（体验营）进行（详见本章的第3至第8节）。

一 目的

规范妊娠合并糖尿病的管理，学会密切监测以便早期发现病情快速恶化并及时进行综合治疗，从而降低妊娠合并 DKA 的发生率；熟练掌握在妊娠合并 DKA 急救中用到的各种急救技术的规范操作流程，以增加救治成功率，争取最佳的母婴结局。

二 急救操作前评估

（一）妊娠合并 DKA 的诊断

妊娠合并 DKA 的临床症状主要为：恶心、呕吐、乏力、口渴，少数伴有腹痛，体格检查时可见脱水貌、深大呼吸伴酮臭味，病情严重者可出现意识障碍或昏迷，胎儿可出现胎心异常甚至宫内死亡。实验室检查可发现：随机血糖＞ 13.9 mmol/L、尿酮体阳性、血 pH 值＜ 7.35、二氧化碳结合力＜ 13.8 mmol/L、血酮体＞ 5 mmol/L、电解质紊乱等。

（二）DKA 严重度分级

2024 年美国糖尿病协会对 DKA 严重度的分级如表 3-12-1 所示。

表 3-12-1　DKA 严重度分级

单位：mmol/L

DKA 严重程度分级	轻度	中度	重度
"D"（diabetes）糖尿病史： 血糖 /mmol·L^{-1}	＞ 11		
"K"（ketonaemia）酮症： β-羟基丁酸酯 /mmol·L^{-1}	＞ 3（阳性）		
"A"（acidosis）酸性： pH 血 HCO_3/mmol·L^{-1}	pH 7.25～7.3 15～18	pH 7.0～7.24 5～15	pH ＜ 7.0 ＜ 5
神志	清醒	清醒 / 嗜睡	呆滞 / 昏迷

（三）预警体系的建立及 RRT 启动预案

预警体系的建立及 RRT 启动预案见表 3-12-2。

表 3-12-2　预警的分级与 RRT 启动预案

类型	血糖值及 DKA 分级	RRT 团队	病房 / 处理
1 级预警	血糖值≥ 11.1 mmol/L 或轻度 DKA	住院总医师 / 护士	普通病房 15 min 后复测，皮下或静脉使用胰岛素

续表

类型	血糖值及DKA分级	RRT团队	病房/处理
2级预警	血糖值≥13.9 mmol/L 或中度DKA	二线医师/内分泌科医师/ICU医师/护士	高危病房 15 min后复测，静脉使用胰岛素（5个5原则），母胎监护、血气分析
3级预警	血糖值≥16.7 mmol/L 或重度DKA	三线医师/内分泌科医师/ICU医师/护士	ICU病房 母胎监护、血气分析，立即静脉使用胰岛素（5个5原则）

三 操作前准备

（一）物品准备

产床和母胎监护仪（图3-12-1a）、输液架、孕产妇抢救车（图3-12-1b，内含常规抢救药品和物品，以及高血糖抢救箱）。建议高血糖抢救箱（图3-12-1c、d）内配置：降糖药物及注射器（生理盐水100 mL 1袋、普通胰岛素1支、速效胰岛素笔1支、胰岛素注射器1～2支，50 mL注射器1支，连接管1条等），以及检测仪（微量血糖检测仪、微量血酮检测仪、针头和试纸等）。

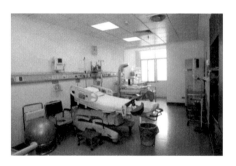

（a）产床和监护仪

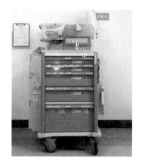

（b）孕产妇抢救车

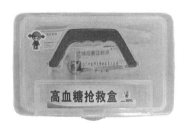

（c）高血糖抢救箱

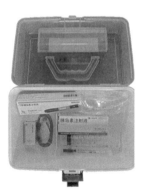

（d）高血糖抢救箱内物品

图3-12-1　物品准备

（二）人员准备

标准化妊娠合并DKA孕妇及家属、参加演练的多学科医护人员。

急救团队按评估DKA原因、降糖和容量复苏三环节，ABCD（assistant-breathing-circulation-delivery）流程进行处置。强调以下内容。

1个团队：包括各级产科医师和护士，内分泌科、麻醉科、重症医学科、医务科及其他相关人员。

2个核心：胰岛素降糖和容量复苏。

3个小组：医疗、护理、后勤，三级预警。

4大治疗：容量复苏、胰岛素降糖、纠正电解质紊乱（补钾、补碱）和祛除诱因。

5项评估：血糖、血酮、血气、出入量和生命体征（血压、脉搏、呼吸和血氧饱和度）。

（三）团队分工及站位

图3-12-2至3-12-4所示为妊娠合并DKA急救团队模拟演练图示。

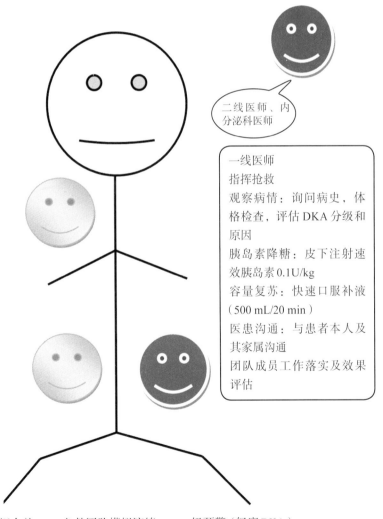

护士B

记录：时间（团队人员通知及到达时间、DKA发现时间、各项处理开始时间）、脱水程度、补液量、生命体征

核对医嘱及抢救物品

团队成员工作环节评估

护士A

呼救及向护士B、一线医师汇报病情

检测：测微量血糖和酮体，尿液分析，常规入院化验

胰岛素降糖：皮下注射速效胰岛素0.1 U/kg

容量复苏：快速口服补液（500 mL/20 min）

祛除诱因：包括停用可能引起血糖升高的药物、抗感染等

胎心监护

医患沟通：与患者本人沟通

二线医师、内分泌科医师

一线医师

指挥抢救

观察病情：询问病史，体格检查，评估DKA分级和原因

胰岛素降糖：皮下注射速效胰岛素0.1U/kg

容量复苏：快速口服补液（500 mL/20 min）

医患沟通：与患者本人及其家属沟通

团队成员工作落实及效果评估

图3-12-2　妊娠合并DKA急救团队模拟演练——一级预警（轻度DKA）

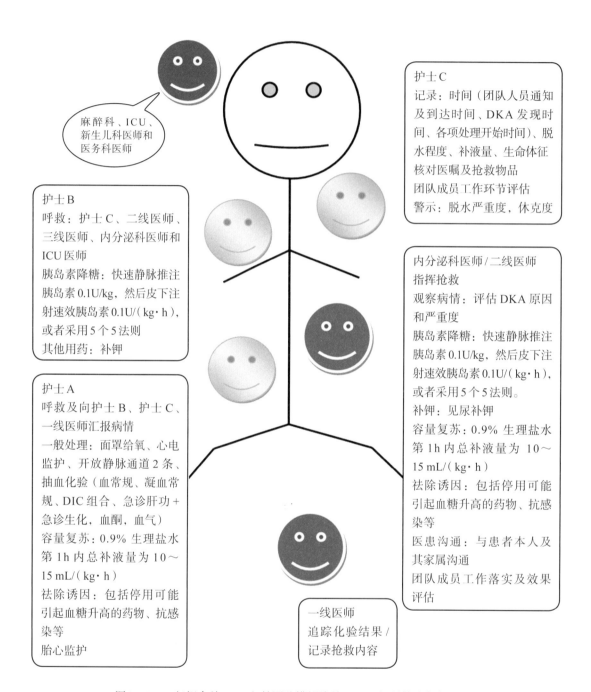

图 3-12-3 妊娠合并 DKA 急救团队模拟演练——二级预警（中度 DKA）

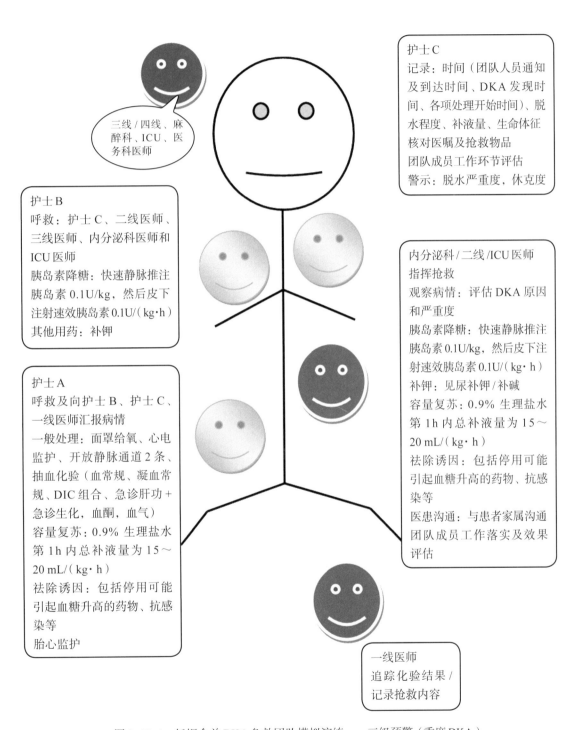

护士C
记录：时间（团队人员通知及到达时间、DKA发现时间、各项处理开始时间）、脱水程度、补液量、生命体征
核对医嘱及抢救物品
团队成员工作环节评估
警示：脱水严重度，休克度

三线/四线、麻醉科、ICU、医务科医师

护士B
呼救：护士C、二线医师、三线医师、内分泌科医师和ICU医师
胰岛素降糖：快速静脉推注胰岛素0.1U/kg，然后皮下注射速效胰岛素0.1U/（kg·h）
其他用药：补钾

内分泌科/二线/ICU医师
指挥抢救
观察病情：评估DKA原因和严重度
胰岛素降糖：快速静脉推注胰岛素0.1U/kg，然后皮下注射速效胰岛素0.1U/（kg·h）
补钾：见尿补钾/补碱
容量复苏：0.9%生理盐水第1h内总补液量为15～20mL/（kg·h）
祛除诱因：包括停用可能引起血糖升高的药物、抗感染等
医患沟通：与患者家属沟通
团队成员工作落实及效果评估

护士A
呼救及向护士B、护士C、一线医师汇报病情
一般处理：面罩给氧、心电监护、开放静脉通道2条、抽血化验（血常规、凝血常规、DIC组合、急诊肝功＋急诊生化，血酮，血气）
容量复苏：0.9%生理盐水第1h内总补液量为15～20mL/（kg·h）
祛除诱因：包括停用可能引起血糖升高的药物、抗感染等
胎心监护

一线医师
追踪化验结果/记录抢救内容

图3-12-4 妊娠合并DKA急救团队模拟演练——三级预警（重度DKA）

（1）护士A：发现者。负责协助查明DKA发生原因（胰岛素使用不规范、使用升高血糖药物、感染、子痫前期、临产等），进行一般处理、容量复苏、祛除诱因和胎心监护等。

（2）护士B：反应者。负责胰岛素的配制和使用、其他药物的配制和使用等，协助容量复苏。

（3）护士C：管理者。负责沟通，协调及5大评估的记录和反馈等。

（4）一线医师：一级预警的处理者。负责查病因、胰岛素降糖和容量复苏，以及医患沟通等。

（5）二线医师：二级预警的处理者和指挥者。负责查病因、胰岛素降糖和容量复苏等。

（6）三线医师：三级预警的处理者和指挥者。负责协调指挥抢救，评估母体情况、胰岛素降糖、容量复苏以及医患沟通等。

（四）表单准备

妊娠合并DKA急救团队演练记录单的准备见表3-12-3和表3-12-4。

表3-12-3　妊娠合并DKA急救团队演练记录单（1）——治疗期间人员、物品和措施记录

	人员	一线医师	二线医师	三线医师	内分泌科	ICU	麻醉科	新生儿科
呼救	呼叫时间							
	到达时间							
评估低血容量情况	血压 /mmHg	脉搏 /(次·分$^{-1}$)	呼吸 /(次·分$^{-1}$)	血氧饱和度/%	尿量 /(mL·h^{-1})	口服补液量/ mL	静脉补液量/ mL	休克指数 HR/SBP
一般处理	氧疗	心电监护	开放静脉通道	检测：1. 静脉血糖和血酮，血气；2. 尿液分析、尿培养；3. 常规化验（微量血糖和血酮、血常规、凝血常规、肝肾功能、电解质、胰酶等）				
				1		2		3
容量复苏		量/时间	量/时间	量/时间	量/时间		量/时间	量/时间
	平衡液							
	生理盐水							
	10%葡萄糖液							
	5%葡萄糖液							
	5%GNS							

		量/时间	量/时间	量/时间	量/时间	量/时间	量/时间
胰岛素降糖	胰岛素单次注射						
	胰岛素持续泵入						
补钾	氯化钾						
补碱	碳酸氢钠						
其他用药							

表3-12-4　妊娠合并DKA急救团队演练记录单（2）——治疗期间病情监测和评估

	时间	自觉症状	神志	血压	呼吸	脉搏	血氧	尿量	胎心率
补液量 500～1000 mL									
补液量 1000～1500 mL									
补液量 1500～2000 mL									
补液量 2000～3000 mL									
补液量 3000～4000 mL									
补液量 4000～4500 mL									
血糖<11.1 mmol/L后 15～30 min									
血糖<11.1 mmol/L后 30～60 min									
血糖<11.1 mmol/L后 1～2 h									
血糖<11.1 mmol/L后 2～3 h									

	时间	自觉症状	神志	血压	呼吸	脉搏	血氧	尿量	胎心率
血糖<11.1 mmol/L后 3～4 h									
血糖<11.1 mmol/L后 4～6 h									
血糖<11.1 mmol/L后 6～8 h									
血糖<11.1 mmol/L后 8～10 h									
血糖<11.1 mmol/L后 10～12 h									
血糖<11.1 mmol/L后 12～14 h									
血糖<11.1 mmol/L后 14～16 h									
血糖<11.1 mmol/L后 16～18 h									
血糖<11.1 mmol/L后 18～20 h									
血糖<11.1 mmol/L后 20～22 h									
血糖<11.1 mmol/L后 22～24 h									

四 妊娠合并 DKA 急救团队演练操作流程

妊娠合并 DKA 的症状包括恶心、呕吐、乏力、口渴,少数伴有腹痛,体征包括呼吸急促、心动过速、低血压和每小时排尿量减少。治疗原则同非孕妇,即补液、降血糖和纠正电解质紊乱,处理的关键在于初期快速静脉补充生理盐水和胰岛素,并识别诱发事件。

急救流程:按 ABCD 流程,从基本的生命支持措施开始。

(一)A(assistant):呼救和一般处理

主张多学科联合救治。呼救的人员包括高年资产科医师、护士、麻醉师、新生儿科医师、重症医学科医师、内分泌科医师等。急救人员快速到位,分工合作,各行各责。

快速进行的一般处理包括：

①使患者处于左侧卧位；

②持续监测血压、脉搏、呼吸频率、尿量和血氧饱和度，记出入量。血压和脉搏每15～30 min 监测 1 次，至稳定后改为每 1～3 h 监测 1 次；每小时监测 1 次呼吸、尿量以及血氧饱和度，每隔 4 h 监测 1 次体温；

③开放 2 条静脉通路，采集血液检验血糖、血酮体、血乳酸、电解质、血气分析、血常规+血型、凝血常规、生化、DIC 组合、血培养、配血等。送检尿液，进行尿液分析和中段尿标本评估以检查有无感染。考虑是否需要做胸透或心电图检查；

④签署知情同意书；

⑤每小时监测 1 次血糖和血酮体，直到血糖正常并稳定，尿酮体需要一段时间才能消除。如果情况不稳定，可能需要每 2 h 监测 1 次电解质和动脉血气。必要时进行中心静脉置管，测中心静脉压（CVP）并根据 CVP 调整补液速度。进行胎心监护。

（二）B（breathing）：气道管理

保持气道通畅，保障氧供。目标血氧为：面罩 $SpO_2 > 95\%$，血气 $PaO_2 > 60 \sim 70$ mmHg，$SaO_2 > 90\%$。

鼻导管给氧，必要时氧气面罩给氧，流量 6～8 L/min。当患者出现重度 DKA 并伴有烦躁、精神状态改变及嗜睡时，若无创通气不能维持氧供，可行气管插管，人工辅助呼吸并接呼吸机。

（三）C（circulation）：循环管理

高血糖会导致葡萄糖经尿液流失，从而发生渗透性利尿，液体损失量可能是巨大的。酮症酸中毒总体的液体损失量可达到 6～10 L 或 100 mL/kg，会影响电解质平衡，导致低钾血症，引起低血压休克及多器官功能障碍。循环管理的核心为快速静脉补充生理盐水和胰岛素，纠正内环境紊乱。

1. 容量复苏

大多数指南建议，对于妊娠合并 DKA 患者，在第 1 h 以 10～15 mL/kg 的剂量进行生理盐水补液，此后液体的输注速率和类型由临床状况及脱水程度决定。在接下来的 4 h 内以 500 mL/h 的速率输注，再在接下来的 8 h 内以 250 mL/h 的速率输注。通常第 1 天的输液总量为 4000～5000 mL，严重脱水者可达 6000～8000 mL。血压恢复正常和尿量足够是复苏良好的标志，例如，体重 60 kg 的患者排尿量足够的标准为 ≥ 0.5 mL/(kg·h) 或 30 mL/h。

2. 降低血糖及维持内环境

（1）胰岛素降糖：可先用短效胰岛素以 0.1 U/kg 的剂量快速静脉推注，而后以每小时 0.1 U/kg 的速率连续输注。治疗目标：需达到血酮下降速度平均每小时 0.5 mmol/L，血糖平均每小时下降 3.9～6.1 mmol/L 或每小时下降超过 10%。对于未达标准者，增加胰岛素速率 1 U/h 直到血糖下降理想。

（2）补糖：一旦血糖 ≤ 13.9 mmol/L，应输注葡萄糖，维持目标血糖浓度在 6～10.0 mmol/L，防止低血糖。

（3）补钾：因为胰岛素缺乏和酸中毒时，K^+ 由细胞内移至细胞外，在机体缺钾时可以表现为血 K^+ 正常或高血 K^+。如果治疗前血 K^+ 低于正常高值，在开始使用胰岛素和补液的同时应立即开始补钾，并在补钾过程中监测血 K^+ 和尿量。若血 K^+ 正常，尿量 > 40 mL/h 也应继续补钾；若血 K^+ 正常，尿量 < 30 mL/h，则应暂缓补钾，待尿量增加后再开始补钾。如果血 $K^+ < 3.3$ mmol/L，应先补钾，可暂停胰岛素，待血 K^+ 升至 3.5 mmol/L，再开始胰岛素治疗。《中国 2 型糖尿病防治指南（2022 年版）》建议钾的输注速度 ≤ 20 mmol/h，目标是控制血 K^+ 水平为 3.3～5.5 mmol/L。对于 DKA 被纠正后能进食者，可改为口服补钾，3～6 g/d，持续 3～5 d。

（4）补碱：随着补液、降糖等处理，脂肪分解受抑制，一般酮症酸中毒可被纠正。若经处理后 pH 值仍 ≤ 6.9，才需要补充碳酸氢钠治疗；当 pH > 7.0 后，应停止补碱。

（四）D（delivery）：祛除诱因和产科处理

1. 祛除诱因

妊娠合并 DKA 最常见的诱因为临产应激、感染、应用有升血糖作用的药物等。一旦出现上述情况，应立即停用糖皮质激素和拟交感药物等，并通过临床病史采集、体查和必要的辅助检查（如血尿常规、病原学检查、影像学检查等）确定感染灶，而后规范使用抗生素，及时对症治疗。

2. 产科处理——终止妊娠

妊娠合并 DKA 急症期间的胎儿监护可能会反映母体酸中毒的情况而出现胎心监护异常。经规范救治，母体病情稳定后 4～6 h，胎儿的状况一般会得到改善，应避免过早分娩，以免加重母体的病情。如果胎儿的状况没有改善，或母体状况经积极治疗后仍然继续恶化，则需要终止妊娠。

病情缓解及救治成功标准：血糖 < 11.1 mmol/L，血清酮体 < 0.3 mmol/L，血 pH 值 > 7.3，血清 $HCO_3 \geq 15$ mmol/L，阴离子间隙 ≤ 12 mmol/L。需要注意的是，即使酸中毒得到纠正，产妇和胎儿的状况也有所改善，尿酮体也需要很长的时间才能消失。

五 注意事项

1. 讨论预防 DKA 的预案

规律产检，严格控制血糖，包括预防血糖过高或过低。避免感染、产程中和手术前后应激状态、应用糖皮质激素促胎肺成熟等 DKA 诱因。妊娠期高血糖孕妇一旦出现不明原因的恶心、呕吐、乏力、头痛甚至昏迷，则要高度警惕 DKA 并及时救治。

2. 在基层医院或院外救治 DKA 孕产妇

使用 DKA 抢救包，按 ABCD 流程急救。DKA 被纠正且患者可正常进食后，建议持续进行血糖监测，并改用胰岛素泵或每日多次皮下胰岛素注射。

3. 总结和考核评价

演练结束后，参演的团队填写妊娠合并 DKA 抢救个案总结表（表 3-12-5），督导的培训老师则填写妊娠合并 DKA 团队演练考核评价表（表 3-12-6），然后展开讨论，这样有利于持续改进。

表3-12-5 妊娠合并DKA抢救个案总结表

___年___月___日

姓名		年龄		门诊号/住院号	
孕产次	孕__产__	胎儿数		□单胎□双胎□三胎及以上	
身高		孕前体重		BMI	现孕周/体重 ___/___
OGTT结果	孕___周OGTT：_____				
诊断					
既往是否有发生糖尿病酮症	□无 □有 发生时间：_____				
既往是否有口服降糖药物	□否 □是 药物类型_____ 口服药方案_____ 是否停药：□否 □是（停药时间：_____）				
既往是否使用胰岛素	□否 □是 胰岛素类型_____ 胰岛素方案_____ 是否停药：□否 □是（停药时间：_____）				
是否私自停用胰岛素	□否 □是				
血糖值	□指尖血糖_____ mmol/L □静脉血糖_____ mmol/L				
酮体值	□指尖血酮体_____ mmol/L □静脉血酮体_____ mmol/L □尿酮体____				
其他检验结果	pH_____ HCO_3^-_____ K^+_____ 白细胞_____ 肝肾功能：_____				
诱发因素	□感染 □手术创伤 □摄入热量过多 □摄入热量过少 □胰岛素用量不足或停用 □使用升高血糖药物：_____				
本次糖尿病酮症发现地点	□住院期间 □门诊 □居家 □其他_____				
本次糖尿病酮症发现时间	_____点_____分 □空腹 □早餐后 □午餐前 □午餐后 □晚餐前 □晚餐后 □睡前 □夜间				
生命体征	意识是否清醒： □是 □否 T：____ BP：____ P：____ R：____ 胎心率：____ 胎心监护：____				
症状	□口干 □口渴 □多食 □多尿 □体重下降___kg（__天）□烦躁 □呼吸烂苹果味				

处理措施	□血糖≥13.9 mmol/L 容量复苏：□NS___mL □平衡液___mL 补液速度：___mL/h 胰岛素使用：□静脉泵入NS50 mL+RI 50 U 首推___mL 维持___mL/h 血糖监测：□Q0.5 h □Q1 h □Q2 h 第1 h血糖下降速度___mmol/L 血糖下降是否达10% □是 □否，基础率增加1 mL/h □血糖＜11.1 mmol/L □口服___mL 液体选择：□5%GS___mL □5%GNS___mL 补液速度：___mL/h 胰岛素使用：□静脉泵入NS50 mL+RI 50 U，以___mL/h维持 血糖监测：□Q0.5 h □Q1 h □Q2 h 维持血糖___mmol/L 维持基础率___mL/h □血钾＜5.3 mmol/L，补钾1.5～3.0 g/L □血钾＜3.3 mmol/L，先补钾后用胰岛素

	时间								
静脉酮体	酮体 mmol/L								
	时间								
指尖酮体	酮体 mmol/L								
	时间								
尿酮体	酮体 mmol/L								
	时间								
血气分析	pH								
	时间								
离子组合	血钾 mmol/L								
	血钠 mmol/L								

热量情况	应摄入能量				实际摄入能量	
能量 补充 方式	口服_____kcal 静脉补糖_____kcal 合计___kcal					

入量情况	总量_____mL 口服_____mL 静脉_____mL	10%葡萄糖 _____mL 5%葡萄糖 _____mL 5%GNS _____mL	平衡液 _____mL 林格氏液 _____mL 0.9%氯化钠液_____mL 0.45%氯化钠液_____mL
出量情况	总量_____mL	尿量_____mL	呕吐量_____mL
胰岛素量	总量_____U	基础量_____U	大剂量_____U
改皮下胰岛素	时间	种类	胰岛素方案
当前存在的 主要问题			

当前存在的主要问题：

1. 孕前体重：□低体重□超重□肥胖 □正常体重
2. 孕期体重增长：□过多 □不足 □下降（负增长）□达标
3. 每日摄入热量：□过量 □不足
4. 配餐问题：□水果摄入过多 □进餐时间不合理 □三大营养素比例失衡 □外出就餐率高
5. 运动量：□不足 □过量
6. 其他问题：□作息不规律 □依从性差 □便秘 □_____

表3-12-6 妊娠合并DKA团队演练考核评价表

演练人员：　　　　　　　　专业：

演练开始时间：　　　　　　演练结束时间：　　　　　得分：

项目	考核内容	占分	得分
准备 20分	物品准备：母胎监护仪（2分），孕产妇抢救车（内含常规抢救药品和物品，以及高血糖抢救包)(2分），放置整洁规范（1分）	5分	
	组成团队：角色分工（2分），定位明确（2分），穿戴整齐规范（1分）	5分	
	孕妇评估： 1.核对患者姓名、年龄、住院号/门诊号 2.患者孕前体重指数，孕期体重增重情况 3.其他既往史，过敏史，目前主要诊断 4.床旁胎心率或超声情况 5.DKA相关情况：（1）糖尿病病史；（2）降糖药和升糖药使用情况；（3）糖尿病DKA症状（恶心、呕吐、乏力、口渴，少数伴有腹痛）；（4）糖尿病DKA体征（呼吸急促、心动过速、低血压和每小时排尿量减少）；（5）床边检查（微量血糖、微量血酮体、尿酮体)(每项2分）	10分	
演练 操作 步骤 52分	识别	高血糖≥11.1 mmol/L、尿酮体阳性、血pH值＜7.35，二氧化碳结合力＜13.8 mmol/L，血酮体＞5 mmol/L，电解质紊乱（每项1分）	6分	

项目		考核内容	占分	得分
演练操作步骤 52分	A 呼救和一般处理	呼叫产科高年资医师、护士、内分泌科医师、ICU医师、新生儿科医师、麻醉科医师到场支援（少一项扣0.5分）	2分	
		左侧卧位	1分	
		持续监测血压、脉搏、呼吸频率、尿量、血氧饱和度，记出入量（每项0.5分）	3分	
		（1）开放2条静脉通路（2分） （2）采集血液检验血糖、血酮体、血乳酸、电解质、血气分析、血常规＋血型、凝血常规、生化、DIC组合、血培养、配血等（2分） （3）送检尿液：进行尿液分析和中段尿标本评估以检查有无感染（2分）	6分	
		备知情告知，签署知情同意书	2分	
	B 气道管理	鼻导管给氧，必要时氧气面罩给氧，流量6～8 L/min	2分	
		目标血氧为：面罩 $SpO_2 > 95\%$，血气 $PaO_2 > 60～70$ mmHg，$SaO_2 > 90\%$	2分	
	C 循环管理	（1）容量复苏：第1 h以15～20 mL/kg的剂量进行生理盐水补液，此后液体的输注速率和类型由临床状况及脱水程度决定（2分） （2）治疗目标：血压正常，尿量≥0.5 mL/（kg·h）或30 mL/h（以患者体重为60 kg为例）(2分)	4分	
		（1）胰岛素降低血糖：可先用短效胰岛素以0.1 U/kg的剂量快速静脉推注，而后以每小时0.1 U/kg的速率连续输注（2分） （2）治疗目标：需达到血酮下降速度的速率为平均每小时0.5 mmol/L、血糖平均每小时下降3.9～6.1 mmol/L的速率或每小时下降超过10%，对于未达标准者，增加胰岛素速率1 U/h直到血糖下降理想（2分）	4分	
		补糖：当血糖降至13.9 mmol/L时，将0.9%氯化钠注射液改为5%葡萄糖液或葡萄糖盐水，每2～4 g葡萄糖加入1U胰岛素，直至血糖降至11.1 mmol/L以下、尿酮体阴性，并可平稳过渡到餐前皮下注射治疗时停止补液（2分） 维持目标血糖：6.0～10.0 mmol/L，防止低血糖（2分）	4分	
		补钾：有尿且血 $K^+ < 5.2$ mmol/L时开始。建议钾的输注速度≤20 mmol/h（2分） 治疗目标：血 K^+ 为3.3～5.5 mmol/L（2分）	4分	
		补碱：经补液、降糖等处理后pH值仍≤6.9 mmol/L，才需要补充碳酸氢钠治疗（2分） 停止补碱：当pH<7.1、二氧化碳结合力<10 mmol/L、HCO_3^-<10 mmol/L时可补碱，至pH＞7.0或二氧化碳结合力>16 mmol/L时停止补碱（2分）	4分	

项目		考核内容	占分	得分
演练操作步骤52分	D产科处理	持续胎心监护	2分	
		先兆早产者，仅建议使用黄体酮类药物	2分	
		终止妊娠指征：经规范救治，母体病情稳定后4～6 h，胎儿状况不改善；或母体状况经积极治疗后仍然继续恶化，则需要终止妊娠	2分	
	沟通	团队内部及时沟通，确保知晓并及时跟进治疗措施（1分）操作中关注病人的反应，询问病人有无不适，并适时沟通交流（1分）	2分	
演练后8分	评估	产妇病情缓解及救治成功标准：血糖＜11.1 mmol/L，血清酮体＜0.3 mmol/L，血 pH 值＞7.3，血清 HCO_3^- ≥ 15 mmol/L，阴离子间隙≤ 12 mmol/L	2分	
		家属对救治后母胎情况理解	2分	
	医患沟通	告知孕妇血糖达标的重要性，并检查孕妇对"六驾马车"管理的掌握度	2分	
	记录	1.检查团队演练记录单的记录的完整性（1分）2.妊娠合并DKA处置所用方法及效果（1分）	2分	
团队总体评价20分		病情观察：生命体征和病情评估完善（5分） 不足（3分） 欠缺（0分）	5分	
		团队配合：组员间交流（1分），反馈（1分），配合默契（1分），流程顺畅（2分）	5分	
		队长能力：有效指挥（1分）、镇定（1分）、协调（1分）、动作规范（1分）、流程熟悉（1分）	5分	
		人文关怀：良好（5分） 一般（3分） 不佳（1分） 欠缺（0分）	5分	

备注：

做到项目不扣分；部分做到项目扣相应部分的一半分；未做到项目扣相应部分的全分。

评核结果：

优秀（90～100分）：表现安全，无需提示就能准确执行，主动关心病人且具有较好的应变能力。

达标（70～89分）：表现安全，有时或者很少提示后能准确执行，操作中比较关心病人。

未达标（0～69分）：表现有风险，不安全；不断提示均不能准确执行；操作中漠视病人的反应。

被考者签名：_____　　　　评核者签名：_____　　　　日　期：_____

第二节　妊娠合并低血糖急救模拟演练

严重低血糖是妊娠期糖尿病患者常见的另一种急性并发症。严重的低血糖与癫痫发作、住院治疗和孕产妇死亡的风险增加有关，可导致心律失常、意识丧失、惊厥，甚至跌倒或创伤等，从而对母婴造成伤害。

因妊娠期特殊生理改变及代谢特点，低血糖的症状可能与妊娠生理反应相重合，妊娠合并低血糖的早期识别不易，严重低血糖一旦发生，会对母婴造成严重伤害。通过定期在实操工作坊进行团队急救模拟演练，在演练时充分磨合，实现人员分工明确，抢救步骤紧凑有序，并建立规范的"预测、预防、预警和团队急救"体系，做到早期辨识和正确处理，可改善母婴预后。

一　目的

规范妊娠合并糖尿病的管理，学会密切监测以便早期发现低血糖并及时进行综合治疗；熟练掌握在妊娠合并低血糖急救中用到的各种急救技术的规范操作流程，以增加救治成功率，争取最佳的母婴结局。

二　急救操作前评估

（一）妊娠合并低血糖的诊断

妊娠合并低血糖的临床症状包括但不限于颤抖、易怒、意识错乱、心动过速、出汗和饥饿等。由于许多糖尿病患者表现出对低血糖的反调节反应受损和／或低血糖意识受损，因此无论是否出现症状，在非妊娠状态下测得的血糖水平＜ 70 mg/dL（＜ 3.9 mmol/L）均被视为具有临床意义。目前尚缺乏充分的循证医学证据来定义和分类妊娠期低血糖，但一般情况下随机血糖不得低于 3.3 mmol/L。

（二）低血糖严重度分级

2024 年美国糖尿病协会对低血糖严重度的分级见表 3-10-3。

（三）预警体系的建立及启动预案

预警分级及 RRT 启动预案见表 3-12-7。

表 3-12-7　预警的分级与 RRT 启动预案

类型	血糖值及低血糖分级	RRT 团队	病房／处理
1级预警	血糖值＜ 3.9 mmol/L（孕早期和产褥期）血糖值＜ 3.3 mmol/L（孕中、晚期）轻度低血糖	住院总医师/护士	普通病房 15 min 复测，口服补糖

续表

类型	血糖值及低血糖分级	RRT团队	病房/处理
2级预警	血糖值＜3.0 mmol/L 中度低血糖	二线医师/内分泌科 医师/ICU医师/护士	高危病房 15 min复测，静脉补糖
3级预警	血糖值＜2.8 mmol/L 重度低血糖	三线医师/内分泌科 医师/ICU医师/护士	ICU病房 母胎监护、血气分析，立即静脉补糖， 必要时可加用氢化可的松100 mg和 （或）肌注0.5～1.0 mg胰高血糖素

三 操作前准备

（一）物品准备

母胎监护仪（图3-12-5a）、输液泵、孕产妇抢救车（图3-12-5b，内含常规抢救药品和物品，以及低血糖抢救箱）。建议低血糖抢救箱（图3-12-5c，d）内配置：纠正低血糖食品（独立包装15 g饼干3～5包、方糖1盒、奶粉1罐），以及检测仪（微量血糖检测仪、微量血酮检测仪、针头和试纸等）。

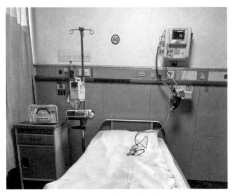

（a）监护仪和输液泵

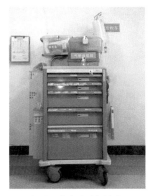

（b）孕产妇抢救车

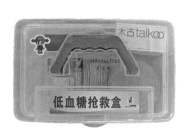

（c）低血糖抢救箱

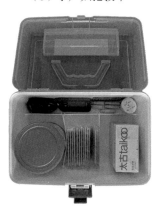

（d）低血糖抢救箱内物品

图3-12-5 物品准备

（二）人员准备

标准化妊娠合并低血糖孕妇及家属，参加演练的多学科医护人员。

急救团队按评估低血糖原因、暂停降糖药和维持正常血糖水平三个环节进行处置。强调以下内容。

1个团队：包括各级产科医师和护士，内分泌科、麻醉科、重症医学科、医务科及其他相关人员。

2个核心：暂停降糖药和维持正常血糖水平。

3个小组：医疗、护理、后勤，三级预警。

4大治疗：口服补糖、静脉补糖、肌肉注射升糖药物和祛除诱因。

5项评估：血糖、血酮、血气、出入量和生命体征（血压、脉搏、呼吸和血氧饱和度）。

（三）团队分工及站位

如图3-12-6至图3-12-8所示为妊娠合并低血糖急救团队模拟演练图示。

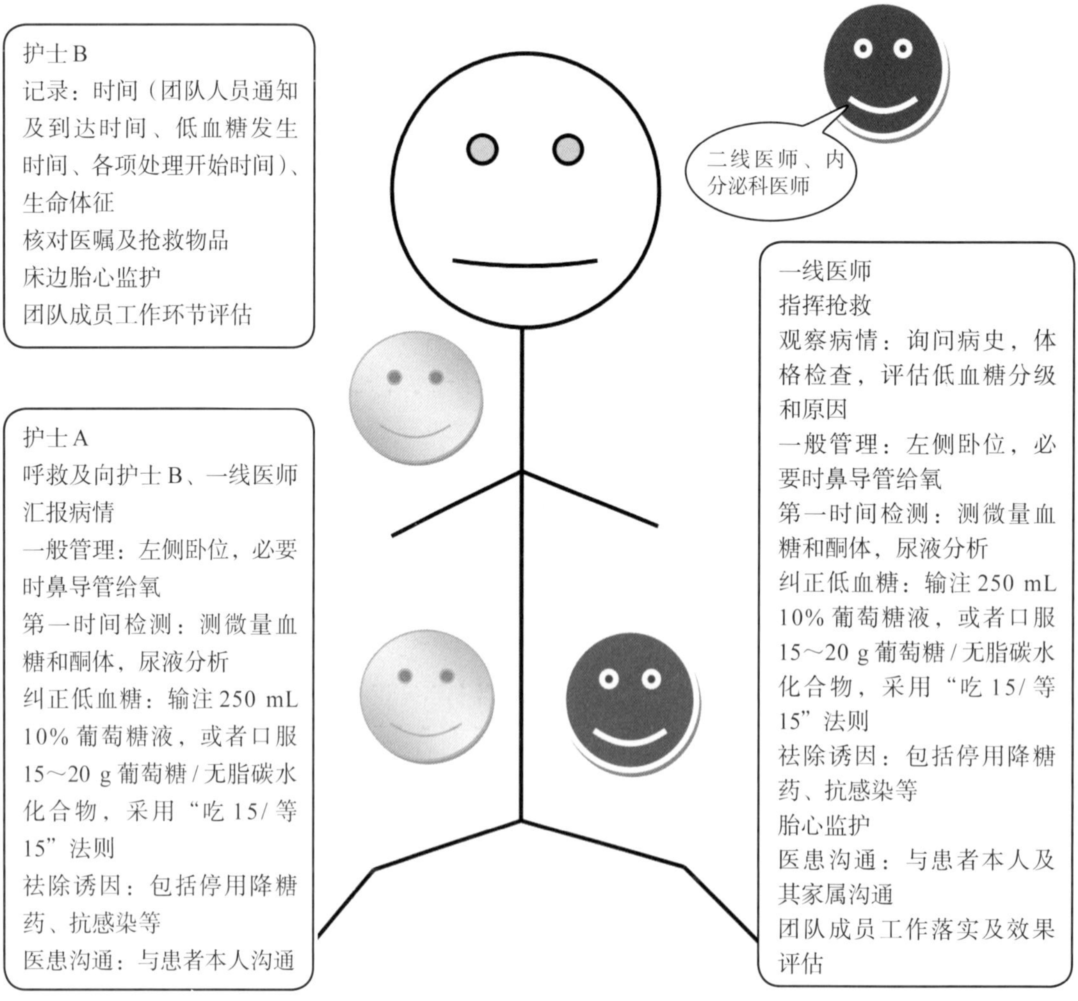

护士B
记录：时间（团队人员通知及到达时间、低血糖发生时间、各项处理开始时间）、生命体征
核对医嘱及抢救物品
床边胎心监护
团队成员工作环节评估

二线医师、内分泌科医师

一线医师
指挥抢救
观察病情：询问病史，体格检查，评估低血糖分级和原因
一般管理：左侧卧位，必要时鼻导管给氧
第一时间检测：测微量血糖和酮体，尿液分析
纠正低血糖：输注250 mL 10%葡萄糖液，或者口服15～20 g葡萄糖/无脂碳水化合物，采用"吃15/等15"法则
祛除诱因：包括停用降糖药、抗感染等
胎心监护
医患沟通：与患者本人及其家属沟通
团队成员工作落实及效果评估

护士A
呼救及向护士B、一线医师汇报病情
一般管理：左侧卧位，必要时鼻导管给氧
第一时间检测：测微量血糖和酮体，尿液分析
纠正低血糖：输注250 mL 10%葡萄糖液，或者口服15～20 g葡萄糖/无脂碳水化合物，采用"吃15/等15"法则
祛除诱因：包括停用降糖药、抗感染等
医患沟通：与患者本人沟通

图3-12-6　妊娠合并低血糖急救团队模拟演练——一级预警（轻度低血糖）

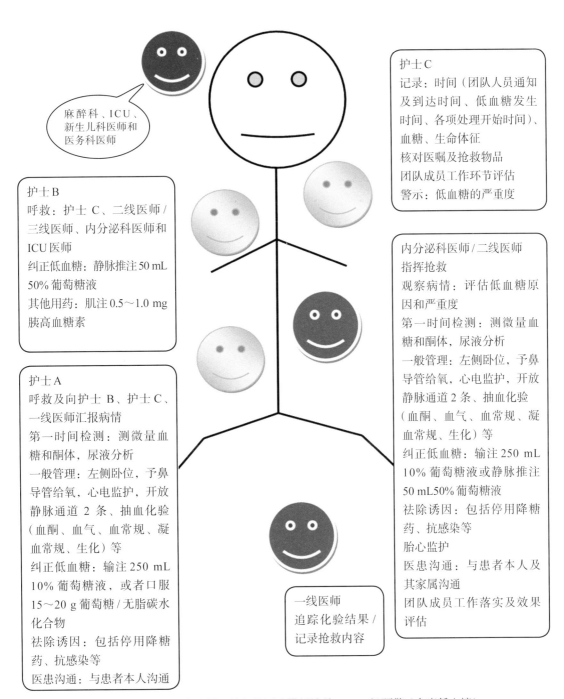

图 3-12-7　妊娠合并低血糖急救团队模拟演练——二级预警（中度低血糖）

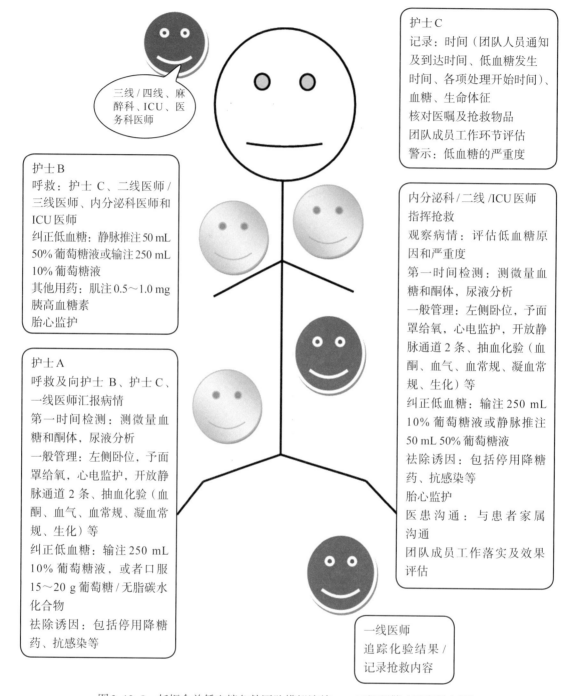

护士 C
记录：时间（团队人员通知及到达时间、低血糖发生时间、各项处理开始时间）、血糖、生命体征
核对医嘱及抢救物品
团队成员工作环节评估
警示：低血糖的严重度

三线/四线、麻醉科、ICU、医务科医师

护士 B
呼救：护士 C、二线医师/三线医师、内分泌科医师和 ICU 医师
纠正低血糖：静脉推注 50 mL 50% 葡萄糖液或输注 250 mL 10% 葡萄糖液
其他用药：肌注 0.5～1.0 mg 胰高血糖素
胎心监护

内分泌科/二线/ICU 医师
指挥抢救
观察病情：评估低血糖原因和严重度
第一时间检测：测微量血糖和酮体，尿液分析
一般管理：左侧卧位，予面罩给氧，心电监护，开放静脉通道 2 条，抽血化验（血酮、血气、血常规、凝血常规、生化）等
纠正低血糖：输注 250 mL 10% 葡萄糖液或静脉推注 50 mL 50% 葡萄糖液
祛除诱因：包括停用降糖药、抗感染等
胎心监护
医患沟通：与患者家属沟通
团队成员工作落实及效果评估

护士 A
呼救及向护士 B、护士 C、一线医师汇报病情
第一时间检测：测微量血糖和酮体，尿液分析
一般管理：左侧卧位，予面罩给氧，心电监护，开放静脉通道 2 条，抽血化验（血酮、血气、血常规、凝血常规、生化）等
纠正低血糖：输注 250 mL 10% 葡萄糖液，或者口服 15～20 g 葡萄糖/无脂碳水化合物
祛除诱因：包括停用降糖药、抗感染等

一线医师
追踪化验结果/记录抢救内容

图 3-12-8 妊娠合并低血糖急救团队模拟演练——三级预警（重度低血糖）

（1）护士 A：发现者。负责协助查明低血糖原因（长时间空腹、打错胰岛素种类或剂量、过于严格控制血糖、妊娠剧吐、服用 β 受体拮抗药、精神障碍、睡眠紊乱，或存在其他可能导致低血糖的伴随疾病，例如肾功能不全，垂体—肾上腺功能不全等）、一般处理、口服补糖和祛除诱因等。

（2）护士B：反应者。负责静脉补糖液体的配制和使用、其他肌肉注射升糖药物的配制和使用等。

（3）护士C：管理者。负责沟通，协调及5大评估的记录和反馈等。

（4）一线医师：一级预警的处理者。负责查病因、暂停降糖药、口服补糖和医患沟通等。

（5）二线医师：二级预警的处理者和指挥者。负责查病因、暂停降糖药、静脉补糖、祛除诱因和医患沟通等。

（6）三线医师：三级预警的处理者和指挥者。负责协调指挥抢救，评估母体情况、静脉补糖、祛除诱因以及医患沟通等。

（四）表单准备

妊娠合并低血糖急救团队演练记录单的准备见表3-12-8和表3-12-9。

表3-12-8　妊娠合并低血糖急救团队演练记录单（1）——治疗期间人员、物品和措施记录

	人员	一线医师	二线医师	三线医师	内分泌科	ICU	麻醉科	新生儿科
呼救	呼叫时间							
	到达时间							
评估低血糖情况	微量血糖	神志	血压/mmHg	脉搏/（次·分$^{-1}$）	呼吸/（次·分$^{-1}$）	血氧饱和度/%	胎心/（次·分$^{-1}$）	口服补液量/mL	静脉补液量/mL
一般处理	氧疗	心电监护	开放静脉通道	检测：1.静脉血糖和血酮，血气；2.尿液分析、尿培养；3.常规化验（微量血糖和血酮体、血常规、凝血常规、肝肾功能、电解质、胰酶等）				
				1	2	3		
静脉葡萄糖输注		量/时间	量/时间	量/时间	量/时间	量/时间		
	50%葡萄糖液							
	10%葡萄糖液							
	5%葡萄糖液							
	5%GNS							

		量/时间	量/时间	量/时间	量/时间	量/时间
口服葡萄糖 15～20 g	葡萄糖片					
	果汁					
	水果糖					
	方糖					
	苏打饼干					
	蜂蜜					
	脱脂牛奶					
其他用药	氢化可的松					
	胰高血糖素					

表 3-12-9　妊娠合并低血糖急救团队演练记录单（2）——治疗期间病情监测和评估

时间	血糖	自觉症状	神志	血压	呼吸	脉搏	血氧	尿量	胎心率

续表

时间	血糖	自觉症状	神志	血压	呼吸	脉搏	血氧	尿量	胎心率

四 妊娠合并低血糖急救团队演练操作流程

由于妊娠期间生理性的变化，目前对孕妇低血糖的诊断尚缺乏依据，只要空腹、餐后或者随机血糖中任意一个血糖值低于目标血糖的低值，都需要警惕。2024年美国糖尿病协会发布的妊娠期血糖控制的目标值见表3-10-2，目前尚缺乏充分的循证医学证据来定义和分类妊娠期低血糖，但一般情况下随机血糖不得低于3.3 mmol/L。

急救流程：按ABCD流程，从基本的生命支持措施开始。

（一）A（assistant）：呼救和一般处理

主张多学科联合救治。呼救的人员包括：高年资产科医师、护士、麻醉师、新生儿科医师、重症医学科医师、内分泌科医师等。急救人员快速到位，分工合作，各行各责。

快速进行的一般处理包括以下几项。

①使患者处于左侧卧位。

②第一时间检测和救治。拿出血糖仪检测血糖，一旦空腹、餐后或者随机血糖中任意一个低于正常值，都需要立即开始救治。如果身边没有血糖仪，只要低血糖的症状存在，都暂时按低血糖来救治，以便更好地保证母婴安全。

③开放2条静脉通路，采集血液检验血糖、血酮体、血乳酸、电解质、血气分析、血常规＋血型、凝血常规、生化、DIC组合、血培养、配血等。送检尿液，进行尿液分析和中段尿标本评估以检查有无感染。考虑是否需要做胸透或心电图检查。

④签署知情同意书。

⑤每0.5～1 h监测1次血糖和血酮体，直到血糖正常并稳定。如果情况不稳定，必要时应进行中心静脉置管，测中心静脉压并根据CVP调整补液速度。进行胎心监护。

（二）B（breathing）：气道管理

保持气道通畅，保障氧供。目标血氧为：面罩 $SpO_2 > 95\%$，血气 $PaO_2 > 60\sim70$ mmHg，$SaO_2 > 90\%$。

鼻导管给氧，必要时氧气面罩给氧，流量6～8 L/min。当患者出现重度低血糖并伴有烦躁、精神状态改变及癫痫发作等时，若无创通气不能维持氧供，可行气管插管，人工辅助呼吸并接呼吸机。

（三）C（circulation）：循环管理

核心为快速纠正低血糖及内环境紊乱。

（1）对于血糖＜3.9 mmol/L且处于清醒状态的糖尿病孕产妇，首选口服葡萄糖（15～20 g）治疗，如吃15～20 g葡萄糖或其他无脂碳水化合物。治疗后15 min，如果血糖监测持续显示为低血糖，应再次进行葡萄糖（15～20 g）治疗。

可以简易记住"吃15/等15"法则："吃15"指吃15 g葡萄糖或其他无脂碳水化合物；"等15"指等15 min再次监测血糖；若血糖值还没达到正常值，再吃15 g碳水化合物后等15 min监测血糖，可以多次循环，直到血糖值＞3.9 mmol/L。

（2）对于血糖＜3.9 mmol/L且意识障碍者，静脉注射20～40 mL 50%葡萄糖注射液，必要时可加用氢化可的松100 mg和（或）肌注0.5～1.0 mg胰高血糖素，15 min后复查血糖。

（3）若经过治疗后血糖＞3.9 mmol/L，但距离下一次就餐时间在1 h以上，需给予适量淀粉食物，维持目标血糖6.0～10.0 mmol/L，以防低血糖复发。

（四）D（delivery）：祛除诱因和产科处理

1. 祛除诱因

妊娠合并低血糖的常见诱因有长时间空腹、打错胰岛素种类或剂量、过于严格控制血糖、妊娠剧吐、服用β受体拮抗药、精神障碍、睡眠紊乱，或存在其他可能导致低血糖的伴随疾病，例如肾功能不全，垂体—肾上腺功能不全等。应对因处理，使血糖维持在正常范围。

2. 产科处理

孕妇低血糖期间的胎儿监护可能会出现胎心监护异常。经规范救治，母体病情稳定后会好转，低血糖本身不是终止妊娠指征。对于有先兆早产或早产临产者，建议使用β_2肾上腺素能受体激动剂和肾上腺糖皮质激素治疗早产，治疗期间应注意维持血糖平稳。

五 注意事项

1. 讨论预防低血糖的预案

①选择降糖药物和血糖目标时，应考虑个体的低血糖风险，合理规划。

②对于所有妊娠期高血糖妇女，应指导她们在外出时务必携带低血糖应急食物。对于科室配置的低血糖应急物品，科室所有人员应了解其位置、使用时机和使用方式。

③对于所有发生低血糖的妇女，应重新考核其对低血糖知识的掌握程度。对于认知能力受损或下降的患者，医护团队和照顾者应提高对低血糖的警惕性。

④使用动态血糖监测对低血糖的早期发现和治疗有益，推荐低血糖高危人群使用。

2. 在基层医院或院外救治低血糖孕产妇

使用低血糖抢救包，按ABCD流程急救。低血糖被纠正且患者可正常进食后，建议持续进行血糖监测，调整胰岛素剂量，并改用胰岛素泵或每日多次皮下胰岛素注射。

3. 总结和考核评价

演练结束后，参演的团队填写妊娠合并低血糖抢救个案总结表（表3-12-10），督导的培训老师则填写妊娠合并低血糖团队演练考核评价表（表3-12-11），然后展开讨论，这样有利于持续改进。

表3-12-10 妊娠合并低血糖抢救个案总结表

____年___月____日

姓名		年龄		门诊号/住院号		
孕产次	孕___产___	胎儿数		□单胎□双胎□三胎及以上		
身高		孕前体重		BMI	现孕周/体重	___/___
OGTT结果	孕___周OGTT：_____					

续表

诊断	
既往是否有发生低血糖	□无 □有　发生时间：＿＿＿＿＿＿＿＿＿
既往是否有口服降糖药物	□否 □是 药物类型＿＿＿＿＿＿ 口服药方案＿＿＿＿＿＿ 是否停药：□否 □是（停药时间：＿＿＿＿＿＿）
既往是否使用胰岛素	□否 □是 胰岛素类型＿＿＿＿＿＿＿＿＿＿ 胰岛素方案＿＿＿＿＿＿ 是否打错胰岛素剂量或类型：□否 □是（时间：＿＿＿＿＿＿）
是否私自加量胰岛素	□否 □是
血糖值	□指尖血糖＿＿＿＿ mmol/L □静脉血糖＿＿＿＿ mmol/L
酮体值	□指尖血酮体＿＿＿＿ mmol/L □静脉血酮体＿＿＿＿ mmol/L □尿酮体＿＿＿＿
其他检验结果	pH＿＿＿＿ HCO$_3^-$＿＿＿＿ K$^+$＿＿＿＿ 白细胞＿＿＿＿ 肝肾功能：＿＿＿＿＿＿＿＿＿＿
诱发因素	□长时间空腹 □胰岛素使用不当 □妊娠剧吐 □精神障碍 □睡眠紊乱 □存在其他可能导致低血糖的伴随疾病，例如肾功能不全，垂体—肾上腺功能不全等 □错误口服其他降糖药物 □其他：＿＿＿＿＿＿＿＿＿＿
本次低血糖发现地点	□住院期间 □门诊 □居家 □其他＿＿＿＿
本次低血糖发现时间	＿＿＿＿点＿＿＿＿分 □空腹 □餐前 □餐后 □运动前 □运动后 □睡前 □夜间
生命体征	意识是否清醒：□是 □否 T：＿＿＿ BP：＿＿＿ P：＿＿＿ R：＿＿＿ 胎心率：＿＿＿ 胎心监护：＿＿＿
症状	□饥饿 □出汗 □头晕 □易怒 □颤抖 □体重下降＿＿＿kg（＿＿＿天） □头痛 □意识错乱
处理措施	□血糖＜3.9 mmol/L 静脉补糖：□10%GS＿＿mL □5%GS＿＿mL 补液速度：＿＿mL/h 口服补糖：□50%GS＿＿mL □果汁＿＿mL □牛奶＿＿mL □蜂蜜＿＿mL □方糖/水果糖/苏打饼干＿＿块 □其他＿＿ 血糖监测：□Q0.5 h □Q1 h □Q2 h □血糖＜3.0 mmol/L 静脉补糖：□10%GS＿＿mL □5%GS＿＿mL 补液速度：＿＿mL/h 口服补糖：□50%GS＿＿mL □果汁＿＿mL □牛奶＿＿mL □蜂蜜＿＿mL □方糖/水果糖/苏打饼干＿＿块 □其他＿＿ 升高血糖药物：□肌肉注射100 mg氢化可的松 □肌肉注射0.5 mg胰高血糖素 血糖监测：□Q0.5 h □Q1 h □Q2 h □血糖＜2.8 mmol/L

处理措施	静脉补糖：□10%GS___mL □5%GS___mL 补液速度：___mL/h 口服补糖：□50%GS___mL □果汁___mL □牛奶___mL □蜂蜜___mL □方糖/水果糖/苏打饼干___块 □其他___ 升高血糖药物：□肌肉注射100 mg氢化可的松 □肌肉注射0.5 mg胰高血糖素 血糖监测：□Q0.5 h □Q1 h □Q2 h									
指尖血糖	时间									
	血糖 mmol/L									
指尖酮体	时间									
	酮体 mmol/L									
尿酮体	时间									
	酮体 mmol/L									
血气分析	时间									
	pH									

热量情况	应摄入能量		实际摄入能量	
能量补充方式	口服____kcal 静脉补糖____kcal 共____kcal			
入量情况	总量____mL 口服____mL 静脉____mL	50%葡萄糖____mL 10%葡萄糖____mL 5%GS____mL	5%GNS____mL 平衡液____mL 林格氏液____mL	
出量情况	总量____mL	尿量____mL	呕吐量____mL	
胰岛素量	总量____U	基础量____U	大剂量____U	

皮下胰岛素方案	时间		种类		胰岛素方案	
当前存在的主要问题	1.孕前体重：□低体重 □超重 □肥胖 □正常体重 2.孕期体重增长：□过多 □不足 □下降（负增长） □达标 3.每日摄入热量：□过量 □不足 4.配餐问题：□水果摄入过多 □进餐时间不合理 □三大营养素比例失衡 □外出就餐率高 5.运动量：□不足 □过量 6.血糖监测问题：连续性血糖监测 □有 □没有 7.降糖药物使用不当：□有 □没有 8.其他问题：□作息不规律 □依从性差 □便秘 □_____					

表 3-12-11 妊娠合并低血糖团队演练考核评价表

演练人员：　　　　　　　　　专业：

演练开始时间：　　　　　　　演练结束时间：　　　　　得分：

项目		考核内容	占分	得分
准备 20分		物品准备：母胎监护仪（2分），孕产妇抢救车（内含常规抢救药品和物品，以及低血糖抢救包）(2分)，放置整洁规范（1分）	5分	
		组成团队：角色分工（2分），定位明确（2分），穿戴整齐规范（1分）	5分	
		孕妇评估： 1.核对患者姓名、年龄、住院号/门诊号 2.患者孕前体重指数，孕期体重增重情况 3.其他既往史，过敏史，目前主要诊断 4.床旁胎心率或超声情况 5.低血糖相关情况：（1）糖尿病病史；（2）降糖药使用情况；（3）糖尿病低血糖症状（颤抖、易怒、出汗、饥饿、头痛等）；（4）糖尿病低血糖体征（意识错乱、心动过速、癫痫发作等）；（5）床边检查（微量血糖、微量血酮体、尿酮体)(每项2分)	10分	
演练 操作 步骤 52分	识别	血糖＜3.9 mmol/L（孕早期和产褥期），血糖＜3.3 mmol/L（孕中晚期），尿酮体阳性（每项2分）	6分	
	A 呼救 和一 般处 理	呼叫产科高年资医师、护士、内分泌科医师、ICU医师、新生儿科医师、麻醉科医师到场支援（每项0.5分）	2分	
		左侧卧位	1分	
		持续监测血压、脉搏、呼吸频率、尿量、血氧饱和度，记出入量（少每项扣0.5分）	3分	
		（1）开放2条静脉通路（2分） （2）采集血液检验血糖、血酮体、血乳酸、电解质、血气分析、血常规＋血型、凝血常规、生化、DIC组合、血培养、配血等（2分） （3）送检尿液：进行尿液分析和中段尿标本评估以检查有无感染（2分）	6分	
		备知情告知，签署知情同意书	2分	
	B 气道 管理	鼻导管给氧，必要时氧气面罩给氧，流量6～8 L/min	2分	
		目标血氧为：面罩 SpO$_2$＞95%，血气 PaO$_2$＞60～70 mmHg，SaO$_2$＞90%	2分	

项目		考核内容	占分	得分
演练操作步骤52分	C 循环管理	1.孕早期和产褥期血糖＜3.9 mmol/L，孕中晚期血糖＜3.3 mmol/L，处于清醒状态的糖尿病孕产妇 （1）首选口服葡萄糖（15～20 g）治疗，如吃15～20 g葡萄糖或其他无脂碳水化合物。治疗后15 min，如果血糖监测持续显示低血糖，应再次进行葡萄糖（15～20 g）治疗 （2）可以简易记住"吃15/等15"法则："吃15"指吃15 g葡萄糖或其他无脂碳水化合物；"等15"指等15 min再次监测血糖；若血糖值还没达到正常值，再吃15 g碳水化合物后等15 min监测血糖，可以多次循环，直到血糖值＞3.9 mmol/L	10分	
		2.孕早期和产褥期血糖＜3.9 mmol/L，孕中晚期血糖＜3.3 mmol/L，意识障碍者 （1）静脉注射50%葡萄糖液20～40 mL （2）必要时可加用氢化可的松100 mg和（或）肌注0.5～1.0 mg胰高血糖素 （3）15 min复查血糖	4分	
		3.发生低血糖当天，维持目标血糖为6.0～10.0 mmol/L，防止低血糖复发	2分	
	D 产科处理	持续胎心监护	2分	
		对于先兆早产者，建议使用β₂肾上腺素能受体激动剂和肾上腺糖皮质激素治疗早产	4分	
		终止妊娠指征：低血糖本身不是终止妊娠指征	4分	
	沟通	团队内部及时沟通，确保知晓并及时跟进治疗措施（1分） 操作中关注病人的反应，询问病人有无不适，并适时沟通交流（1分）	2分	
演练后8分	评估	产妇病情缓解及救治成功标准：血糖6.0～10.0 mmol/L，血清酮体＜0.3 mmol/L，血pH值＞7.3，血清HCO₃⁻≥15 mmol/L，阴离子间隙≤12 mmol/L	2分	
		家属：对救治后母胎情况理解	2分	
	医患沟通	告知孕妇血糖达标的重要性，并检查孕妇对六驾马车管理的掌握度	2分	
	记录	1.检查团队演练记录单的记录的完整性（1分） 2.妊娠合并低血糖处置所用方法及效果（1分）	2分	

续表

项目	考核内容	占分	得分
团队总体评价20分	病情观察：生命体征和病情评估完善（5分）不足（3分）欠缺（0分）	5分	
	团队配合：组员间交流（1分），反馈（1分），配合默契（1分），流程顺畅（2分）	5分	
	队长能力：有效指挥（1分），镇定（1分），协调（1分），动作规范（1分），流程熟悉（1分）	5分	
	人文关怀：良好（5分）一般（3分）不佳（1分）欠缺（0分）	5分	

备注：

做到项目不扣分；部分做到项目扣相应部分的一半分；未做到项目扣相应部分的全分。

评核结果：

优秀（90～100分）：表现安全，无需提示就能准确执行，主动关心病人且具有较好的应变能力。

达标（70～89分）：表现安全，有时或者很少提示后能准确执行，操作中比较关心病人。

未达标（0～69分）：表现有风险，不安全；不断提示均不能准确执行；操作中漠视病人的反应。

被考者签名：＿＿＿＿＿＿　　　　评核者签名：＿＿＿＿＿＿　　　　日　期：＿＿＿＿＿＿

第三节　新生儿低血糖急救模拟演练

新生儿低血糖高危因素众多，持续严重的低血糖会导致不可逆的神经系统损伤，给家庭及社会带来极大负担。早期规范的预防与临床管理可有效降低新生儿低血糖及低血糖所致脑损伤的发生率。组织科学完善的新生儿低血糖急救团队演练，以确保能够高效、协同地应对各种新生儿低血糖突发事件。

一　目的

组建新生儿低血糖急救团队，制定相应的规章制度，并定期实施演练，以提高团队成员的应急处置能力，规范新生儿低血糖的预防、监测、干预等临床管理，培养团队成员之间的团结合作精神，提高协同配合的能力，形成一个有机的应急救援机制。

二　新生儿低血糖概述

1. 新生儿低血糖临床处理阈值

血糖水平（blood glucose level，BGL）＜2.6 mmol/L。

2. 新生儿低血糖相关定义

新生儿低血糖相关定义如表3-12-12所示。

表 3-12-12 新生儿低血糖相关定义

项目	定义描述
过渡期低血糖	生后 1～4 h 内 1.5 mmol/L ＜ BGL ＜ 2.6 mmol/L，且无低血糖症状
反复低血糖	连续 ≥ 3 次监测 BGL ＜ 2.6 mmol/L（包括常规监测及经临床干预后 30 min 复测 BGL）
持续低血糖	低血糖持续时间＞48 h
严重低血糖	存在以下情况之一：① BGL ＜ 1.5 mmol/L；② GIR ≥ 8 mg/（kg·min）仍存在反复或持续性低血糖；③需要药物治疗的新生儿低血糖
症状性低血糖	出现低血糖相关临床表现，同时监测 BGL ＜ 2.6 mmol/L
临床处理阈值	BGL ＜ 2.6 mmol/L

注：GIR 为葡萄糖输注速度。

3. 新生儿低血糖高危因素

（1）母体因素：患有妊娠糖尿病，具有其他疾病史（代谢性疾病、内分泌疾病等），具有药物使用史（β受体阻滞剂、地塞米松、磺脲类降糖药、抗抑郁药、静脉用葡萄糖、奎宁等）。

（2）新生儿因素：早产儿，出生体重＞4000 g 或＜2500 g，小于胎龄儿（SGA）、大于胎龄儿（LGA）、胎儿生长受限、低体温、喂养不足、产时缺氧、红细胞增多症患儿、溶血性贫血患儿。

4. 新生儿低血糖的临床表现

（1）交感神经兴奋性增高体征/症状：出汗、脸色苍白、激惹、饥饿、肢体抖动（震颤）、呼吸不规则、心动过速、呕吐。

（2）中枢神经系统葡萄糖缺乏体征/症状：呼吸暂停、喂养困难、肌张力低下、哭声弱或高尖、惊厥、意识水平变化（淡漠、嗜睡、昏迷）。

（3）非特异性表现：发绀、窒息、低体温、心动过缓、气促。

三 新生儿低血糖的预防

1. 对于低血糖高危儿，预防低血糖的建议
①母婴皮肤早接触；
②早吸吮，生后 30～60 min 首次喂养；
③出生后 2 h 内进行首次血糖监测；
④母乳喂养者在母乳不足时补充配方奶；
⑤出生后第 1 天喂养间隔时间 ≤ 3 h。

2. 关于补充喂养时的奶量
加拿大儿科协会推荐每次 8 mL/kg。2021 年，美国母乳喂养医学会推荐出生 24 h 内每次 2～10 mL/kg，出生 24～48 h 内每次 5～15 mL/kg。

四 新生儿低血糖急救团队

1. 新生儿低血糖急救团队组成
由新生儿科、产科、爱婴区等相关临床科室组建，必要时增加临床营养科和药剂科。

2.急救快速反应小组的成员分工

（1）医师：负责对患儿进行初步评估、制订急救方案并指导急救过程。

（2）护士：协助医师进行急救操作，负责给予患儿护理和药物治疗。

3.急救物品

（1）新生儿复苏箱：吸痰管、吸球、正压通气装置、喉镜、气管插管等。

（2）急救药物箱：静脉通道管路、急救药物（10%葡萄糖液、生理盐水、1:1000肾上腺素）等。

（3）其他物品：血糖监测仪、消毒液与消毒物品、配方奶及冲配用品。

4.急救团队

急救团队的演练流程具体见图3-12-9。

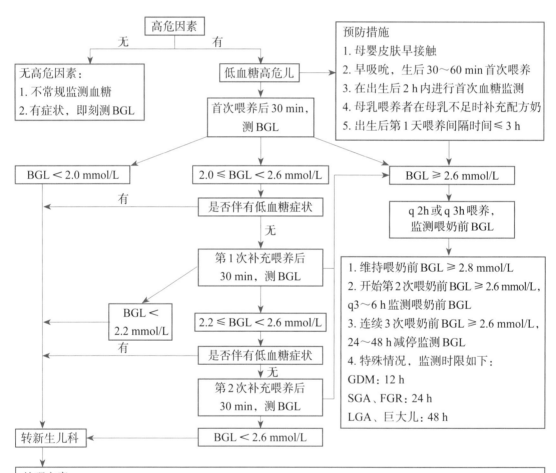

图3-12-9　新生儿低血糖急救团队演练操作流程

5.表单准备

新生儿低血糖急救团队演练记录单见表3-12-13和表3-12-14。

表3-12-13 新生儿低血糖急救团队演练记录单（1）——治疗期间人员、物品和措施记录

一、物品准备、组成团队

物品（新生儿复苏箱、急救药物箱、其他物品）

吸痰管、吸球	正压通气装置	喉镜、气管插管	静脉通道管路	10%葡萄糖液	生理盐水	1:1000肾上腺素	血糖监测仪	消毒液与消毒物品	配方奶及冲配用品

组成团队

人员	护理	一线产科医师	二线产科医师	新生儿科医师	临床药师	营养医师
呼叫时间						
到达时间						

二、评估有无高危因素、低血糖表现

1.母体因素

妊娠糖尿病	代谢性疾病	内分泌疾病	β受体阻滞剂	地塞米松	磺脲类降糖药	抗抑郁药	静脉用葡萄糖	奎宁	其他

2.新生儿因素

早产儿	出生体重>4000 g或<2500 g	小于胎龄儿	大于胎龄儿	胎儿生产受限	低体温	喂养不足	红细胞增多症	溶血性贫血	产时缺氧	其他

3.新生儿低血糖表现

（1）交感神经兴奋性增高体征/症状

出汗	脸色苍白	激惹	饥饿	肢体抖动（震颤）	呼吸不规则	心动过速	呕吐	其他

（2）中枢神经系统葡萄糖缺乏体征/症状

呼吸暂停	喂养困难	肌张力低下	哭声弱或高尖	惊厥	淡漠	嗜睡	昏迷	其他

（3）非特异性表现

发绀	窒息	低体温	心动过缓	气促	其他

三、有无高危因素、低血糖表现

高危因素		低血糖表现		监测血糖	
无	有	无	有	无	有

注	1. 无高危因素，无临床表现，不常规监测血糖 2. 无高危因素，有低血糖症状，即刻测 BGL 3. 有高危因素，低血糖高危儿，采取预防措施

四、低血糖高危儿：预防低血糖措施

母婴皮肤 早接触	早吸吮，出生后 30～60 min 首次喂养	首次 BGL ＜出 生后 2h	母乳喂养者在母乳不足 时补充配方奶	出生后第 1 天喂养 间隔时间 ≤ 3h

首次喂养后 30 min，测 BGL

BGL ＜ 2.0 mmol/L	2.0 ≤ BGL ＜ 2.6 mmol/L		BGL ≥ 2.6 mmol/L
转新生儿科	伴有低血糖症状	不伴有低血糖症状	q2～3 h 喂养，监测喂奶前 BGL
	转新生儿科	第 1 次补充喂养：出生 24 h 内每次 2～10 mL/kg，出生 24～48 h 内每次 5～15 mL/kg	维持喂奶前 BGL ≥ 2.8 mmol/L

第 1 次补充喂养后 30 min，测 BGL

BGL ＜ 2.2 mmol/L	2.2 ≤ BGL ＜ 2.6 mmol/L		BGL ≥ 2.6 mmol/L
转新生儿科	伴有低血糖症状	不伴有低血糖症状	q2～3h 喂养，监测喂奶前 BGL
	转新生儿科	第 2 次补充喂养	维持喂奶前 BGL ≥ 2.8 mmol/L
			开始第 2 次喂奶前 BGL ≥ 2.6 mmol/L，q3～6 h 监测喂奶前 BGL

第 2 次补充喂养后 30 min，测 BGL

BGL ＜ 2.6 mmol/L	BGL ≥ 2.6 mmol/L
转新生儿科	q2～3 h 喂养，监测喂奶前 BGL
	维持喂奶前 BGL ≥ 2.8 mmol/L
	连续 3 次喂奶前 BGL ≥ 2.6 mmol/L，24～48 h 减停监测 BGL
	特殊情况，监测时限：GDM：12 h；SGA、FGR：24 h；LGA、巨大儿：48 h

五、转新生儿科

1.评估生命体征

呼吸 / （次·分⁻¹）	心率/（次·分⁻¹）	SpO₂	体温/℃	神志	血压 /mmHg	尿量 /mL

2.评估BGL

①BGL＜2.0 mmol/L	②存在原发疾病或临床处理后复测BGL＜2.2 mmol/L	③BGL＜2.6 mmol/L伴有低血糖症状	④2.2≤BGL＜2.6 mmol/L

3.决策

立即完善血浆葡萄糖检测	静注10%葡萄糖2 mL/kg	维持葡萄糖输注5～8 mg/（kg·min）

4.措施

氧疗	心电监护	母乳/配方奶喂养	血糖监测	三大常规	生化	开放静脉通道	葡萄糖液	氢化可的松	胰高血糖素	其他

表3-12-14　新生儿低血糖急救演练记录单（2）——治疗期间病情监测和评估

时间	血糖	症状	神志	血压	呼吸	心率	血氧	尿量

五 结语

新生儿低血糖急救团队在突发事件中的应急演练方案是保障患儿生命安全的重要环节。科学合理的演练方案，能够提高团队成员的应急处置能力、协同合作能力和应变能力，从而进一步提升团队的整体应急救援效能。应高度重视应急演练，定期组织演练，并根据演练结果不断完善和优化方案，确保能够高效应对突发事件，以降低患儿的生命风险。

六 总结和考核评价

演练结束后，参演的团队填写新生儿低血糖抢救个案总结表（表 3-12-15），督导的培训老师则填写新生儿低血糖急救团队演练考核评价表（表 3-12-16），然后展开讨论，这样有利于持续改进。

表3-12-15 新生儿低血糖抢救个案总结表

_____年___月____日

母亲姓名		母亲年龄		母亲门诊号/住院号	
孕产次	孕___产___	胎儿数		□单胎 □双胎 □三胎及以上	
母亲身高		母亲孕前体重		母亲BMI	母亲现孕周/体重 ___/___
母亲OGTT结果	孕___周OGTT：_____				
母亲因素	妊娠期（GDM）□否 □是 其他疾病史（代谢性疾病、内分泌疾病等）□否 □是 药物使用史（β受体阻滞剂、地塞米松、磺脲类降糖药、抗抑郁药、静脉用葡萄糖、奎宁等）□否 □是				
新生儿因素	早产儿 □否 □是 出生体重＞4000 g或＜2500 g □否 □是 小于胎龄儿 □否 □是 大于胎龄儿 □否 □是 胎儿生长受限 □否 □是 低体温 □否 □是 产时缺氧 □否 □是 罹患红细胞增多症 □否 □是 罹患溶血性贫血 □否 □是				
本次低血糖发现地点	□住院期间 □门诊 □居家 □其他_____				

本次低血糖发现时间	_____点_____分 出生后：_____时_____分
生命体征	意识清醒：□是 □否 T：_____ BP：_____ HR：_____ R：_____
低血糖症状	交感神经兴奋性增高体征/症状： □出汗 □脸色苍白 □激惹 □饥饿 □肢体抖动（震颤）□呼吸不规则 □心动过速 □呕吐 中枢神经系统葡萄糖缺乏体征/症状： □呼吸暂停 □喂养困难 □肌张力低下 □哭声弱或高尖 □惊厥 □意识水平变化（□淡漠 □嗜睡 □昏迷） 非特异性表现： □发绀 □窒息 □低体温 □心动过缓 □气促
预防低血糖措施	对于低血糖高危儿，预防低血糖的建议： □母婴皮肤早接触 □早吸吮，出生后30～60 min首次喂养 □出生后2 h内进行首次血糖监测 □母乳喂养者在母乳不足时补充配方奶 □出生后第1天喂养间隔时间≤3 h
处理低血糖	首次喂养后30 min，测BGL： □BGL < 2.0 mmol/L：□转新生儿科 □2.0 ≤ BGL < 2.6 mmol/L：□伴有低血糖症状，转新生儿科 　　　　　　　　　　　　　　□不伴有低血糖症状，第1次补充喂养：出生24 h内每次2～10 mL/kg，出生24～48 h内每次5～15 mL/kg □BGL ≥ 2.6 mmol/L：□q2～3 h喂养，监测喂奶前BGL 　　　　　　　　　　　□维持喂奶前BGL ≥ 2.8 mmol/L<hr>第1次补充喂养后30 min，测BGL □BGL < 2.2 mmol/L：转新生儿科 □2.2 ≤ BGL < 2.6 mmol/L：□伴有低血糖症状，转新生儿科 　　　　　　　　　　　　　　□不伴有低血糖症状，第2次补充喂养后30 min，测BGL □BGL ≥ 2.6 mmol/L：□q2～3 h喂养，监测喂奶前BGL 　　　　　　　　　　　□维持喂奶前BGL ≥ 2.8 mmol/L 　　　　　　　　　　　□开始第2次喂奶前BGL ≥ 2.6 mmol/L，q3～6 h监测喂奶前BGL<hr>第2次补充喂养后30 min，测BGL □BGL < 2.6 mmol/L：转新生儿科 □BGL ≥ 2.6 mmol/L：□q2～3 h喂养，监测喂奶前BGL 　　　　　　　　　　　□维持喂奶前BGL ≥ 2.8 mmol/L 　　　　　　　　　　　□连续3次喂奶前BGL ≥ 2.6 mmol/L，24～48 h减停监测BGL 　　　　　　　　　　　□特殊情况，监测时限：□GDM：12 h 　　　　　　　　　　　　　　　　　　　　　□SGA、FGR：24 h 　　　　　　　　　　　　　　　　　　　　　□LGA、巨大儿：48 h

转新生儿科	评估生命体征： 呼吸（次 / 分）：＿＿＿ 心率（次 / 分）：＿＿＿ SpO₂：＿＿＿ 体温（℃）：＿＿＿ 神志：＿＿＿ 血压（mmHg）：＿＿＿ 尿量（mL）：＿＿＿
	评估 BGL： □ BGL ＜ 2.0 mmol/L □ 存在原发疾病或临床处理后复测 BGL ＜ 2.2 mmol/L □ BGL ＜ 2.6 mmol/L 伴有低血糖症状 □ 2.2 ≤ BGL ＜ 2.6 mmol/L 决策： □ 立即完善血浆葡萄糖检测 □ 静注 10% 葡萄糖 2 mL/kg □ 维持葡萄糖输注 5～8 mg/（kg·min）
	措施： □ 氧疗 □ 心电监护 □ 母乳 / 配方奶喂养 □ 血糖监测 □ 三大常规 □ 生化 □ 开放静脉通道 □ 葡萄糖液 □ 氢化可的松 □ 胰高血糖素 □ 其他：＿＿＿
当前存在 主要问题	1. 高危因素：□ 孕母因素 □ 新生儿因素 2. 低血糖临床表现：□ 反复出现 □ 较前改善 □ 恶化 3. 低血糖病因：□ 明确 □ 不详 4. 其他并发症：□＿＿＿＿＿＿ 5. 血糖监测问题：连续性血糖监测 □ 有 □ 没有 6. 完善检测：□ 血常规 □ 肝肾功能 □ 胰岛功能 □ 其他：＿＿＿ 7. 喂养：□ 正常进食 □ 喂养困难 8. 静脉维持葡萄糖：□ 有 □ 无 9. 升糖药物使用：□ 有 □ 无

表 3-12-16 新生儿低血糖急救团队演练考核评价表

演练人员：　　　　　　　　专业：

演练开始时间：　　　　　　演练结束时间：　　　　　　得分：

项目	考核内容	占分	得分
准备 18分	物品准备： （1）新生儿复苏箱（2分）：吸痰管、吸球、正压通气装置、喉镜、气管插管等 （2）急救药物箱（2分）：静脉通道管路、急救药物（10% 葡萄糖液、生理盐水、1:1000 肾上腺素）等 （3）其他物品（1分）：血糖监测仪、消毒液与消毒物品、配方奶及冲配用品，物品放置整洁规范（1分）	6分	

续表

项目		考核内容	占分	得分
准备 18分		组成团队：角色分工（2分），岗位明确（2分），穿戴整齐规范（2分）	6分	
		高危因素评估： （1）母体因素（3分）：妊娠糖尿病（GDM）、其他疾病史（代谢性疾病、内分泌疾病等）、药物使用史（β受体阻滞剂、地塞米松、磺脲类降糖药、抗抑郁药、静脉用葡萄糖、奎宁等） （2）新生儿因素（3分）：早产儿、出生体重＞4000 g或＜2500 g、小于胎龄儿、大于胎龄儿、胎儿生长受限、低体温、喂养不足、产时缺氧、红细胞增多症患儿、溶血性贫血患儿	6分	
演练 操作 步骤 60分	评估	新生儿低血糖临床表现： 1. 交感神经兴奋性增高体征/症状：出汗、脸色苍白、激惹、饥饿、肢体抖动（震颤）、呼吸不规则、心动过速、呕吐（2分） 2. 中枢神经系统葡萄糖缺乏体征/症状：呼吸暂停、喂养困难、肌张力低下、哭声弱或高尖、惊厥、意识水平变化（淡漠、嗜睡、昏迷）（2分） 3. 非特异性表现：发绀、窒息、低体温、心动过缓、气促（2分）	6分	
	决策	1. 无高危因素，无临床表现，不常规监测血糖 2. 无高危因素，有低血糖症状，即刻测BGL 3. 有高危因素，低血糖高危儿，采取预防措施	3分	
	措施	对于低血糖高危儿，预防低血糖措施： 1. 母婴皮肤早接触 2. 早吸吮，生后30～60 min首次喂养，生后第1天喂养间隔时间≤3 h 3. 母乳喂养者在母乳不足时补充配方奶 4. 出生后第1天喂养间隔时间≤3 h	3分	
	评估	监测血糖	2分	
	决策	呼叫产科高年资医师、护士、新生儿科医师到场支援（必要时呼叫临床药师和营养科医师）	2分	
	首次喂养 后30 min	测BGL	2分	
		1. BGL＜2.0 mmol/L，转新生儿科	2分	
		2. 2.0≤BGL＜2.6 mmol/L： ①伴有低血糖症状，转新生儿科 ②不伴有低血糖症状，予第1次补充喂养，30 min后复测BGL	4分	
		3. BGL≥2.6 mmol/L，继续q2～3h喂养，监测喂奶前BGL，维持喂奶前BGL≥2.8 mmol/L	3分	

项目		考核内容	占分	得分
演练操作步骤 60分	第1次补充喂养后 30 min	补充喂养奶量：出生 24 h 内每次 2～10 mL/kg，出生 24～48 h 内每次 5～15 mL/kg	2分	
		测 BGL	2分	
		1.BGL＜2.2 mmol/L，转新生儿科	2分	
		2.2.2≤BGL＜2.6 mmol/L： ①伴有低血糖症状，转新生儿科（2分） ②不伴有低血糖症状，予第2次补充喂养，30 min 后复测 BGL（2分）	4分	
		3.BGL≥2.6 mmol/L，继续 q2～3 h 喂养，监测喂奶前 BGL，维持喂奶前 BGL≥2.8 mmol/L	4分	
	第2次补充喂养后 30 min	测 BGL	2分	
		1.BGL＜2.6 mmol/L，伴有或不伴有低血糖症状，均转新生儿科	4分	
		2.BGL≥2.6 mmol/L，继续 q2～3h 喂养，监测喂奶前 BGL，维持喂奶前 BGL≥2.8 mmol/L	4分	
	测量 BGL 次数及时限	1. 开始第2次喂奶前 BGL≥2.6 mmol/L，q3～6 h 监测喂奶前 BGL 2. 连续3次喂奶前 BGL≥2.6 mmol/L，24～48 h 减停监测 BGL 3. 特殊情况，监测时限：GDM：12 h；SGA、FGR：24 h；LGA、巨大儿：48 h	2分	
	转新生儿科处理	1. 2.2≤BGL＜2.6 mmol/L：立即完善血浆葡萄糖检测，维持葡萄糖输注 5～8 mg/（kg·min）	2分	
		2. 出现以下3种情况，立即完善血浆葡萄糖检测，静注 10% 葡萄糖液 2 mL/kg，并维持葡萄糖输注 5～8 mg/（kg·min） ①BGL＜2.0 mmol/L ②存在原发疾病或临床处理后复测 BGL＜2.2 mmol/L ③BGL＜2.6 mmol/L 伴有低血糖症	3分	
		备知情告知，签署相关知情同意书	2分	
演练后 8分	评估	新生儿达到病情缓解及救治成功标准：生命体征平稳、血糖改善、转科及时、预后良好等	2分	
		转科指征准确、及时、有效	2分	
	医患沟通	家属对新生儿疾病情况理解	2分	
	记录	1.检查团队演练记录单的记录的完整性（1分） 2.新生儿低血糖处置所用方法及效果良好（1分）	2分	

项目	考核内容	占分	得分
团队总体评价14分	病情观察：生命体征和病情评估完善（2分）、不足（1分）、欠缺（0分）	2分	
	团队配合：组员间交流、反馈、配合默契、流程顺畅、闭环沟通（每项1分）	5分	
	领导者能力：有效指挥、镇定、协调、动作规范、流程熟悉（每项1分）	5分	
	人文关怀：良好（2分）一般（1分）欠缺（0分）	2分	

备注：
做到项目不扣分；部分做到项目扣相应部分的一半分；未做到项目扣相应部分的全分。

评核结果：
优　秀（90～100分）：表现安全，无需提示就能准确执行，主动关心病人且具有较好的应变能力。
达　标（70～89分）：表现安全，有时或者很少提示后能准确执行，操作中比较关心病人。
未达标（0～69分）：表现有风险，不安全；不断提示均不能准确执行；操作中漠视病人的反应。

被考者签名：_____　　　　　评核者签名：_____　　　　　日　期：_____

第四节　健康教育技术的操作演练及效果评价

按《妊娠期糖尿病临床护理实践指南》推荐意见专家共识建议，卫生保健人员应为所有糖尿病妇女提供糖尿病自我管理的指导，包括提供支持性教育课程（涵盖知识教育和技能指导）、个性化指导及符合当地文化的教育资料等。应注意，在为妇女提供糖尿病自我管理教育与支持时，以孕妇为中心，尊重孕妇偏好，帮助孕妇做出恰当的临床决策，并鼓励所有糖尿病孕妇参与到糖尿病自我管理中，通过多种渠道获取自我管理的知识和技能，促使孕妇进行良好的自我管理。

依托多学科团队（产科、内分泌科、营养科、心理科、运动康复科），产科牵头制订了系统、专业、个性化的最佳综合诊疗方案，指导开发了饮食计算盘、标准餐具、看图对话工具等多种工具，并采用多维度的教育方式，及时反馈式考核GDM专科护士、患者及家属的学习效果。这种教育方式不仅可启发患者的学习兴趣，还能提高其依从性和自我管理能力，从而提升健康教育效果。

关于国内基层医院的GDM专科如何进行健康教育特色技术培训，并对培训效果进行评价的问题，目前国内外尚未查到相关的评价标准。李映桃教授团队以实操体验营的模式开拓性地进行了规范的GDM医学营养指导，并强调需要对相关人员进行培训及考核。

一　操作目的

对妊娠合并糖尿病妇女进行病情、知识、行为和心理评估，并提供支持性教育课程（涵盖知识教育和技能指导）、个性化指导及符合当地文化的教育资料，以降低母婴严重并发症（低血糖、糖尿病酮症、巨大儿、胎儿生长受限等）发生的风险。

二 操作前评估

（1）了解患者在干预前的 BMI、孕周、血糖、母体体重增长情况、胎儿发育、营养相关指标、运动、工作和睡眠等情况，以进行病情、知识、行为和心理评估，李映桃教授团队建议的评估内容见表 3-11-3。

（2）了解患者的合作程度和心理反应。

（3）向患者介绍健康教育的目的和方法。

三 操作前准备

1. 环境准备

选择环境相对宽敞明亮，且学习氛围浓厚的孕妇学校（讲堂）。

2. 用物准备

身高体重秤、食物秤、GDM 孕妇饮食计算盘、食物交换份挂图（附录二）、"图说糖妈妈饮食 3+3" 扑克牌等 4 套、饮食日记表（附录一）以及微量血糖测试包等。

四 健康教育的干预流程

（1）根据评估的结果，为患者制定个性化的门诊"健康教育计划表"（表 3-12-17）。

表 3-12-17　孕妇健康教育计划表

时间	教育计划
第 1 周	（1）24 h 膳食回顾，制定合理餐单 （2）每日 3 餐定制糖餐及 GDM 购物清单 （3）告知患者运动时间和方法 （4）讲解血糖监测操作流程及注意事项 （5）讲解 GDM 知识，低血糖症状的识别和应急处理方法 （6）入新友群，每天定时投放"柔济糖妈妈在线"教育视频，采用打卡计分方式，让患者进行趣味学习 （7）让患者将餐单图片和测血糖视频上传至群内，由 GDM 专科护士及时点评
第 2 周	（1）教会患者 3+3 饮食模式，三大营养素占比，高低 GI 搭配 （2）讲解 GDM 饮食禁忌 （3）督促参加实践的 GDM 孕妇在院内正餐后执行控糖操，并考核控糖操的规范性 （4）讲解胰岛素注射操作流程及注意事项
第 3 周	（1）考核患者 3+3 饮食模式和运动注意事项，线上开卷问答 （2）考核患者测微量血糖的操作流程和注意事项，线上开卷问答 （3）考核患者注射胰岛素的操作流程和注意事项，线上开卷问答
第 4 周	巩固相关知识，挑选优秀者作为示范者或群内志愿者
第 5 周	优秀者以实操体验营老师的身份参加小组毕业分享讨论会

（2）赠送孕妇《GDM 孕妇自我管理手册》，该手册内容包括知识篇、饮食篇、运动篇、血糖监测篇、胰岛素治疗篇、临产指导篇、产后指导篇及记录篇八部分，以供患者自我学习。

（3）建立体验门诊（GDM 孕妇体验营）。利用各种创新教具如"图说糖妈妈饮食 3+3""图说糖妈妈安全运动""图说糖妈妈测血糖""图说糖妈妈胰岛素安全注射"扑克牌 4 套、GDM 孕妇饮食转盘、GDM 孕妇标准餐具、人体胰岛素注射模型等，对 GDM 孕妇进行具体的一对一指导以提升她们对糖尿病的管理能力。

（4）建立"柔济糖妈妈在线"微信平台。通过微信定期推送 GDM 相关的健康教育内容，其中在线电子书《柔济控糖小助手工作手册》借助通俗易懂的语言，科学风趣地讲述了 GDM 的高危人群、病因、临床表现、诊断方法和科学防治的应对措施等，为 GDM 孕妇在日常饮食、规范运动、血糖监测、药物治疗、心理应对、母胎监护、产后康复、旅游出行及就医指引等方面提供了贴心、便利的掌上参考。此外，还开发了听书功能，扫描相关章节二维码，就可以欣赏配乐朗读的相关章节。2021 年，该手册以《孕期控糖一看通》为名出版，创新性地配有视频演示，读者可扫描书中的二维码获取并在线观赏相关视频资料。

（5）建立 GDM 孕妇微信群，利用微信群进行每日全天候的在线指导。孕妇们在群内比学赶帮，依靠同伴的交流和支持舒缓患者的紧张、焦虑和抑郁等情绪，提高了她们的知识和疾病管理能力，照护了孕妇的心理健康。

（6）健康教育的干预策略实施后，对患者进行教育考核评价（表3-11-6）。

五　考核和评价

完成操作后，对健康教育技术的操作演练考核评价见表3-12-18。

表3-12-18　健康教育技术操作演练考核评价表

演练人员：　　　　　　　　　　　专业：

演练开始时间：　　　　　　　　　演练结束时间：　　　　　　　　得分：

项目		考核内容	占分	得分
操作前准备 10分	环境准备	选择环境相对宽敞明亮，且学习氛围浓厚的孕妇学校（讲堂）	2分	
	用物准备	身高体重秤、食物秤、GDM 孕妇饮食计算盘各一个，食物交换份挂图、"图说糖妈妈饮食 3+3"扑克牌等 4 套、饮食日记表 1 份、微量血糖测试包 1 个等	8分	
评估 30分	孕妇一般情况	年龄、身高、文化程度、职业、妊娠情况、社会家庭支持、心理状况、家族史、糖尿病高危因素、糖尿病分级等（每项 0.5 分）	5分	
	生活方式	饮食喜好、饮食习惯、烹饪方式、运动习惯、作息习惯、家庭关系等	5分	
	孕期体重增长情况	孕前体重、目前体重	5分	

项目		考核内容	占分	得分
评估 30分	胎儿生长发育情况	胎儿B超、宫高、腹围	5分	
	既往相关化验指标情况	白蛋白、总蛋白、尿酸、血红蛋白、血脂、糖化血红蛋白、糖耐结果、尿酮体及尿糖等	10分	
教育计划制订 10分	教育内容	饮食、运动、血糖监测及目标、体重增长、低血糖并发症预防及处理	5分	
	教育方法	时长、时间分配、教育形式选定、患者掌握度考核方法	5分	
教育内容和教育质量 40分	疾病危害	认识妊娠期糖尿病及其对母婴的影响	5分	
	科学饮食	饮食治疗教育模式	5分	
	安全运动	运动治疗教育模式	5分	
	血糖监测	监测方法、控制目标、低血糖症状、应对措施	5分	
	体重管理	孕期体重增长方案	5分	
	安全用药	胰岛素注射（胰岛素笔的使用、保存、注射部位、操作方法）教育模式	5分	
	随访方式	线上与线下结合的方案	5分	
	患者教育效果	孕妇知识掌握度考核方法	5分	
总体评价 10分	操作质量	关心病人、态度认真、沟通技巧佳、操作熟练	4分	
	整体计划性	整体计划好，按操作时间配合完成	3分	
	相关知识	熟悉相关知识	3分	

备注：

做到项目不扣分；部分做到项目扣相应部分的一半分；未做到项目扣相应部分的全分。

评核结果：

优　秀（90～100分）：表现安全，无需提示就能准确执行，主动关心病人且具有较好的应变能力。

达　标（70～89分）：表现安全，有时或者很少提示后能准确执行，操作中比较关心病人。

未达标（0～69分）：表现有风险，不安全；不断提示均不能准确执行；操作中漠视病人的反应。

被考者签名：＿＿＿＿＿＿　　　　评核者签名：＿＿＿＿＿＿　　　　日　期：＿＿＿＿＿＿

第五节 医学营养技术的操作演练及效果评价

2024 年美国糖尿病协会指南推荐，改变生活方式是 GDM 管理的重要组成部分，可以满足 70%～85% 的 GDM 孕妇对血糖的控制需要。医学营养技术是最重要的糖尿病管理技术，进行规范的 GDM 医学营养指导，也需要培训及考核。

一 操作目的

根据规范的营养评估结果，合理调整营养方案，以达到围产期不同阶段个体化的营养需求，降低母婴严重并发症（低血糖、糖尿病酮症、巨大儿、胎儿生长受限等）发生的风险。

二 操作前评估

（1）了解患者在干预前的 BMI、病情、孕周、血糖、母体体重增长情况、胎儿发育情况（如 B 超等）、营养相关指标（体重、白蛋白、总蛋白、血红蛋白、膳食习惯）等。填写 GDM 孕妇 24 h 膳食回顾调查表（表 3-12-19）。

表 3-12-19 24 h 膳食回顾调查表

序号：　　　　　　调查日期：

姓名：	性别：		年龄：	电话：		
身高：　cm	体重：　kg		劳动强度			
餐次	食物名称	原料名称	原料编号	原料重量	备注	进餐地点
早	凉拌牛肉	牛肉		50 g	辣椒多 味道重	餐馆

续表

餐次	食物名称	原料名称	原料编码	原料重量	备注	进餐地点
中						
晚						

注：进餐地点选择在家、单位、学校、饭馆、摊点、亲戚朋友家、节日庆典，或者表题改为"每日摄入量记录表"，连续记录至少3天，其中至少一天为周末。

（2）了解患者的合作程度和心理反应。

（3）向患者介绍营养评估的目的和方法。

三 操作前准备

1. 环境准备

选择环境相对宽敞明亮，且学习氛围浓厚的孕妇学校（讲堂）。

2. 用物准备

身高体重秤、食物秤、皮尺、GDM 孕妇饮食计算盘一个，食物交换份挂图（附录二）、"图说糖妈妈饮食3+3"扑克牌1套以及饮食日记表（附录一）。

3. GDM专科护士与患者共同准备

再次用"图说糖妈妈饮食3+3"扑克牌进行健康教育，一起扫二维码观看"柔济糖妈妈在线"视频（图3-12-10）。

扫一扫，观看
"糖妈妈的饮食应该注意什么"

扫一扫，观看
"糖妈妈合并糖尿病怎么吃"

图3-12-10　科学饮食视频二维码

四　操作流程（三步法计算）

（1）第一步：计算标准体重及孕前BMI。

标准体重（kg）＝身高（cm）－105

孕前BMI＝孕前体重（kg）/身高^2（m^2）

（2）第二步：计算每日所需总热量。

总热量＝标准体重 × 每千克标准体重所需热量（能量系数）＋其他（孕中晚期增加200 kcal，双胎再加200 kcal）。

根据基于BMI推荐的孕妇每日能量摄入量及妊娠期体重增长标准（单胎，见表3-11-9）确定能量系数。

（3）第三步：根据食物交换份设计营养方案，搭配每日的饮食结构和食物份数并确定每餐进食的量。

建议食物中蛋白质占总热量的比例为15%～20%，脂肪占总热量的比例为25%～30%，碳水化合物占总热量的比例则为50%～60%。早、中、晚三餐的能量分别占总摄入量的10%～15%、30%、30%，每次加餐的能量则控制在总摄入量的5%～10%。

以上三步法，通过广医三院产科三区GDM创新工作室发明的"GDM孕妇饮食计算盘"，可以快速实现：

（1）先判断妊娠期糖尿病患者的体型。在第一转盘中找出妊娠期糖尿病患者的身高（m），在第二转盘中找出孕前体重值（kg）。转动第一转盘，使患者的身高刻度与体重刻度沿径向对齐，根据指示箭头所指的BMI刻度判断患者的体型（消瘦、正常或超重）。

（2）计算患者一天所需总热量（kcal）。先计算出该患者的标准体重，转动第三转盘正面，对应患者的标准体重后停止转动并固定。根据患者的体型、每天所处的状态（卧床、轻体力劳动）以及孕周在转盘内进行判断，从而得出患者每日所需总热量值（孕中晚期患者每天再额外增加200 kcal能量）。

（3）转动第三转盘背面，找出与上述患者每日所需总热量值最接近的每日总热量值，从而得出其一天所需食物的总量。

（4）根据第四转盘上的食物种类标示：米面类、蔬果类、肉类、鸡蛋类、乳类、植物油类，选择相应的食物。

五 注意事项

（1）应根据患者的BMI个性化调整其每日摄入的总热量、饮食结构及餐次，既要保证充足的营养又要避免热量不足。妊娠早期应不低于1600 kcal/d（1 kcal=4.184 kJ），妊娠中晚期则以1800～2200 kcal/d为宜。伴有孕前肥胖者应适当减少能量摄入，但妊娠早期仍应不低于1600 kcal/d，妊娠中晚期适当增加。

（2）我国推荐的饮食结构为糖类占总摄入量的50%～60%，蛋白质占总摄入量的15%～20%，脂肪占总摄入量的25%～30%。

（3）完成第二步计算出每日所需总热量后，可以通过"糖妈妈饮食3+3"扑克牌，快速完成一日饮食计划。

六 考核和评价

完成操作后，对医学营养技术的操作演练考核评价见表3-12-20。

表3-12-20 医学营养技术操作演练考核评价表

演练人员： 专业：
演练开始时间： 演练结束时间： 得分：

项目		考核内容	占分	得分
操作前准备10分	环境准备	选择环境相对宽敞明亮，且学习氛围浓厚的孕妇学校（讲堂）	2分	
	用物准备	身高体重秤、皮尺、食物秤、GDM孕妇饮食计算盘、食物交换份挂图、"图说糖妈妈饮食3+3"扑克牌1套、饮食餐单（缺1项扣1分）	8分	
评估40分	孕期体重增长情况	身高、孕前体重、BMI、目前体重、每周增重（每项1分）	5分	
	胎儿生长发育情况	胎儿B超、宫高、腹围、胎动和宫缩情况（每项1分）	5分	
	既往饮食情况	评估孕期营养结构	10分	
	既往相关化验指标情况	白蛋白、总蛋白、尿酸、血红蛋白、血脂、糖化血红蛋白、糖耐结果、尿酮体及尿糖等（缺1项扣0.5分）	5分	
	微量元素摄入情况	膳食纤维、钙、铁、碘等（缺1项扣1分）	5分	
	习惯	既往饮食喜好、饮食习惯、烹饪方式（缺1项扣1.5分）	5分	
	血糖	空腹、餐前、餐后、睡前和凌晨3点的血糖值（每项1分）	5分	

项目		考核内容	占分	得分
制订营养方案 40分	体重增长方案制订	根据BMI及现体重增长情况、胎儿生长发育情况制订体重增长方案（缺1项扣1.5分）	4分	
	总能量计算	合理制订一日总能量	4分	
	早餐	进食时间、能量占比、食物种类、量、搭配、烹饪方式合理	4分	
	早加餐	进食时间、能量占比、食物种类、量、搭配、烹饪方式合理	4分	
	午餐	进食时间、能量占比、食物种类、量、搭配、烹饪方式合理	4分	
	午加餐	进食时间、能量占比、食物种类、量、搭配、烹饪方式合理	4分	
	晚餐	进食时间、能量占比、食物种类、量、搭配、烹饪方式合理	4分	
	晚加餐	进食时间、能量占比、食物种类、量、搭配、烹饪方式合理	4分	
	三大营养素占比合理	按碳水化合物占总能量50%～60%，蛋白质占总能量15%～20%，脂肪占总能量25%～30%的比例分配	4分	
	微量元素及膳食纤维摄入	根据孕妇情况安排钙、铁等微量元素的摄入及膳食纤维的补充	4分	
总体评价 10分	操作质量	关心病人、态度认真、沟通技巧佳、操作熟练	4分	
	整体计划性	整体计划好，按操作时间配合完成	3分	
	相关知识	熟悉相关知识	3分	

备注：

做到项目不扣分；部分做到项目扣相应部分的一半分；未做到项目扣相应部分的全分。

评核结果：

优　秀（90～100分）：表现安全，无需提示就能准确执行，主动关心病人且具有较好的应变能力。

达　标（70～89分）：表现安全，有时或者很少提示后能准确执行，操作中比较关心病人。

未达标（0～69分）：表现有风险，不安全；不断提示均不能准确执行；操作中漠视病人的反应。

被考者签名：_____　　　　评核者签名：_____　　　　日　期：_____

第六节 医学运动技术的实操演练及效果评价

在 GDM 的管理中，运动作为一种非药物干预手段，被广泛认为对疾病控制和预防并发症具有重要意义。通过不断的研究和实践，人们越来越清楚地认识到运动对于 GDM 孕妇的益处，这些益处不仅仅局限于血糖控制，还涉及心血管健康、体重管理以及心理健康等方面。GDM 专科医护也应该进行医学运动疗法的实操演练及考核。

一 实操目的

开具运动处方，采取规范的医学运动疗法，使 GDM 孕妇的血糖管理、体重管理和情绪管理达标，降低母婴并发症发生的风险。

二 实操前评估

（1）评估妊娠期孕妇高血糖的疾病分级、体重、当前用药情况、血糖控制情况和既往运动情况（形式、强度、时间和爱好等）。

（2）运动的禁忌证。①绝对禁忌：妊娠合并严重心脏病、限制性肺疾病、宫颈功能不全（包括已经做了宫颈环扎术者），既往妊娠过程中曾有过多次早产史或妊娠中晚期出血史，本次妊娠先兆流产，孕 26 周后胎盘前置、胎膜早破、妊娠高血压、子痫前期等。②相对禁忌：严重贫血、没有评估过的心律失常、没有得到有效控制的 1 型糖尿病、高血压、甲亢、癫痫、慢性支气管炎、过度肥胖（BMI > 32）或极度低体重（BMI < 12）、胎儿生长受限、极度静坐缺少运动史、运动系统限制、双胞胎或多胞胎等。

（3）评估母胎生命体征，如血压、脉搏、呼吸、胎心率、运动前血糖，孕妇的配合程度、耐受力、心理状态，运动环境和气温等。总体来说，孕妇可使用 Borg 自觉疲劳评分表进行自行评估，评分在 13～14 分即可。

（4）开具适合 GDM 孕妇的运动处方，并告知患者运动前准备、运动中和运动后的注意事项，可能出现的不适及应对措施。具体的运动处方要求如下。

①运动环境：阴凉通风，应避免高热潮湿的环境。穿着宽松的棉质衣物、适当大小的文胸和运动鞋。

②运动种类：步行、游泳、骑固定自行车、体操和慢跑。

③运动频率、运动时间及运动强度：运动频率，如每周 3 次或 4 次，以中等强度的有氧运动或抗阻力运动为主，避免连续 2 d 或 2 d 以上不运动。孕妇运动时心率达到 40%～59% 心率范围（计算方法为 220– 年龄）则提示运动达中等强度水平，或以运动时仍能完整说话进行简易评估。

④运动时需注意：无论采用哪种运动形式，最好按热身运动（5～10 min）、正式运动（20 min）及运动后放松动作（5～10 min）三个阶段进行。运动前后及运动期间，孕妇都应摄入足够的水分以维持体内水平衡。运动期间注意监测孕妇血压及心率，必要时行胎心监

测以排除宫缩。运动后孕妇的腋下体温不宜超过38.3℃，且运动后沐浴需注意保暖。

（5）需要中止运动的信号：阴道出血、规律并有痛觉的宫缩、胎膜早破、肌肉无力影响平衡、呼吸困难、眩晕、头痛、胸痛、乏力、腓肠肌疼痛或肿胀（需要排除血栓性静脉炎）、子宫收缩、胎动减少、羊水流出等。

三　实操前准备

1. 环境准备

选择相对宽敞明亮、阴凉通风、适宜运动的环境。

2. 运动用物准备

运动器械，如静止型自行车、哑铃、弹力绷带等。

3. 监护和急救用物准备

低血糖急救食物、低血糖急救卡、饮用水、血糖监测包（含血糖监测仪、匹配的血糖试纸、采血笔、采血针头、75%酒精、棉签、锐器盒）及电子血压计。

4. 孕妇穿着准备

宽松的运动衣服和舒适安全的运动鞋袜。

5. GDM专科护士与患者共同准备

再次用"图说糖妈妈安全运动"扑克牌进行健康教育，扫描二维码观看"柔济糖妈妈在线"视频（图3-12-11）。

扫一扫，观看
"糖妈妈卧床健康操"

扫一扫，观看
"糖妈妈孕妇保健操"

图3-12-11　健康操视频二维码

四　运动实操流程（以GDM孕妇控糖操为例）

（1）在中餐或晚餐后30～60 min将GDM孕妇集中在体操场。对于首次进行控糖操锻炼的GDM孕妇，可以检测其运动前的生命体征和微量血糖。

（2）打开电视机和音响设备，由GDM专科护士做教练和领操。

（3）跟随电视机播放的视频"糖妈妈控糖操"进行体操锻炼，注意纠正GDM孕妇们的体操姿势并观察她们在运动过程是否有不适，控糖操约25 min结束。

五 实操后护理

询问患者感受。对于首次进行控糖操锻炼的GDM孕妇，可以测量其运动后的生命体征和微量血糖，告知并向其解释检测结果。协助患者整理衣服和物品并填写血糖登记表。

六 注意事项

（1）GDM孕妇孕期安全运动处方，原则上以"不感到过度疲劳"为宜，主要推荐有氧运动和抗阻力运动，应避免有摔倒风险的高强度运动。

（2）建议孕妇进行适当的、有规律的、个体能够适应的运动。对于孕前便规律运动的妇女，建议其怀孕后继续维持适宜的运动。孕早期和孕晚期的运动以"慢"和"舒缓"为主，孕早期可以选择散步或瑜伽；孕晚期则建议慢跑、慢节奏的瑜伽、体操等有氧运动。散步的速度最好控制在4 km/h，时间则控制在20～30 min；瑜伽可以选择能够稳定骨盆的动作，时间控制在30～40 min即可。孕中期可适当增加运动量，最好能在专业老师的指导下进行练习，以快走、慢跑、游泳、体操或者孕妇瑜伽、普拉提等运动为主。

（3）孕期运动应量力而行。如果孕前有久坐的习惯，或者之前并无运动习惯，那么孕期锻炼要缓慢起步。推荐运动强度由每周3次，每次15 min的运动强度，逐渐过渡到每周4～5次，每次30 min的运动强度。

（4）提醒孕妇运动前要热身，运动后要放松，建议孕妇按以下方式进行运动。①运动前进行自我血糖检测。运动前若血糖低于5.6 mmol/L，应先吃点东西再运动，避免低血糖；运动前若血糖高于13.9 mmol/L，应该延后运动，避免应激性的血糖升高。②正式运动前先进行5～10 min的热身运动。③正式运动20～30 min。④正式运动后，进行10～20 min的恢复放松运动。⑤运动后检测血糖。运动后若血糖低于4.5 mmol/L，应立即进食含糖食物，防止低血糖。以上内容又称"GDM孕妇安全运动五步法"。

（5）提醒孕妇游泳需要选择正规的游泳池，注意环境卫生和安全，也要注意防滑、防跌倒、防拥挤，同时要避免腹部受到撞击。建议孕妇从孕14周之后再开始，入水之前也要做好准备活动，每次游泳时间不超过1 h。

（6）提醒孕妇避免清晨空腹进行运动，外出运动时要携带饼干或糖果等，并有家属陪同，预防低血糖及意外发生。

（7）开具的运动处方在实践后需要调整。孕妇若按照运动处方锻炼，一般在2～3周后可以取得明显效果。此时需要再次进行功能评定，检查锻炼负荷，根据锻炼者的身体状况调整运动处方。主观体力感觉评价包括以下五个方面：运动欲望、身体感觉、睡眠、食欲和排汗量。

七 考核和评价

完成操作后，对医学运动技术的操作演练考核评价见表3-12-21。

表3-12-21 医学运动技术操作演练考核评价表

演练人员： 专业：

演练开始时间： 演练结束时间： 得分：

项目		考核内容	占分	得分
操作前准备 10分	环境准备	选择相对宽敞明亮、阴凉通风、适合运动的环境	2分	
	孕妇准备	穿着准备（运动衣装）	2分	
	监护设备	血压计、血糖仪（每项1分）	2分	
	运动设备	静止型自行车、哑铃、弹力绷带等（缺1项扣1分）	4分	
评估 30分	绝对禁忌	妊娠合并严重心脏病、限制性肺疾病、宫颈功能不全（包括已经做了宫颈环扎术者）、既往妊娠过程中曾有过多次早产史或妊娠中晚期出血史、本次妊娠先兆流产、孕26周后胎盘前置、胎膜早破、妊娠高血压、子痫前期等（缺1项扣1分）	8分	
	相对禁忌	严重贫血、没有评估过的心律失常、没有得到有效控制的1型糖尿病、高血压、甲亢、癫痫、慢性支气管炎、过度肥胖（BMI＞32）或极度低体重（BMI＜12）、胎儿生长受限、极度静坐缺少运动史、运动系统限制、双胞胎或多胞胎等（缺1项扣1分）	8分	
	饮食状态	进餐热量充足与否、进餐时长等（每项1分）	2分	
	心理状态	喜欢运动、不喜欢运动（每项1分）	2分	
	既往运动情况	既往运动的形式、强度、时间、爱好（每项0.5分）	2分	
	当前用药情况	胰岛素、二甲双胍、其他药物（缺1项扣1分）	2分	
	孕妇一般情况	体温、呼吸、脉搏、血压、身高和体重（每项0.5分）	3分	
	妊娠相关情况	宫缩情况、宫高、腹围、胎动、胎心率、胎儿B超（每项0.5分）	3分	
健康宣教 10分	宣教内容	孕期运动的重要性、益处、注意事项、自我评估方法、运动形式选择（每项1分）	5分	
	宣教方法	时长、时间分配、教育形式选定、患者掌握度考核方法（缺1项扣1分）	5分	
运动实施与应急处理 40分	准备	运动前测血糖：血糖≤5.6 mmol/L先进食；血糖＞13.9 mmol/L，同时监测血酮体情况，先予降糖治疗，暂停运动	5分	
	运动形式	根据患者病情、既往运动情况选择运动形式（有氧运动/抗阻运动）	5分	
	运动强度	靶心率计算、Borg自觉疲劳评分量表的使用，热身和舒缓放松环节设定	5分	

项目		考核内容	占分	得分
运动实施与应急处理 40分	运动频率	根据既往运动情况制订运动频率，并设定最终运动频率目标	5分	
	运动时间	设定运动时间点并根据既往运动情况设定运动时长及最终运动时长目标	5分	
	停止运动指征	阴道出血、规律并有痛觉的宫缩、胎膜早破、呼吸困难、头晕、头痛、胸痛、肌肉无力影响平衡等（缺1项扣2分）	10分	
	应急处理	停止运动、呼救，扶持孕妇就地休息，根据不同紧急状况予以相应医疗处置	5分	
总体评价 10分	操作质量	关心病人、态度认真、沟通技巧佳、操作熟练	4分	
	整体计划性	整体计划好，按操作时间配合完成	3分	
	相关知识	熟悉相关知识	3分	

备注：

做到项目不扣分；部分做到项目扣相应部分的一半分；未做到项目扣相应部分的全分。

评核结果：

优　秀（90~100分）：表现安全，无需提示就能准确执行，主动关心病人且具有较好的应变能力。

达　标（70~89分）：表现安全，有时或者很少提示后能准确执行，操作中比较关心病人。

未达标（0~69分）：表现有风险，不安全；不断提示均不能准确执行；操作中漠视病人的反应。

被考者签名：_____　　　评核者签名：_____　　　日　期：_____

第七节　微量血糖检测技术的操作演练及效果评价

控制血糖水平达标，是降低母婴不良妊娠预后风险的最关键一环。大多数GDM孕妇都会选择自行购买血糖仪在家测量血糖，这样会更加方便、快捷，可以帮助患者更好地了解自己的血糖状态，并可以此为据调整生活方式及药物治疗方案。为了使血糖仪的测量结果更加准确，掌握正确的测血糖方法尤为重要。GDM专科医护更应该进行微量血糖检测技术的操作演练及考核。

一　操作目的

采取正确的微量血糖检测技术，使测量的血糖值更加准确。

二　操作前评估

（1）评估患者糖尿病的分级和酒精过敏史。

（2）评估采血部位，避免在有炎症、水肿、溃疡或感染的部位采血。

（3）评估患者的配合程度、耐受力和心理反应。

（4）告知患者微量血糖检测的目的、方法、糖尿病并发症及应对措施。

三 操作前准备

1. 环境准备

选择环境相对安静、清洁的地方。

2. 用物准备

血糖监测仪、匹配的血糖试纸、采血笔、采血针头（一次性物品）、75%酒精、棉签、锐器盒、医嘱单、血糖记录本、医用垃圾袋等。

3. 患者准备

扎手指采血测血糖属于创伤性操作，采血前一定要让患者做好心理建设，保持心情平静。过度紧张等心理会导致肾上腺素分泌增加，从而使血糖水平上升。

4. GDM专科护士与患者共同准备

再次用"图说糖妈妈测血糖"扑克牌进行健康教育，扫描二维码观看"柔济糖妈妈在线"视频（图3-12-12）。一起检查患者自购的血糖仪情况，因为此类仪器有不同国家和厂家生产的多种不同的型号，应认真阅读使用说明书，注意各种提示和信号，注意电池是否有足够的电量；检查血糖试纸的有效期，有无裂缝和折痕，血糖仪试纸的插口处是否干燥，血糖仪日间的质控情况等。

扫一扫，观看　　　　　　　　扫一扫，观看

"血糖监测"　　　　　　　　"指尖血糖监测操作示范"

图3-12-12　指尖血糖监测视频二维码

四 操作流程

（1）用温水洗净双手，反复揉搓患者准备采血的手指，直至血运丰富。

（2）检查血糖仪是否正常，试纸是否在有效期内且代码是否与血糖仪相符。

（3）准备好一次性采血针。

（4）用75%的酒精消毒准备采血手指指腹，不要用碘酒或者碘伏消毒，否则血糖值会偏高，待干。

（5）打开血糖仪开关，取一条试纸（拿试纸中间部分）插入机内，严禁触及试纸两头（试纸一头为测试区，另一头为插入区，有温度传感器，触碰两头都有可能导致测量值不准）。

（6）采血针紧挨指腹，针刺指腹，不过分挤压，以免组织液挤出与血标本相混而导致血糖测试值偏低。

（7）建议将第一滴血用无菌棉签抹去，使用第二滴血测量。血滴约以绿豆大小为宜。

（8）将血吸到试纸专用区域后等待结果。

（9）用棉签按压手指采血部位至少10秒，至不出血为止。

（10）监测值出现后进行记录，关机。

五　操作后护理

评估采血部位有无出血、渗液、红肿等，询问患者感受，告知并向其解释血糖测试结果。协助患者整理衣服和物品并填写血糖登记表。

六　注意事项

1. 关于采血部位

除指尖以外，还有其他部位可以用于血糖检测，如手掌大、小鱼际、耳垂、前臂背侧、上臂、大腿前侧、小腿肚和腹部。其中，耳垂部位不便于自身操作，大、小鱼际所测结果与指尖相近。而其余部位在血糖变化快时均存在滞后现象，可能与局部血流和各组织利用葡萄糖的速率有关。因此，对于大部分GDM孕妇来说，还是建议测血糖时扎手指指尖，以中间三个手指两侧为宜，最优部位为左手无名指指尖两侧指甲角皮肤薄处。

2. 采血时的注意事项

（1）消毒用的75% 酒精含有一定量的水，若未干会稀释血液标本，且酒精会对试纸的氧化酶产生干扰，从而影响测量值的准确性。因此，待酒精干后才能采血。

（2）采血时应注意穿刺的深度，太浅会影响血液自然流出，太深会增加患者的痛苦，一般刺入深度为2～3 mm。

（3）血珠呈绿豆大小最佳。要避免用力挤血和过分按摩，因为用力挤血时会挤出较多的组织液而将血液稀释，导致测出来的血糖值偏低。

（4）注意手指不要接触测试区，如果一滴血不能完全覆盖测试区，不要滴第 2 滴血，必须更换试纸重新测试。

（5）检测后应将试纸立即拔出，以免污染测试口。

3. 完成操作时限

将检测试纸插入仪器后，一定要在2 min内完成操作过程。

4. 需定期对血糖仪进行规范的保养和检测

（1）血糖仪允许的使用温度是10～40℃，湿度为20%～80%。太冷、太热和过高的湿度均可影响测定值的准确性。试纸条的存放环境温度为 -2～30℃，应避免处于过热和阳光直射的环境中，但也不要冷藏。

（2）操作时应先做好各项准备工作，再取出试纸条，以防试纸条暴露时间过长。试纸条要在盒内保存，取出后立即牢固地盖好瓶盖，防止灰尘吸附或受潮。

（3）试纸的卡号要与血糖仪的卡号匹配，取用试纸时手指不要捏住测试区，试纸均需在有效期内使用。试纸开瓶使用后应注明开瓶日期，开瓶后应在 3 个月内使用。

（4）血糖仪使用一段时间后，如果测试时显示屏上显示"低电量"字样或符号，应及时更换新电池。

（5）血糖仪要保持洁净，防止血液黏着。对测试区（试纸支撑区）的清洁可使用棉签或软布蘸清水进行擦拭，但不要使用酒精或有机溶剂，也不要用手指触摸，以免使反应膜酶反应区受损，而影响检测结果。

（6）定期到购买处或指定地点校正血糖仪。一般在第一次使用新购买的血糖仪时，血糖仪发生跌落致使测试时怀疑血糖仪或试纸出现问题时，以及测试结果不能反映自我感觉的身体状况时，均须进行校准。

七 考核和评价

完成操作后，对微量血糖监测技术的操作演练考核评价见表3-12-22。

表3-12-22　微量血糖监测技术操作演练考核评价表

演练人员：　　　　　　　　专业：

演练开始时间：　　　　　　演练结束时间：　　　　　　得分：

项目	考核内容		占分	得分
核对 2分	医嘱、患者（每项1分）		2分	
评估 10分	评估患者病情、合作程度、影响血糖的因素、穿刺部位皮肤现状、进食情况、酒精过敏情况（缺1项扣2分）		10分	
准备 14分	环境准备	环境安静、清洁	1分	
	用物准备	用物：血糖监测仪、匹配的血糖试纸、采血笔、采血针头、75%酒精、棉签、医嘱单、血糖记录本、锐器盒、医用垃圾袋。（缺1项扣1分） 检查：血糖试纸的有效期，有无裂缝和折痕，血糖仪试纸的插口处是否干燥，血糖仪间日质控情况（未检查不得分，缺1项扣1分） 放置：物品放置合理（1分）	10分	
	操作者准备	着装规范、洗手、戴口罩（每项1分）	3分	
操作过程 64分	取体位	1.核对医嘱、床号、患者姓名（2分） 2.与患者交流沟通，说明目的、方法，取得合作（2分） 3.确认患者是否空腹或餐后2 h（1分） 4.使患者取舒适体位（1分）	6分	
	检查	1.检查仪器功能、试纸有效期（2分） 2.查对试纸的号码（2分）	4分	
	揉搓指部	1.检查病人的双手手指皮肤的颜色、温度、污染情况，揉搓被采血的手指直到血运丰富（2分） 2.快速洗手（1分）	3分	

续表

项目		考核内容	占分	得分
操作过程 64分	开机	插入试纸，自动开机	2分	
	消毒	1. 用酒精消毒指腹，待酒精完全蒸发（2分） 2. 消毒范围正确（未消毒/未待干不得分）(2分)	4分	
	进针	1. 正确安装采血针（2分） 2. 采血笔紧挨指腹，按动弹簧开关（3分） 3. 针刺指腹，深度适宜（5分）	10分	
	试纸条末端吸血样	1. 采血者手臂下垂10～15°（5分） 2. 请勿挤压出血点局部，以防组织液析出。弃去第一滴血液，用第二滴血液进行测试（5分） 3. 血糖仪勿倾斜（2分） 4. 再次查对（2分）	14分	
	等待结果	正确读取血糖结果	2分	
	记录	汇报结果并记录	3分	
	病情观察	1. 询问病人感受（1分） 2. 告知并解释血糖结果（2分） 3. 观察穿刺部位情况（1分） 4. 异常处理恰当（2分）	6分	
	整理	1. 用棉签按压手指，直至不出血为止（2分） 2. 正确卸掉采血针（2分） 3. 整理床单（2分） 4. 用物分类放置及处理正确（2分） 5. 洗手（2分）	10分	
总体评价 10分	操作质量	关心病人、态度认真、沟通技巧佳、操作熟练	4分	
	整体计划性	整体计划好，按操作时间配合完成	3分	
	相关知识	熟悉相关知识	3分	

备注：
做到项目不扣分；部分做到项目扣相应部分的一半分；未做到项目扣相应部分的全分。

评核结果：
优 秀（90～100分）：表现安全，无需提示就能准确执行，主动关心病人且具有较好的应变能力。
达 标（70～89分）：表现安全，有时或者很少提示后能准确执行，操作中比较关心病人。
未达标（0～69分）：表现有风险，不安全；不断提示均不能准确执行；操作中漠视病人的反应。

被考者签名：_____　　　评核者签名：_____　　　日　期：_____

第八节　胰岛素皮下注射技术的操作演练及效果评价

15%～20% 的妊娠期糖尿病妇女需要使用胰岛素治疗来控制血糖水平，胰岛素的正确注射是良好血糖控制的重要手段之一，规范胰岛素注射技术，可有效保证治疗效果，减少并发症的发生。如果操作不规范，可能会导致注射疼痛、出血和瘀血、漏液、皮下脂肪增生等多种不良影响，糖尿病专科医护应该进行胰岛素皮下注射技术的操作演练及考核。

一　操作目的

采取正确的胰岛素注射方法，减少胰岛素吸收变异，取得最佳治疗效果。

二　操作前评估

（1）胰岛素注射的适应证。GDM 孕妇经饮食治疗 3～7 d 后，如果空腹或餐前血糖 ≥ 5.3 mmol/L，或餐后 2 h 血糖 ≥ 6.7 mmol/L，或调整饮食后出现饥饿性酮症，增加热量摄入后血糖又超过孕期标准，应及时加用胰岛素治疗。

（2）评估患者的 GDM 分级、血糖控制情况、胰岛素注射时间、胰岛素使用的适应证和方案及酒精过敏史等。

（3）评估注射部位，避免在有皮下脂肪增生、炎症、水肿、溃疡或感染等的部位注射。

（4）确定胰岛素的注射时间和种类。

（5）评估患者的配合程度、耐受力和心理反应。

（6）告知患者胰岛素治疗的目的、方案、并发症及应对措施。

三　操作前准备

1. 环境准备

选择环境相对安静、清洁、相对私密的地方。

2. 用物准备

胰岛素（需提前半小时从冰箱里拿出并在常温下复温）、护理治疗车、速干手消毒液、75% 酒精、无菌棉签、胰岛素针头（一次性物品）、锐器盒、胰岛素注射记录单、医用垃圾袋等。

3. 患者准备

注射胰岛素属于创伤性操作，在操作前一定要让患者做好心理建设，保持心情平静。

4. GDM 专科护士与患者共同准备

对于已经接受胰岛素治疗的患者，GDM 专科护士再次用"图说糖妈妈安全胰岛素注射"扑克牌进行健康教育，扫描二维码观看"柔济糖妈妈在线"视频（图3-12-13）。准备好当餐的食物。

扫一扫，观看
"胰岛素注射流程"

扫一扫，观看
"注射胰岛素——我有妙招"

图3-12-13　胰岛素安全注射视频二维码

四 操作流程

（1）洗手。

（2）回温。提前30 min从冰箱里取出胰岛素，在室温下回温。

（3）核对胰岛素。核对胰岛素的剂型、剂量、浓度、药液性状，检查胰岛素有无破损或漏液，确认胰岛素在有效期内，并确保胰岛素笔内有足够的胰岛素量。

（4）胰岛素注射针头的选择。建议选用胰岛素安全型注射针头，妊娠期高血糖妇女应选用4 mm注射针头。

（5）准备胰岛素注射笔。①安装胰岛素笔芯：胰岛素笔与胰岛素笔芯必须匹配，具体操作步骤应参照各胰岛素厂家说明书。胰岛素特充类型不用安装。②安装胰岛素笔用针头。③排尽笔芯内空气：注射前，将剂量调节旋钮拨至2 U，针尖向上直立，手指轻弹笔芯架数次，使空气聚集在上部后，按压注射键，直至一滴胰岛素从针头溢出，即表示驱动杆已与笔芯完全接触，且笔芯内的气泡已排尽。④将剂量旋钮旋至所需刻度。

（6）注射部位的准备。由于不同的注射部位对胰岛素的吸收速度快慢不一，因此注射部位的选择也要根据患者自身情况和所使用的胰岛素的种类决定（表3-12-23）。适合皮下注射胰岛素的部位是腹部（耻骨联合以上约1 cm、最低肋缘以下约1 cm、脐周2.5 cm以外的部位）、大腿外侧的上1/3、上手臂外侧中间1/3和双臀部外上侧。

表3-12-23　胰岛素注射部位的选择

	不同情况	注射部位
胰岛素剂型	速效或短效胰岛素	任何部位（首选腹部）
	中效或长效胰岛素	臀部、大腿
特殊人群	妊娠中期	腹部外侧远离胎儿的区域
	妊娠晚期	腹部（使用捏皮技术）、大腿、上臂

予75%酒精对注射部位进行消毒。正确的消毒方法应以注射点为中心，用酒精由中间向周围消毒皮肤，直径约5 cm。凡酒精擦拭过的范围，不要再重复擦拭以减少污染。待酒精完全挥发后进行注射。

（7）胰岛素皮下注射。①判断是否捏皮，选择合适的注射手法及进针角度（4 mm以下的针头不需要捏皮，建议孕妇使用此类针头）；②呈90°快速进针，缓慢注射药物；③注射完毕，针头停留至少10 s；④拔出针头；⑤将针头套上外针帽后规范丢弃。

五 操作后护理

评估注射部位有无出血、渗液、红肿等，询问患者有无头晕、心悸、冒冷汗、手抖等低血糖反应。协助患者整理衣物并填写胰岛素使用登记表。

六 注意事项

1.注射部位需定期检查与轮换

每次注射前应检查注射部位，避开疼痛、皮肤凹陷、皮肤硬结、出血、瘀斑、感染的部位。宜每月轮换不同的注射部位，连续两次注射的部位间隔应大于1 cm，避免在1个月内重复使用同一注射点。

2.胰岛素注射时间

使用中效胰岛素、预混胰岛素或预混胰岛素类似物前应充分混匀药液。不同种类的胰岛素，注射时间不同（表3-12-24）。

表3-12-24　不同种类的胰岛素注射时间要求

胰岛素类型	注射时间
速效胰岛素	进餐前即刻注射
短效胰岛素	餐前15～30 min注射
中效胰岛素	宜睡前注射
长效胰岛素	固定时间注射

3.胰岛素的储存

未开封的胰岛素（包括瓶装胰岛素、胰岛素笔芯和胰岛素预充注射笔）应储藏在2～8℃的环境中，避免冷冻和阳光直射，防止反复震荡。而已启封的胰岛素应储藏在15～30℃的室温中。

4.注射前注意事项

注射胰岛素前应备好食物，以便发生低血糖时及时处理。

5.注射部位消毒

不要使用碘伏消毒，因为胰岛素属于蛋白质，用碘伏消毒会影响胰岛素的活性。

6.胰岛素注射

（1）避免在有皮下脂肪增生、炎症、水肿、溃疡或感染的部位注射。

（2）使用前及更换笔芯后均应排尽笔芯内空气。

（3）若捏皮注射，注射完毕后应先拔出针头，再松开捏皮。

（4）应单手将外针帽套上针头并旋下放入锐器盒，或使用取针器卸取针头。

（5）使用后的针头应扔进锐器盒，且避免针头的二次使用。

7.胰岛素吸收率

人体的不同部位对胰岛素的吸收率不同，适宜的胰岛素种类也不同。①腹部：胰岛素吸收率达到100%，适合注射短效、速效胰岛素；②上臂外侧：胰岛素吸收率为85%；③大腿外侧：胰岛素吸收率为70%，需捏皮注射，适合注射中长效胰岛素；④臀部外上侧：胰岛素吸收率最慢，无需捏皮注射，适合注射中长效胰岛素。

七 考核和评价

完成操作后，对胰岛素皮下注射技术的操作考核评价见表3-12-25。

表3-12-25 胰岛素皮下注射技术操作演练考核评价表

演练人员：　　　　　　　　　专业：

演练开始时间：　　　　　演练结束时间：　　　　　得分：

项目	考核内容		占分	得分
核对2分	医嘱、患者（每项1分）		2分	
评估4分	评估患者病情、合作程度、影响血糖的因素、穿刺部位皮肤现状、进食情况、酒精过敏情况（缺1项扣1分）		4分	
准备22分	环境准备	环境安静、清洁、相对私密	2分	
	用物准备	用物：治疗车、治疗盘、一次性无菌治疗巾、铺无菌盘、75%酒精、无菌棉签、胰岛素笔、胰岛素笔芯、胰岛素针头（一次性物品）、排气盘、注射单、锐器盒、医用垃圾袋、生活垃圾袋等（每缺1个扣0.5分）检查：胰岛素种类、有效期、是否复温（未检查不得分，缺1项扣1分）放置：物品放置合理（1分）	10分	
	操作者准备	着装规范、洗手、戴口罩（缺1项扣1分）	2分	
	胰岛素笔准备	1.安装注射笔方法正确（2分） 2.酒精消毒胰岛素笔栓（1分） 3.正确排气，针头向上（预混胰岛素需混匀后排气），避免浪费药液（3分） 4.调整剂量（1分） 5.核对后放于注射盘中（1分）	8分	
操作过程62分	取体位	1.携用物至床边，核对医嘱、床号、姓名（3分） 2.与病人交流沟通说明目的、方法，取得合作（2分） 3.确认食物准备情况（未评估不得分）(2分) 4.取合适体位（2分）	9分	

续表

项目		考核内容	占分	得分
操作过程62分	消毒	1.快速洗手（2分） 2.选择注射部位，避开发炎、红肿、硬结及皮肤病变处，经常注射者应规范轮换部位注射（5分） 3.用75%酒精消毒2次，待干（3分）	10分	
	核对	再次核对患者信息、胰岛素种类、剂量	3分	
	注射	1.握笔手法正确（2分） 2.注射时针头与皮肤呈90°（消瘦者需捏皮，或针头与皮肤呈45°）（5分） 3.进针稳、准、速度适宜，过程中关心患者，观察并询问患者反应（5分） 4.缓慢推注药液（5分） 5.注射完毕待10～15 s后拔针，速度要快（5分） 6.拔针手法正确，拔针后无需按压（3分） 7.安全拆卸针头、处理得当（5分）	30分	
	核对	再次核对无误后，协助患者整理衣服和物品并填写胰岛素记录表	5分	
	宣教	告知患者注意事项及进餐时间	5分	
总体评价10分	操作质量	关心病人、态度认真、沟通技巧佳、操作熟练	4分	
	整体计划性	整体计划好，按操作时间配合完成	3分	
	相关知识	熟悉相关知识	3分	

备注：
做到项目不扣分；部分做到项目扣相应部分的一半分；未做到项目扣相应部分的全分。

评核结果：
优 秀（90～100分）：表现安全，无需提示就能准确执行，主动关心病人且具有较好的应变能力。
达 标（70～89分）：表现安全，有时或者很少提示后能准确执行，操作中比较关心病人。
未达标（0～69分）：表现有风险，不安全；不断提示均不能准确执行；操作中漠视病人的反应。

被考者签名：_____ 评核者签名：_____ 日 期：_____

第九节 产前电子胎心监护技术的操作演练及效果评价

电子胎心监护又被称为胎心分娩力描记法，通过连续监测胎心率以及宫缩的变化对胎儿宫内状态进行评估和监测。正确解读CTG图形对及时发现胎儿缺氧、预防死胎、减少新生儿缺氧和惊厥、减少新生儿酸中毒、预防脑性瘫痪非常重要。CTG在产科临床的规范使用非常重要，不仅是评估胎儿宫内安危的重要手段，也是妇产科医师、助产士和胎心监护专职人员的必备且需培训考核的基本操作技能。

一 操作目的

应用胎心率电子监护仪将胎心率曲线、胎动情况和宫缩压力波形记下来供临床分析，以正确评估胎儿宫内状况。

二 操作前评估

（1）了解患者的病情严重度、孕周、血糖控制情况、母体体重增长情况、超声胎儿发育情况等。

（2）测量患者的生命体征，如血压、脉搏、呼吸和血氧饱和度；采用四步手法测量宫高、腹围、胎方位、胎先露等产检情况。

（3）对患者的心理状况及理解程度进行评估。

（4）根据我国《产前和产时电子胎心监护临床实践专家共识2022》《妊娠期高血糖诊治指南（2022）》和《孕前和孕期保健指南》进行胎心监测时间与频率的建议。

由于血糖控制欠佳与不良妊娠结局和新生儿不良结局相关，故多数专家建议，对于通过控制饮食和运动可良好控制血糖的患者，于孕34周开始监护；对于需用药物控制血糖的GDM或PGDM孕妇，可在妊娠32周开始监护，每周1次NST，从妊娠36周开始每周2次NST。如果有其他妊娠并发症，可根据情况从妊娠28～30周开始做胎心监护，每次20～40 min。

三 操作前准备

1. 物品准备

监测前接通电源，检查胎心监护仪器是否正常运行。胎心率电子监护仪主要由床边机、胎心率探头和宫腔压力探头（tocodynamometer，TOCO）构成。部分胎心率电子监护仪可以连接到中央工作站，将原始数据传输到中央工作站进行保存和分析。胎心率电子监护仪的胎心率探头大多是基于超声多普勒技术来探测胎心率；TOCO探头则是压力感受器，用于探测宫腔压力或腹腔内压力的变化，以计算出宫腔压力或腹腔内压力的相对值。将胎心率、宫腔压力、母体心率共同描记于同一图上，就构成了目前临床上最常见的胎心监护图形。另外，还需要准备耦合剂、纸巾、多普勒胎心仪、皮尺等。

2. 患者准备

告知患者操作目的、方法、注意事项，嘱咐孕妇提前1～2 h进餐，操作前需排空膀胱。

3. 医护准备

整理衣帽、仪表大方、洗手、戴口罩。

四 操作流程

1. 舒适环境

适当关闭门窗，注意遮挡以保护孕妇隐私和保暖，调节室温至24～26℃。

2. 确定胎背位置

核对孕妇信息，协助患者取左侧卧位或者半卧位，暴露腹部。采用四步手法确定胎背位置（手感饱满者为胎背，高低不平为四肢），以放置胎心探头收取胎心率曲线。

3. 两个探头的放置

辨认仪器上的两个探头：TOCO探头和胎心探头。将TOCO探头直接绑在孕妇子宫底下方两横指位置，胎心探头则需涂耦合剂，将其放置在胎心对应的胎背位置，固定。

4. 规范胎心监护图文

接通电源，打开仪器开关，调节走纸速度为 3 cm/min，宫缩压力基线为 20 mmHg，观察 3～5 min 胎心率的屏幕显示或走纸，以及胎心率、宫缩曲线描记的基本情况是否符合规范。

5. 结果储存和打印

监测 20～40 min，做好数据存储，应在图纸上注明患者姓名、唯一识别编号、走纸速度等信息。若保存电子文档应及时做好数据备份，以防数据丢失，打印结果并判读后，告知孕妇监测的初步结果。

6. 操作完成后处理

用纸巾擦拭干净孕妇腹部耦合剂后，协助孕妇整理衣物。

五 结果判读

（1）NST反应型是指在 20 min 内出现 2 次或 2 次以上胎心加速。其理论基础是在无酸中毒或神经系统发育完善的情况下，胎动时出现胎心率的短暂上升，提示胎儿自主神经功能正常。

（2）NST无反应型是指超过 40 min 没有足够的胎心加速。无反应型最常见的情况是由于胎儿睡眠周期所致，但也有一些是与胎儿神经系统受到抑制（如酸中毒）有关。在这些情况下，可能需要进行进一步的胎儿生物物理评分，以决定是否需要终止妊娠。

（3）我国《产前和产时电子胎心监护临床实践专家共识2022》建议，产前NST是指在没有规律宫缩、未临产时进行的短时间的CTG，监护持续时长通常为 20～40 min。其理论依据是：胎儿在没有缺血缺氧、酸中毒或者其他原因导致的神经系统损害或心脏功能异常的情况下，胎动时胎心率会出现间断性的加速。如果监护结果正常，在一周内出现胎儿宫内死亡的阴性预测值可达99%。NST判读标准见表3-12-26。

表3-12-26 NST判读标准

参数	正常（有反应型）	不典型（可疑）	异常（无反应型）
基线	110～160次/min	100～109次/min 或>160次/min，持续时长<30 min	<100次/min（胎儿心动过缓）或>160次/mim（胎儿心动过速），持续时长30 min

续表

参数	正常（有反应型）	不典型（可疑）	异常（无反应型）
基线变异	6～25次/min 或≤5次/min（变异缺失或变异微小）持续时长＜40 min	40～80 min内≤5次/min	≤5次/min，持续时长≥80 min ≥25次/min，持续时长＞10 min 正弦波型
减速	无减速或偶发变异减速，持续时长＜30 s	变异减速持续30～60 s	变异减速持续时长≥60 s 晚期减速或延长减速
加速（胎龄≥32周）	40 min内≥2次，幅度超过15次/min，持续15 s	40～80 min内2次以下加速超过15次/min，持续15 s	≥80 min，2次以下加速超过15次/min，持续15 s
加速（胎龄＜32周）	40 min内≥2次，幅度超过10次/min，持续10 s	40～80 min内2次以下加速超过10次/min，持续10 s	≥80 min，2次以下加速超过10次/min，持续10 s

六　注意事项

（1）注意仪器走纸是否正常。

（2）观察图纸描记线是否连续，调整探头位置；注意监护中孕妇是否不适。

（3）根据国内专家共识的推荐，在NST图形基线正常、变异正常且不存在减速的情况下，NST达到有反应型标准时，即可停止，无须持续监护满20 min。

（4）双胎妊娠CTG应在同一台监护设备上同步监测2个胎心率，在一张图纸上同步描记出2条不同的胎心率曲线，这样可避免2个胎心率探头探及的是同一个胎心率。

七　考核和评价

完成操作后，对胎心监护技术的操作演练考核评价见表3-12-27。

表3-12-27　胎心监护技术操作演练考核评价表

演练人员：　　　　　　　　专业：

演练开始时间：　　　　　　演练结束时间：　　　　　　得分：

项目	考核内容		占分	得分
核对 2分	医嘱、患者（每项1分）		2分	
评估 10分	评估患者病情、合作程度、影响胎心监护结果的因素、探头放置部位皮肤现状、进食情况、耦合剂过敏情况（缺1项扣2分）		10分	
准备 14分	环境准备	适当关闭门窗，注意遮挡保护孕妇隐私和保暖，调节室温至24～26℃	4分	

续表

项目		考核内容	占分	得分
准备 14分	用物准备	胎心监护仪器、多普勒胎心仪、耦合剂、纸巾、胎心监护带、治疗车等（每项1分） 放置整洁规范（1分）	7分	
	操作者准备	着装规范、洗手、戴口罩（每项1分）	3分	
操作 过程 66分	取体位	1.核对医嘱、床号、姓名（2分） 2.与病人交流沟通说明目的、方法，取得合作（3分） 3.确认是否空腹或餐后1～2 h（2分） 4.取舒适体位（协助患者取左侧卧位或者半卧位）(3分)	10分	
	检查确定胎背位置	暴露腹部，四步手法确定胎背位置（手感饱满者为胎背，高低不平为四肢），多普勒听胎心率（缺1项扣2分）	6分	
	放置探头	TOCO探头绑在孕妇子宫底下方两横指位置（5分） 胎心探头则放于胎背位置（5分） 胎心监护带固定合适（2分）	12分	
	开机	开机方法正确，调零	4分	
	规范胎心监护图文	图纸描记线是否连续，走纸速度是否调整为 3 cm/min，宫缩压力基线是否为20 mmHg（每项5分）	15分	
	监测时间	20～40 min	2分	
	结果储存和打印	监护完成后做好数据存储，应在图纸上注明患者姓名、唯一识别编号、走纸速度等信息（5分） 告知孕妇监测的初步结果（5分）	15分	
	初步结果的判读	有反应型/无反应型	5分	
	整理	帮助孕妇采取舒适体位（1分） 用物分类处理（1分）	2分	
总体 评价 10分	操作质量	关心病人、态度认真、沟通技巧佳、操作熟练	4分	
	整体计划性	整体计划好，按操作时间配合完成	3分	
	相关知识	熟悉相关知识	3分	

备注：

做到项目不扣分；部分做到项目扣相应部分的一半分；未做到项目扣相应部分的全分。

评核结果：

优　秀（90～100分）：表现安全，无需提示就能准确执行，主动关心病人且具有较好的应变能力。

达　标（70～89分）：表现安全，有时或者很少提示后能准确执行，操作中比较关心病人。

未达标（0～69分）：表现有风险，不安全；不断提示均不能准确执行；操作中漠视病人的反应。

被考者签名：_____　　　　评核者签名：_____　　　　日　期：_____

【参考文献】

［1］刘梦桐，马爱昕，杨慧霞．妊娠合并糖尿病酮症酸中毒10例临床分析［J］．中华围产医学杂志，2023，26（9）：734-740.

［2］陈海霞，李映桃，李兆生，等．妊娠合并糖尿病酮症酸中毒12例临床分析［J］．实用妇产科杂志，2017，32（4）：319-320.

［3］李映桃，陈娟娟，梁伟璋．产科紧急情况与创伤医疗管理［M］．北京：中国科学出版社，2023：188-192.

［4］中华医学会妇产科学分会产科学组，中华医学会围产医学分会，中国妇幼保健协会妊娠合并糖尿病专业委员会．妊娠期高血糖诊治指南（2022）［第一部分］［J］．中华妇产科杂志，2022，57（1）：3-12.

［5］FEIG D S, DONOVAN L E, CORCOY R, et al. Continuous glucose monitoring in pregnant women with type 1 diabetes（CONCEPTT）: a multicenter international randomised controlled trial［J］. Lancet, 2017, 390（10110）: 2347-2359.

［6］LIN Y K, HUNG M, SHARMA A, et al. Impaired awareness of hypoglycemia continues to be a risk factor for severe hypoglycemia despite the use of continuous glucose monitoring system in type 1 diabetes［J］. Endo Practice, 2019, 25: 517-525.

［7］BECK R W, BERGENSTAL R M, RIDDLES WORTH T D, et al. The association of biochemical hypoglycemia with the subsequent risk of a severe hypoglycemic event: analysis of the DCCT data set［J］. Diabetes Technol Ther, 2019, 21（1）: 1-5.

［8］BAHRAMI J, TOMLINSON G, MURPHY H R, et al. Impaired awareness of hypoglycemia in women with type 1 diabetes in pregnancy: hypoglycemia fear, glycemic and pregnancy outcomes［J］. Diabet Med, 2022, 39: e14789.

［9］妊娠期糖尿病患者膳食指导：WS/T601—2018［S］．北京：中华人民共和国国家卫生健康委员会，2018.

［10］李映桃，张莹，王子莲．妊娠合并糖尿病疑难危重病例分析及多学科管理［M］．广州：华南理工大学出版社，2022：315-317.

［11］中国妇幼保健协会妊娠合并糖尿病专业委员会，中华医学会妇产科学分会产科学组．妊娠期运动专家共识（草案）［J］．中华围产医学杂志，2021，24（9）：641-645.

［12］中华医学会糖尿病学分会．中国血糖监测临床应用指南（2021年版）［J］．中华糖尿病杂志，2021，13（10）：936-948.

［13］便携式血糖仪临床操作和质量管理指南（发布稿）：WS/T 781—2021［S］．北京：中华人民共和国国家卫生健康委员会，2021.

［14］周英凤，章孟星，李丽，等.《妊娠期糖尿病临床护理实践指南》推荐意见专家共识［J］．护理研究，2020，34（24）：4313-4318.

［15］胰岛素皮下注射：T/CNAS 21—2021［S］．北京：中华护理学会，2021.

［16］CHANDRA H E, EVANS S A, KRUEGER D, et al. Physiological CTG interpretation: intrapartum fetal monitoring guideline［EB/OL］.（2018-02-01）［2022-05-09］.https://physiological-ctg.com/guideline.html.

［17］Queensland Health. Queensland clinical guidelines: intrapartum fetal surveillance（IFS）［R/OL］.（2019-

12-11）［2022-05-09］. https：//www.health.qld.gov.au/__data/assets/pdf_file/0012/140043/g-ifs.pdf.

［18］MONSON M, HEUSER C, EINERSON B D, et al. Evaluation of an external fetal electrocardiogram monitoring system：a randomized controlled trial［J］.Am J Obstet Gynecol, 2020, 223（2）：244.e1-244. e12.

［19］郭晓辉，陈敦金.产前和产时电子胎心监护临床实践专家共识［J］.中国实用妇科与产科杂志, 2022, 38（7）：714-725.

［20］邵肖梅，叶鸿瑁，丘小汕.实用新生儿学［M］.北京：人民卫生出版社, 2019: 909-912.

［21］巨容，包蕾，母得志，等.新生儿低血糖临床规范管理专家共识(2021)［J］.中国当代儿科杂志, 2022, 24(01):1-13.

［22］Queensland Health. Queensland clinical guidelines: hypoglycaemia-newborn［R］. QLD, 2022.

（李映桃　王振宇　吴伟珍　李玉芳　梁伟璋　范建辉　黎思颖　罗峰　邱国莹　吴繁）

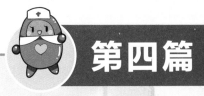

第四篇

妊娠期糖尿病专科建设的创新

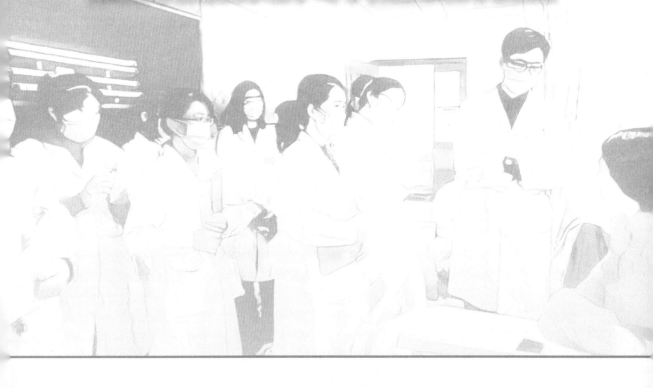

第十三章　妊娠期糖尿病专科管理模式的创新——1+2+3+4模式

广医三院基于百年妇产传统和二十多年产科危急重症救治经验，坚持创新引领，适应医学模式的转型与发展。秉承着"GDM孕妇的健康管理需要联动更多的资源和力量"的理念，广医三院产科三区团队于2012年在国内率先建立"糖妈妈俱乐部"，并组建了一支由产科医护、营养师、内分泌科医师等专业人士，以及部分GDM孕妇和社会志愿者等共同参与的志愿者团队，创新构建了"医护患"志愿者为一体的互助的专科化管理模式，为GDM孕妇孕期及产后健康提供高效、持续性和全周期的健康管理服务，营造全社会"甜蜜"氛围，温暖了GDM孕妇的心。在防治GDM方面，实现了三大创新：①创新性的医防融合科普教材；②创新性的数字化科普产品和健康促进平台；③构建了具有中国特色的GDM防治模式并实现了广泛覆盖。

团队通过创新服务理念、服务手段与服务模式，帮助GDM孕妇解决了疾病的困扰，形成了亚专科品牌。建立了1+2+3+4的GDM专科平台管理模式，实现了对患者的全孕周陪伴与高效管理。具体介绍如下。

第一节　一个专业平台

"柔济糖妈妈俱乐部"是医护患及健康教育志愿者携手抗击GDM的专业平台，也是华南地区疑难危重妊娠合并糖尿病转诊中心，还是高校GDM健康教育柔济青年团孵化基地。超过20%康复后的GDM孕妇发展成为了GDM科普推广志愿者。团队以糖妈妈俱乐部为核心，医护患和志愿者携手，因地制宜地编写了一系列具有医防融合特色的GDM防治科普宣教材料，用"科普化的专业知识"助力"每个GDM孕妇成为自己的健康管理者"，收获了丰富的科普成果，形成了技术支撑平台。

一　问答式健康教育——《妊娠合并糖尿病知识读本》(2017年出版)

该书收集了GDM孕妇们日常生活中涉及的各种问题，以问与答的形式介绍了500个妊娠期高血糖防控的相关知识，并有孕妇常备知识以及GDM孕妇分享的在控糖路上的心得体会，囊括的广博知识既适合有糖尿病高危因素而又有生育要求的备孕女性，也适合所有高血糖孕妇及家属阅读。尤其对从事妊娠期高血糖防控的基层医务人员帮助非常大。封底上创新性地设计有二维码，读者只需扫一扫即可观看视频和线上阅读"柔济糖妈妈在线"每周更新的国内外最新资讯。

二 看图对话式健康教育——《图说糖妈妈饮食3+3》（2020年出版）

世界各国的饮食文化中都有"孕妇一人养两人"的特殊观念。"管住嘴"对孕妇而言尤其"说易做难"。这本看图对话式的科普图册，强调临床医护需要考虑GDM孕妇的文化背景、个人喜好、合并症及其所生活的社会经济环境，为GDM孕妇制订个体化的饮食计划。全书根据GDM孕妇配餐的熟练程度和不同日常需求（上班、周末、节日、度假、住院分娩等），提供了精美而丰富的"每日3+3餐"的餐图，每项餐单还配有"柔济糖妈妈俱乐部"的GDM孕妇和医护们自己烹饪出品的餐图及当餐的营养表，以便于GDM孕妇了解当餐摄取的热量、宏量营养素和微量营养素。此外，还设置了专栏介绍适合GDM孕妇的主食烹饪方法。特别需要指出的是，考虑到GDM孕妇们的地域差异，该书的菜系60%为粤菜，40%为其他菜系，也建议GDM孕妇以该书为基础，在营养师的指导下进行调整优化。

随书附赠的扑克牌可帮助GDM孕妇轻松实现"管住嘴"的目标。从扑克牌中随意挑出一张方块+两张红桃+两张梅花+一张黑桃便可组成丰富多样、美味可口的一日饮食，吃得开心和放心，全天24 h确保了母胎食物的热量、种类和配比的合理供给。此创意荣获2021年第六届广州市发明创新大赛"五小"奖。

三 视听漫画式健康教育——《孕期控糖一看通》（2021年出版）

2020年疫情期间，在线电子书《柔济控糖小助手工作手册》电子口袋书应运而生，发布在"柔济糖妈妈在线"微信平台。该书借助通俗易懂的语言，科学风趣地介绍了GDM的高危人群、病因、临床表现、诊断方法和科学防治的应对措施等，为GDM孕妇在日常饮食、规范运动、血糖监测、药物治疗、心理应对、母胎监护、产后康复、疫情防控、旅游出行及就医指引等方面提供了贴心、便利的掌上参考。该书还具有听书功能，扫描相关章节的二维码，就可以欣赏配乐朗读的章节内容。2021年3月，该书以《孕期控糖一看通》为名出版，创新性地配有视频演示，读者可扫描书中的二维码获取并在线观赏相关视频资料。

随书附赠扑克牌，图文并茂，GDM孕妇们可以根据自己的孕周、身体状况和运动习惯，参考扑克牌建议的运动方案，选择个体化的适宜的运动形式、运动强度和持续时间。同时，还特别提醒了GDM孕妇运动时需注意的事项，以达到安全运动、运动控糖，并利于自然分娩和母婴健康的目的。科普书《孕期控糖一看通》于2022年荣获由广州市科学技术局颁发的广州市优秀科普图书奖。目前已出版的系列科普书见图4-13-1。

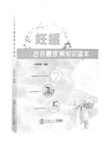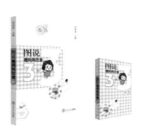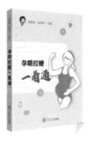

图4-13-1 系列科普书

四 创新的医防融合GDM宣教片上线并出版

2015年，团队首次成功申请广东省科技厅的科普项目并顺利结题，高质量地完成14个视频，成为国内规范医疗科普的典范。第一部微电影《梦想Sweet》——GDM的病因、易感因素及其危害性宣教；第二部《糖妈妈之妙厨天下》春夏秋冬（4个视频）——四季健康饮食建议；第三部《糖妈妈孕期健康操》——运动疗法；第四部《糖妈妈之控糖妙计》2个视频——正确自我检测血糖示范；第五部《糖妈妈之控糖妙笔》（2部）；第六部《胰岛素泵的使用》——科学、安全的胰岛素注射示范；第七部《正确洗手流程示范》；第八部《肝素注射操作示范》2部——针对并发症血栓性疾病的防治。系列片《妊娠合并糖尿病的防与治》（图4-13-2）获2017年广州市优秀科普微电影和微视频奖。

团队至今已完成《孕期控糖大作战》等共280余部系列科普视频，总在线播放点击率超1500万。其中，携手广东电视台、广州电视台完成了《高血糖与低血糖》《糖妈妈卧床健康操》《GDM饮食计算盘》《孕期长胎不长肉，您做到了吗》《分娩旅行需要带些啥？》《岭南大医馆——如何避免成为高糖妈妈》《岭南大医馆——教你六驾马车控血糖》《名医私房菜——糖妈妈饮食3+3》等60余部。这些短视频既有趣味性和科普性，又可以方便人们随时随地利用碎片时间，在手机上观看，传播度广，接受度高。系列短视频《孕期控糖大作战》于2021年获第二届南方健康科普大赛（视频类）优秀奖，并于2022年荣获由广州市科学技术局颁发的广州市优秀科普短视频奖。

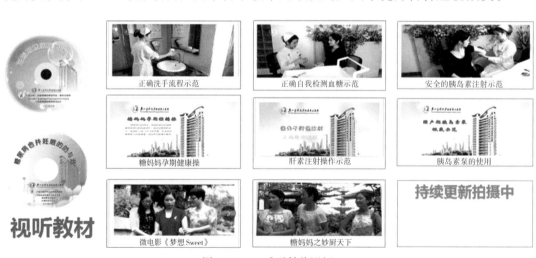

图4-13-2 系列科普视频

五 创作了通俗易懂的GDM漫画宣传材料

李映桃教授团队创作了《妊娠合并糖尿病的防与治》科普挂图和易拉宝共40余套，这些材料在超百家基层医院及社区宣教使用，健康教育效果好，传播度高。团队所设计的糖妈妈和糖宝宝形象均已注册了商标，所设计的玩偶"糖宝宝"更成为了科普公益活动产品，并在特殊节日作为礼品赠送给产妇，融洽了医患关系。《妊娠合并糖尿病的防与治》系列漫画荣获 2017 年广东省科普作家协会开展的优秀科普视频及作品征集大赛三等奖。以上漫画宣教材料见图 4-13-3。

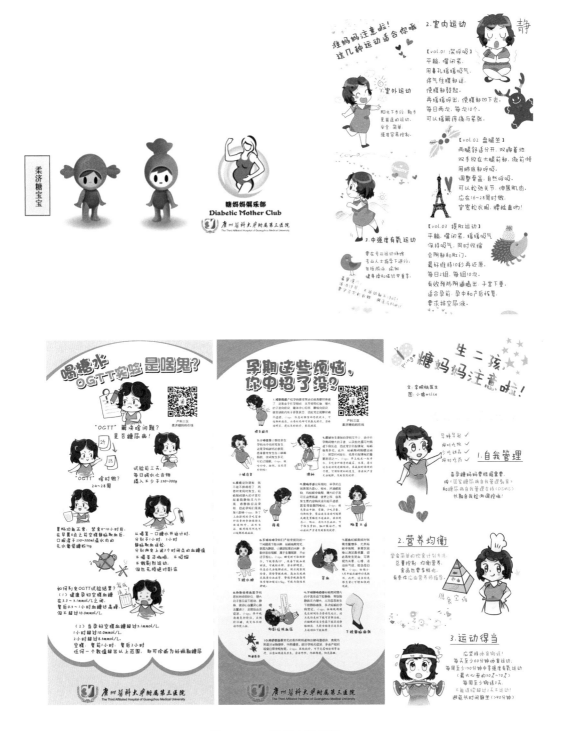

图 4-13-3　漫画宣教材料

六 创新的科普宣教器具

团队至今一共研发了9项科普教具并有7项成功转化，6项获批国家专利。因临床转化应用成效好，激发了医护创新发明的激情和动力，形成了良好的科普科研与临床转化的双向发展。

1. 胎动计数器

胎动计数器获得国家实用新型专利，已转化为手机应用型 APP，在线使用孕妇数达数百万，规范使用可避免 GDM 死胎的发生。

2. GDM 孕妇饮食计算盘

GDM 孕妇饮食计算盘获得国家实用新型专利，根据患者的身高、体重、体力活动转动转盘后即可获取对应的每日配餐营养方案，协助医护患进行科学饮食的健康教育。口袋版的设计广受欢迎，使用人数超 10 000 人。

3. GDM 孕妇标准餐具

GDM 孕妇标准餐具是 GDM 营养专科护士的暖心教具，协助 GDM 孕妇快速而简单地科学搭配每餐饮食，在近 200 家医院的孕妇学校进行示范教学，帮助 GDM 孕妇有效并科学地管理饮食。

4. 扑克牌

"图说糖妈妈饮食 3+3""图说糖妈妈安全运动""图说糖妈妈测血糖""图说糖妈妈安全胰岛素注射"四套扑克牌，均获得外观设计专利，其中"图说糖妈妈饮食 3+3"和"图说糖妈妈安全运动"已经出版。这些扑克牌让患者在游戏中学会管理饮食和运动，临床使用人数超万人。"图说糖妈妈测血糖""图说糖妈妈安全胰岛素注射"两套扑克牌准备在 2024 年出版发行。

5. 一种胰岛素注射预警系统及方法

2023 年获得国家发明专利，准备临床转化中。

"糖妈妈俱乐部"的科普技术和文化创新，使其成为了 GDM 孕妇们喜闻乐见的、看得懂、学得会和用得上的科普健教文化和技术支撑平台。"糖妈妈俱乐部"以医防融合的理念来引导与回应人民群众的健康需求，提升了群众的健康素养和对医疗建议的依从性，提高了健康教育科普材料的针对性、指导性和实效性，让健康教育工作者可以通过通俗易懂的科普健教素材走进群众、拉近群众，取得了实效，受到了国内同行和GDM 孕妇的广泛欢迎。

第二节　两个载体

2016 年，国务院明确提出将健康医疗大数据作为国家重要的基础性战略资源，"互联网＋健康医疗"的服务新模式蓬勃发展。2016 年 GDM 专科顺应潮流，基于 WHO "健康促进"与"母婴健康"的理念，结合医学模式的转型与广东实践，充分利用广东高新技术环境与先行先示机制，在国内率先创新性地开发出 GDM 孕妇管理的信息传播载体——微信公众号"柔济糖妈妈在线"健康教育平台及微信小程序"柔济糖妈妈护航舰"，实施了线上健康监测指导和线下 GDM 诊治的 GDM 全天候管理模式。

一 线上健康监测指导

（一）公众号"柔济糖妈妈在线"健康教育平台

现代社会已由以互联网为主的第四媒体时代进入以手机为视听终端、手机上网为平台的移动网络媒体新时代。从2012年开始，团队就与时俱进地建立了21个GDM孕妇专属社群，并于2016年在国内率先建设了"柔济糖妈妈在线"微信互联网平台（图4-13-4）。该平台以图文、漫画、动漫、视频、H5、互动游戏、声音FM等新媒体形式在线发布了一系列具有医防融合特色的GDM防治健康促进知识，旨在辅助与促进GDM孕妇进行自我健康管理。

公众号设置有4个板块：①互动课堂：提供GDM科普视频和PPT课件；②我的记录：设置有6个应用型APP系统，包括体重、饮食、运动、血糖监测、药物治疗和母胎监护，以方便患者在线记录和医患沟通；③在线门诊：提供挂号、缴费和验单查询功能；④每周更新的医疗咨询，包括"妊娠合并糖尿病问与答""产检那些事""学习班干货""百医百顺""糖妈妈俱乐部""文献速递"等板块，为GDM孕妇提供在线科普文章、科普健教视频课程及在线答疑。

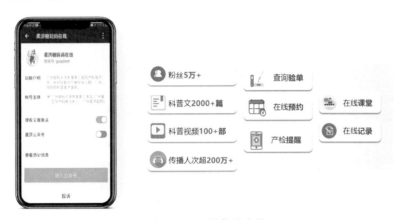

图4-13-4 微信公众号

（二）微信小程序"柔济糖妈妈护航舰"

团队在2021年开发了妊娠合并糖尿病智能管控系统平台"柔济糖妈妈护航舰"（图4-13-5），通过患者端小程序、医护端小程序和医护端电脑（PC）端三端对点，实现对管理对象病情变化的连续性考证。该系统可对数据进行采集整合和精准分析，并生成参考性评估结果反馈给医护人员，还可预设血糖预警值，从而达到智能化安全管理，实现对GDM孕妇专业化、个性化和精细化的管理。护士、医师和GDM孕妇志愿者固定每天三大餐后2 h和夜间21:30，监督GDM孕妇上传三大餐和三小餐的餐图至系统，形成自我血糖日记，并基于这些数据帮助GDM孕妇制订和修正运动和饮食治疗计划，以控制GDM孕妇的血糖水平至治疗标准，并随访至产后3~6个月。由此实现了让每一台智能手机都能成为患者就诊过程的全程陪诊医护和专属服务窗口，从而实现了"三大智慧"管理模式：智慧在线学习、智慧在线就医和智慧在线随访。

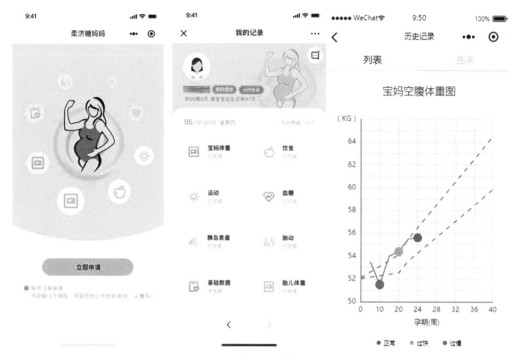

图4-13-5 小程序"柔济糖妈妈护航舰"

二 线下GDM诊治

GDM专科医师于每周一至周五上午，为GDM孕妇进行常规产检。GDM专科护士于每周三下午和周五上午开展线下"GDM健康教育门诊"（目前已发展成为"名护士工作室"），以前文提及的系列科普视频与系列科普书作为科普宣教的蓝本，进行健康教育和健康指导；每周二和周四下午则进行实操体验分享课。团队建立"体验营"的初衷是为GDM孕妇提供血糖测量、胰岛素注射和饮食搭配等实践操作平台。目前，体验营已经扩展为GDM孕妇及医护进修人员的实践操作平台，用于GDM孕妇和医护进修人员进行血糖监测和胰岛素注射技能培训，同时还强化了健康管理并规范了GDM妇女产检及母胎并发症的防治（图4-13-6）。

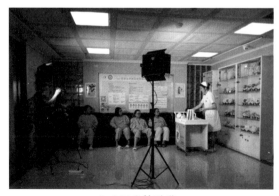

（a）医患体验营

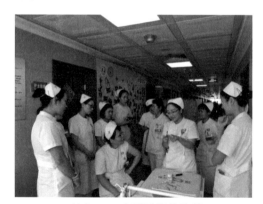

（b）GDM专科进修体验营

图4-13-6 GDM孕妇体验营

第三节　三大健康服务团队

团队所构建的 GDM 专科创新的教育模式，打破了以往的单一教育局面，使 GDM 相关知识的教育不再是只针对医护人员或者只针对 GDM 孕妇，而是同时触及两者，既提高了医护人员的专业水平，又增强了 GDM 孕妇的相关知识储备。在健康教育实施方面，该教育模式与传统的医护全权负责患者的不同之外在于，该团队还配备有志愿者团队，从而可以减轻医护人员的管理负担，并且患者与志愿者的关系相对于患者与医护人员而言更加亲近。GDM 专科的三大健康服务团队分别由专家救治团、诊疗指导硕博团和健康教育青年团构成，三者的服务人群和模式略有不同。

1. 健康教育青年团

健康教育青年团通过线上与线下结合为 GDM 孕妇进行疾病宣传教育，主要形式有线上科普、教育宣讲课、线下家庭健康公益课和 1 对 1 健康宣讲。志愿者通过线上随访和线下宣讲实现持续化的健康教育服务。

2. 诊疗指导硕博团

诊疗指导硕博团进行线下指导，并通过建立个案强化管理微信群对 GDM 孕妇加强管理。团队志愿者对 GDM 孕妇进行孕期营养指导、药物使用指导、心理健康关怀及产后康复指导，全方位地关注 GDM 孕妇的状况，助力 GDM 孕妇与宝宝健康。

3. 专家救治团

主要诊治对象为危重型患者（合并基础病的 GDM 孕产妇，或出现糖尿病急症者），专家救治团通过多学科的联合救治，改善母婴妊娠预后。

GDM 专科首创了 GDM 疾病分型及三级分级诊疗模式，分别对应 3 个健康服务团队（具体如表 2-7-1 所示和表 4-13-1 所示），实现了医疗服务的精准化，并节省了医疗资源。特别值得一提的是，借助互联网在线教育、远程会诊和随访平台的支撑，实现了 GDM 的早发现、早干预、早治疗的三级预防目标，同时降低了医疗费用并提升了预后效果。

表 4-13-1　妊娠期糖尿病孕产妇分级诊疗表

风险等级	处理原则	诊疗方式
低风险	定期孕检，就近分娩	程序随访，远程指导
一般风险	产前评估，动态随访，及时转诊	专家下点，定点帮扶
较高风险	产前监护，持续随访至分娩	专家下点，定点帮扶
高风险	病情严重，需要多学科诊治	中心转诊，多学科协作
传染病	孕期早筛查及药物治疗	中心转诊，多学科协作

第四节 四方支持

李映桃教授团队秉持"输血不如造血"的理念，在医疗单位、高等院校、政府机构和社会组织四方资源的支持下，通过对口支援、人才外派、定点进修，帮助提升基层医疗机构的医疗服务水平，并以"GDM专科医疗联盟"为基础，共建共享具有中国特色的医防融合GDM健康服务体系并广泛推广。

李映桃教授团队将科普书籍、挂图和教具等赠送给基层医院，协助医疗欠发达地区的GDM孕妇完成产前控糖和产后血糖恢复，并为二胎、三胎备孕GDM孕妇提供备孕指导和就医帮助。目前已启动的跨省的"GDM专科医疗联盟"共32家（图4-13-7），有意向加入的医院近百家，已在国内28个省市超千家医院推广，并为基层培养科普人才5000多人，建立了互联网在线教育、远程会诊和随访平台。对于医疗资源缺乏的乡村地区的GDM孕妇来说，这些措施通过互联网大大增加了GDM孕妇们获取资源支持和援助的渠道，有利于优质医疗资源的下沉，缩小城乡资源分配的差距，助力实现健康公平。该项目已使国内超千万的GDM孕妇受益，并构建了具有中国特色的防治GDM的健康服务体系，实现了广泛覆盖。

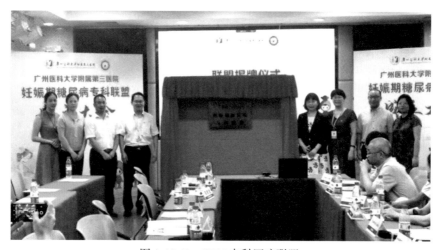

图4-13-7 GDM专科医疗联盟

另外，柔济糖妈妈俱乐部在每年12月下旬都会举办一次大型社会公益活动，参加人数超百人，内容包括专家互动、才艺表演、亲子活动、GDM孕妇及志愿者代表发言、餐单设计比赛和征文比赛获奖颁奖等，受到广州日报、学习强国等媒体的关注和报道。

柔济糖妈妈俱乐部每年均吸引超了20%的GDM孕妇成为科普健教志愿推广者。这些志愿者除了线上和线下的支持，还多次发起各种科普活动，如观影周，三本科普书籍供GDM孕妇间互相借阅的活动，以及读书体会投稿等。此外，俱乐部还吸引了超百名来自不同院校的学生加入"柔济青年服务团"。"柔济糖妈妈在线"拥有约5万粉丝，惠及超千万的孕产妇，"柔济糖妈妈俱乐部"每次活动的场景都非常温馨（图4-13-8）。李映桃教授团队形成了国内独树一帜的医防融合妊娠合并糖尿病管理文化品牌，该品牌以"六驾马车"（健康教育、饮食、运动、血糖监测、药物治疗及母胎监护）、"三部曲"（饮食和运动是基础，药物治疗是补充）、"一核心"（让GDM孕妇成为自己的健康管理者）和"一关键"（严密母体监护，适时终止妊娠）为管理流程，从"三糖"（空腹血糖、餐后血糖、糖化血红蛋白）、"两重"（孕妇体重、胎儿体重）、"两预防"（低血糖、高血糖）、"一波动"（24 h血糖波动）这几个方面实现全方位守护。看得懂、学得会、用得上的柔济糖妈妈俱乐部的科普健教文化，助力了广医三院创立的具有中国特色的"医防融合1+2+3+4 GDM防治模式"健康服务体系的建设及应用推广。

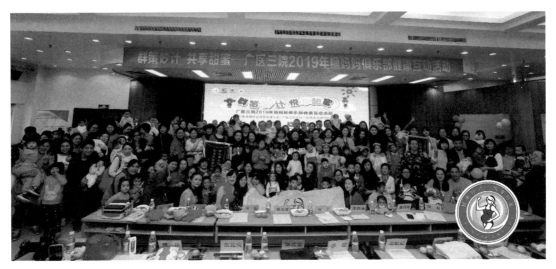

图4-13-8　柔济糖妈妈俱乐部活动

【参考文献】

[1]周丹，吴筱婷，张新宇，等．糖尿病看图对话工具研究及其在妊娠期糖尿病孕妇健康教育中的应用前景［J］．护理研究，2014，28（5）：515-517.

[2]吴伟珍，梁丽霞，李湘元，等．微信平台在妊娠期糖尿病医学营养健康教育中的应用［J］．护理实践与研究，2016，13（2）：65-67.

[3]邵颖，何更生，徐先明，等．微信平台宣教对妊娠期糖尿病患者血糖控制和妊娠结局的影响［J］．中华围产医学杂志，2018，21（10）：678-682.

[4]陈汉青，王子莲．妊娠期糖尿病健康生活方式管理［J］．中国实用妇科与产科杂志，2018，34（9）：976-979.

（李映桃　吴伟珍　白恬　梁建钟　梁伟璋　赵永朝　陈佳　王振宇）

第十四章 健康教育志愿者团队的建设及管理

第一节 医疗志愿者团队的建立

健康教育是防治妊娠期糖尿病的基础和关键已是全球共识。GDM 的防治不仅有赖于合理的饮食指导及孕期有氧运动，还离不开健康教育，且健康教育对疾病治疗起着核心作用。然而，伴随着开放三孩、高龄孕产妇的不断增加，GDM 的发病率剧增，反映出我国医疗资源相对不足，不同级别医院的医疗水平参差不齐，以及 GDM 的疾病知晓率、筛查率、治疗达标率堪忧的现状。在 GDM 发病率增长的当下，迫切需要寻求适合我国的GDM 健康教育模式。那么，志愿服务模式是否能成为我国GDM 健康教育的创新模式呢？

志愿者这一概念诞生于 14 世纪，指志愿贡献个人的时间及精力，在不为任何物质报酬的情况下，为改善社会服务、促进社会进步而提供服务的人。

医务社会工作是指在卫生健康领域，社会工作者运用社会工作价值理念与专业方法，帮助患者及家属预防、缓解和解决因疾病所导致的情绪、心理和社会问题，以提升医疗效果，促进公众健康的职业活动。

欧美国家的医务社会工作发展时间较长，目前已经形成了比较完善的医务社会工作体系。在美国，医务社会工作距今已有百年历史。在此期间，美国医务社会工作的服务对象不断扩大，服务范围不断延伸，从最初的患者，扩大至社会组织、社会群体乃至与健康相关的社会领域。同时，还出现了专业的医务社会工作机构，以及培训行业人才的协会组织。

目前，我国的医院社工组织和志愿者组织的工作内容仍限制于服务患者和承办社会科普工作等，服务的广度和深度仍然有限。糖妈妈俱乐部项目希望可以找到适合中国人群的医务社会工作内容，通过联合医师、护士、各专业大学生以及社会组织，为中国孕产妇的全孕周管理提供特色服务。

医疗志愿者服务是医务人员和患者之间的桥梁。目前，我国的医疗项目志愿服务在肿瘤科、儿科、产科等均有较好的实践案例。然而，服务内容主要集中在导诊、患者陪伴和经验分享等阶段，在现有的医疗志愿服务模式中，存在志愿者参与深度较弱、专业性程度及服务人群有限等问题。

糖妈妈俱乐部志愿者团队希望为医疗特色专科配备一支专业化的志愿者队伍，这支队伍通过专业科普、专科特色活动策划、周边产品设计等工作，将服务对象由单一的 GDM 孕妇群体扩大至母婴社会群体。

同时，在志愿服务方式方面，糖妈妈俱乐部志愿者团队希望糖妈妈俱乐部可以成为医师、护士、患者和志愿者共同交流的平台，不仅帮助患者获得更好的就医体验，提升生活质量，还帮助医师以更高的效率来救助病人。

第二节 妊娠期糖尿病志愿平台的搭建及学术基础

医疗志愿服务的搭建一定需要专科团队作为强有力的技术支撑。不同行业的人应在接受 GDM 科普健康教育知识的专业培训，并经临床实践应用考核合格后，才能被纳入 GDM 志愿服务队伍。这样既可以增加志愿者在 GDM 方面的相关专业知识，还可以让志愿者在无私奉献、互帮互助中实现个人价值，更可以满足广大孕妇们的医疗需求，最终实现志愿服务在促进社会和谐、全民健康和助人育人方面的积极作用。

广医三院这所百年老院于 1998 年成立了广州重症孕产妇救治中心。2010 年，广医三院产科成为国家临床（产科）重点建设项目单位，并于 2011 年成立广东省产科重大疾病重点实验室。2017 年，广医三院荣获"广东省产科临床质量控制中心、广东省重症孕产妇救治中心、广东省产前诊断中心"资质，成为中国妊娠期糖尿病规范化诊疗中心，并于 2020 年成为广东省科普教育基地。在上述基础上搭建的 GDM 志愿平台具备良好的医疗资源与实力，可以为 GDM 志愿者提供持续的技术支持。

2012 年，广医三院产科团队创立了 GDM 创新工作室，该工作室主要进行妊娠合并糖尿病的科普宣教、互联网微信平台"柔济糖妈妈在线"的运营，以及临床诊治妊娠合并糖尿病孕妇。此外，GDM 创新工作室还进行妊娠合并糖尿病发病机制和临床诊治相关研究，致力于研究和开发妊娠合并糖尿病科普宣教教具、监护和治疗应用型 APP 及便携式监护产品，制作多媒体视频，升级改造微信平台"柔济糖妈妈在线"。GDM 创新工作室采用三位一体的组织架构，由多媒体制作平台工作室/出版社、信息技术有限公司和临床医院（包含实验室）三部分构成，为志愿服务搭建了良好的互联网平台和学术平台（图 4-14-1）。

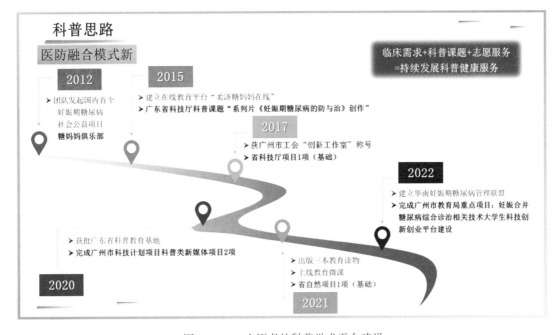

图 4-14-1 志愿者的科普学术平台建设

第三节 志愿者团队的人员构成及文化品牌构建

2012年5月，产科三区青年文明号号长吴伟珍和李映桃教授牵头创建了"GDM专科保健工作室"。该工作室秉承广医三院"柔心济世，尚道精医"的文化精神核心，结合自身科室特色，发展出"群策妙计，悦享甜蜜，做母婴守护天使，传递甜蜜健康情怀"的科室文化理念。2016年，该工作室建设成为广州市青年文明号，并通过持续不断的建设，于2022年成为广东省青年文明号（图4-14-2）。此外，GDM专科保健工作室还于2020年荣获广州市工会颁发的"广州市劳模和工匠人才创新工作室"称号，同时获得了广东省共青团"益苗计划"省级示范项目的荣誉，以及在第二届全国健康行业青年志愿服务项目大赛中荣获铜奖。

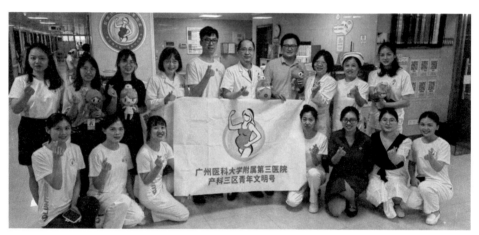

图4-14-2 青年文明号号手们

志愿者团队由专业团队和协助团队构成。专业团队包括产科医师、GDM专科护士、营养师、内分泌医师及专科进修医师、护士等。专业团队能够提供智慧型和知识型志愿服务，其中GDM专科护士承担健康教育的主要责任，并积极协调其他团队成员共治共管。协助团队包括以下两部分：①GDM孕妇。她们通过参与、体验、管理、教育以及服务整个孕产期，形成了专业的服务能力，并经工作室培训考核后被挑选出来；②摄影美工人员、后期制作团队及各种专业的大学生、研究生志愿者（柔济青年团），他们使用自身技能解决特定的技术难题，以提供高品质的志愿服务。

第四节 志愿服务的开展

李映桃教授带领的志愿者团队经过10年的摸索，开展了七大志愿爱心活动，部分活动场景见图4-14-3和图4-14-4。

1. 爱心"孕期指导"——免费"指导"

10年来，志愿者团队通过微信群管理的妊娠合并糖尿病患者超万人。志愿者利用业余时间进行24 h全天候在线答疑，并贴心开展心理疏导等志愿服务，以满足GDM孕妇全周期全时段的个性化需求。

线上答疑的志愿者由专业人士和有经验的GDM孕妇构成，对GDM孕妇控糖过程中饮食、运动、血糖监测、胰岛素使用以及其他孕产期各类问题提供个体化指导和帮助。

心理疏导指在GDM孕妇面临控糖效果不理想导致的焦虑、对胰岛素药物依赖的恐惧、对分娩过程未知的迷茫以及产后忙乱劳累引发的抑郁情绪时，及时为她们提供心理疏导，并用成功的经验激励她们，引导GDM孕妇正确面对困难，走出困境。

2. 爱心"科普团"——免费"创作"

医学是一门既需要学习理论知识，又需要掌握实践技能的学科。而医师是医学知识的天然传播者。对于医学生，尤其是医学研究生而言，参加医学科普实践不仅可以丰富其理论与实践知识，对临床学习与医疗服务也大有裨益。此外，这一过程还可以让他们深入感受作为医者需拥有的严谨、务实、认真等作风。通过结合多种力量，他们在做好行医这一医疗本职工作的同时也能做有温度、有意义的医学科普。糖尿病专科护士志愿者、GDM孕妇志愿者和大学生志愿者合作，不仅创作了以图文、漫画、动漫、视频、H5、互动游戏、声音FM等新媒体形式呈现的GDM系列健康知识科普内容，还设计了GDM专业知识的健康教育课程，并通过这些丰富多样的形式增强了公众对GDM的了解，从而辅助GDM创新工作室对GDM孕妇的健康管理。志愿者在提高自身能力的同时，其创作的科普内容也因真实、贴合GDM孕妇人群特点而获得广泛的传播与认同。

3. 爱心"专线"——免费"在线"

2015年，GDM创新工作室在国内率先建设了"柔济糖妈妈在线"公众号健康教育随访平台，包括以下4个板块：①互动课堂：提供GDM科普视频和PPT课件；②我的记录：设置有6个应用型APP，方便在线记录和医患沟通；③在线门诊：提供挂号、缴费和验单查询功能；④每周更新的医疗资讯。相关视频和漫画已免费在线播放，点击率超过1000万人次。"柔济糖妈妈在线"平台连续3年荣获广医三院微信公众号优秀运营奖，粉丝近5万。

4. 爱心"血糖仪"——免费"租借"

广医三院的志愿服务大队联合血糖仪生产厂家，对贫困的GDM孕妇开展免费租借血糖仪服务，以帮助GDM孕妇解决生活困难，并教会其正确的使用方法。

5. 爱心"健康操"——免费"带操"

由进修专科护士或临床实习医护，每天在病区带领住院GDM孕妇分别在中餐和晚餐后练习糖尿病保健操，并指导GDM孕妇安全运动。健康操的视频内容在"柔济糖妈妈在线"公众号平台及腾讯等多家主流视频媒体平台均可免费下载。

6. 爱心"体验营"——免费"实操"

爱心"体验营"提供免费学习的微量血糖仪规范操作和胰岛素安全注射规范操作。每周二、周四下午，妊娠期需注射胰岛素的GDM孕妇志愿者会示范测血糖和注射胰岛素的规范操作并分享体会，以指导新手GDM孕妇"入行"。

7. 爱心"分娩旅行"——免费"体验"

免费"体验"包括免费参观及体验自然分娩。志愿团队的助产士每周安排一次学习分娩舞蹈、拉玛泽呼吸法镇痛分娩和分娩配合等的课程，并带领参与课程的GDM孕妇参观产房，体验分娩活动。

8. 爱心"GDM专科联盟学术沙龙"——免费"学习"

让每个GDM孕妇学会自我管理，并达到自我管理目标，无疑需要医护人员花费大量的时间和精力去做好健康教育。然而，在基层医院中普遍存在以下问题：①医护人员对健康教育知识的掌握不够全面；②健康教育技能不足；③健康教育资源不够丰富；④对疑难危重糖尿病的早期辨识能力不足。2021年，由广医三院产科牵头，与来自河南、陕西、贵州、云南、江西、四川、山东等省以及省内其他地区的29家医疗机构共同成立了"GDM专科联盟"。该联盟旨在通过业务协作、人才培养、资源共享等方式，促进基层GDM专科的发展与服务能力的提升，共同推动我国GDM的规范化诊治。联盟自成立以来，坚持每周一晚19：00—20：00，通过同一腾讯会议号，邀请糖尿病相关各学科的专家开展"妊娠合并糖尿病疑难危重病例分析及多学科管理"的专题讲座，并设置联盟单位疑难危重病例分享环节，邀请多学科专家进行点评。每年累计举办约42期，每期上线参与者均超过200人。

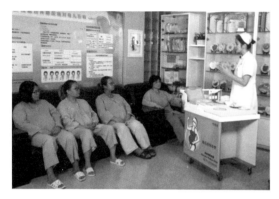

（a）体验营

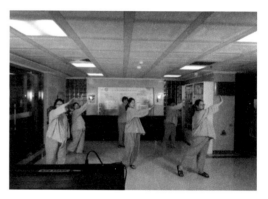

（b）健身操

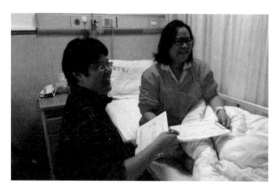

（c）GDM孕妇志愿者下病房科普

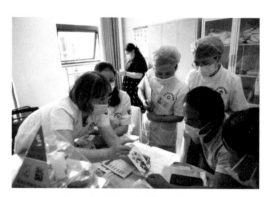

（d）基层医院门诊健康指导

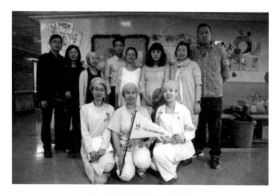

（e）分娩旅行团开团

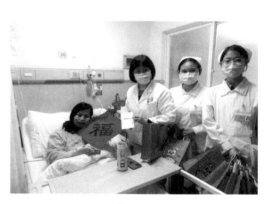

（f）节日送温暖

图4-14-3　志愿活动的开展方式之一

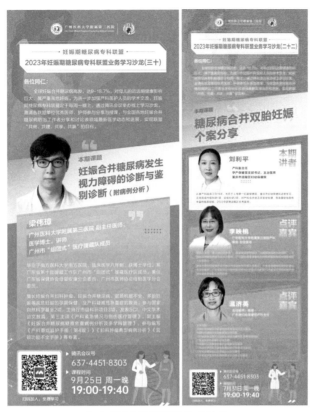

（a）GDM专科联盟学术沙龙

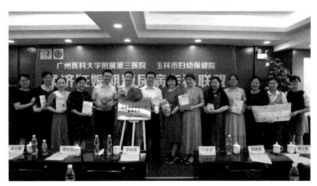

（b）联盟基层医院赠书和科普健教工具

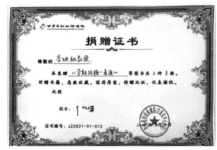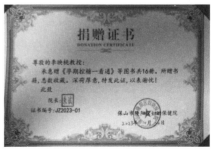

（c）甘肃省妇幼保健院捐赠证书 （d）云南保山市隆阳区妇幼保健院捐赠证书

图4-14-4 志愿活动的开展方式之二

此外，志愿者团队还在病房实施了多项便民利民举措，其中尤为亮眼的是病房里随处可见的各种宣传橱窗、教具、扫描听书二维码的标识、低血糖救助箱、日常生活便利用具箱等，以及自助食物贩卖机等，这些措施让孕妇多了一些如家般温馨的感觉。

李映桃教授带领的志愿者团队，通过提供以上精心、精准、精细的服务，打造了常态化、实效化、品质化、柔性化、专业化的志愿服务品牌，成效卓著，切实解决了人民群众的需求与医疗资源供需不平衡、不充足的矛盾。在志愿服务的过程中，GDM 孕妇们的主人翁意识得到了充分激发，从而培育孵化并逐渐壮大了 GDM 孕妇志愿者组织。以常态化的志愿服务活动为引领，志愿者们主动参与到 GDM 孕妇的饮食指导、运动管理和血糖自我监测督导中，逐渐形成一个和谐有序、富有活力的 GDM 孕妇志愿服务微生态，最终实现了医防融合 GDM 管理的普及化和日常在线服务。

第五节　志愿服务成果

李映桃教授团队历经 10 年的志愿服务实践，取得了显著成效，这些成效具体体现在以下几个方面。

1. 服务能力扩大

因为志愿者的加入，广医三院服务的 GDM 患者人数从 2013 年的 571 人增至 2023 年的 2914 人。志愿者模式在现有医疗资源不足的情况下，减轻了医疗压力，扩大了医疗服务能力，促进了医患和谐。产三区（GDM 专区）科室宣传墙实行全天候、全年 365 天的科普宣教，每日中餐和晚餐后，GDM 孕妇健康操准时上演，这两大亮点已成为一道靓丽的科普推广风景线。截至目前，广医三院通过线上与线下相结合的方式，为超过十万名 GDM 孕妇提供了服务。

2. GDM 孕妇志愿者获益

从个人层面而言，GDM 孕妇们参与自我管理，不仅实现了个人知识水平的提高，还获得了良好的妊娠结局（巨大儿发生率从 2013 年的 11.3% 下降至 2023 年的 3.7%，新生儿低血糖发生率从 16.2% 下降到 4.3%）。此外，在帮助他人的过程中，GDM 孕妇志愿者还实现了个人价值。个人、家庭和社会三方均受益，为"健康中国 2030 规划纲要"的落实提供了有力支持。

3. 志愿团队人才培养平台形成

青年人才在志愿服务的过程中不断总结经验，以教促学，不断钻研，显著提升了科教研能力。李映桃教授带领的志愿者团队取得了一定业绩：已出版专著 10 部，获批国家专利 11 项，其中 5 项专利已进行临床转化并投入使用；同时，还拥有国家级、省级和市级课题 30 项，广东省卫生健康适宜技术推广项目 19 项。此外，团队还孵化了研究妊娠合并糖尿病的"多媒体/出版社—互联网—临床医院孵化器"一体化人才培养平台。"GDM 专科"也成为了广州医科大学首批大学生劳动实践基地，保障了青年志愿人才的成长。

4. 品牌效应初步建立

GDM 专科建设持续稳步发展，"广东省临床营养专科护士培训基地""广东省科普教育基地"先后落户科室。此外，GDM 专科还荣获了多项殊荣，包括"广州市青年文明号标兵""广州市劳模和工匠人才创新工作室""广东省优秀护理集体""全国医疗服务创新先锋""2020 年益苗计划广东省示范项目""2022 年广东省青年文明号"等。广医三院本身也在志愿服务模式下形成品牌效应，获得良好的口碑。10年来，GDM创新工作室下基层培养及招收来自全国各地的GDM专科进修的医护人员共1518人，还接待了超万名医疗同行前来参观交流。自2019年起，GDM创新工作室已举办6期国家级继续教育项目，包括"GDM三级预防"和"掌控GDM"，并创新性构建了以理论结合实操、多学科医护一起分模块进行培训的独特教学模式，该模式在国内广受好评，吸引了超过60万人次的在线学习点击量。李映桃教授带领的志愿者团队还以青年文明号"GDM三级预防基层行"活动项目为抓手，以广东省适宜技术推广项目"掌控GDM"为主导，组织讲师团对包括韶关、潮州等地在内的超百家不同级别的医院进行培训。随后，志愿者团队又在广西南宁、贺州、山东青岛、济南、陕西渭南、贵州贵阳、毕节等地开展培训，十年来为近千家医院培养科普推广人才超5000人。

2023年6月15日，广医三院GDM专科作为广东省青年文明号典范，接受广州市各行各业青年文明号团队的参观，并向广州市青年文明号代表团成员宣传GDM专科特色的妇幼志愿服务方式与内容（图4-14-5）。

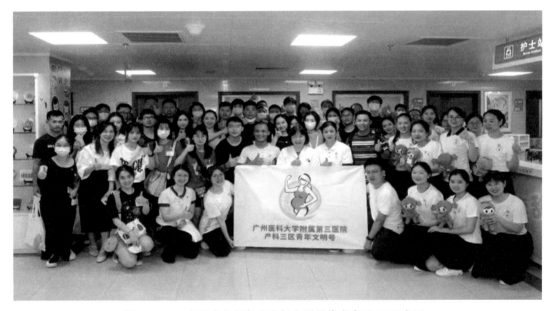

图4-14-5　广州市各行各业青年文明号代表参观GDM专区

第六节　柔济青年团

柔济青年团由广东省高校的本科和硕士学历的青年学子组成，成员们的专业主要有临床医学、护理学、公共卫生管理和新闻传播等。核心团队成员共14人，其中硕士生10人，本科生4人，且团队成员均有志愿服务与公益活动经历。柔济青年团主要致力于GDM公益与早产流产的防治工作，还参与GDM防治相关的课题设计、数据收集、论文发表、创新杯大赛及社会公益项目等。目前已累计招募青年志愿者共89人。柔济青年团有自己设计的志愿服、IP形象、规范、组织架构、工作内容和招新要求。柔济青年团开展的部分志愿活动场景，见图4-14-6。

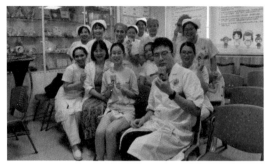

（a）志愿者骨干参与科室培训

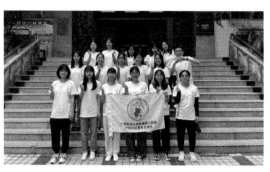

（b）志愿者骨干活动出发前

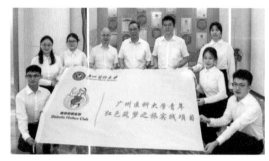

（c）钟南山院士关注志愿团

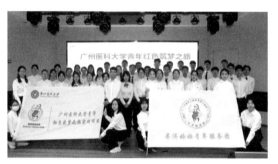

（d）青年团参与"众创杯"大赛

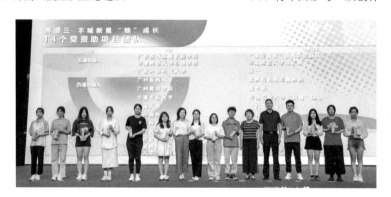

（e）青年团荣获羊城"她"公益项目

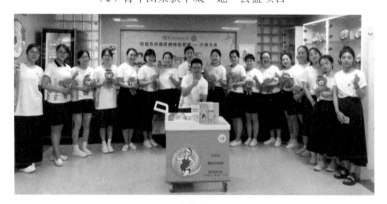

（f）柔济青年团活动

图4-14-6 柔济青年团的志愿活动节选

一 柔济青年团的发展历程

2019 年，柔济青年团志愿者团队注册成为志愿服务队，同时开始招募大学生志愿者，该团队的主要工作内容为妊娠期糖尿病科普书籍的图片拍摄和整理工作。

2020 年，柔济青年团志愿者团队获得校级科技创新项目的支持，并获得"广东省益苗计划省级示范项目"称号。在此基础上，项目团队开始扩充规模，建立不同部门，分管公众号、视频号以及活动策划等不同方向的工作。

2021 年，柔济青年团接受了广东省志愿文化工作室的专访，该专访以《守护"糖妈妈"》为主题，这也是糖妈妈俱乐部大学生团队首次出现在大众视野。

在 2022 至 2023 年间，糖妈妈俱乐部获得 2 项国家级大学生创新创业训练计划项目资助，同时开始在广州市高校招募志愿者，并获得羊城"她"公益创投项目资助，还获批成为广州医科大学大学生劳动实践教育基地。这一系列成就标志着糖妈妈俱乐部志愿者项目开始向专业化发展。

二 柔济青年团的培养目标

柔济青年团志愿者团队的培养目标是希望大学生志愿者可以将志愿服务与自身所学专业相结合，用专业知识去解决志愿服务中所遇到的相关问题，以培养志愿者发现问题和解决问题的能力。大学生志愿者的培养是一个周期性的过程，希望志愿者通过在糖妈妈俱乐部平台的服务实践，建立起医防融合的长远意识。

三 柔济青年团的招新入团要求

柔济青年团的招新对象从最初的广州医科大学在校本科生，逐渐扩大至广州市所有相关高校的学生，同时吸纳有志愿服务意愿的研究生加入项目团队。糖妈妈俱乐部希望通过构建多学科、多年级的志愿者团队，实现项目团队的多元化发展。

医疗学科具有多学科交叉的特点，根据科室的特色和资源优势，可以吸纳其他专业的同学进行合作，开辟志愿服务的新领域。糖妈妈俱乐部项目在中期与暨南大学新闻传播学院的学子进行合作，通过对 GDM 孕妇进行专访，并将相关稿件投放到专业的媒体平台和公众平台，让更多群体了解 GDM 孕妇这一特殊人群以及 GDM 孕妇在生活中所遇到的难题。这些专访作品在各大平台均取得了不错的反响。招新入团的要求包括以下几项。

①熟悉新媒体平台的使用和运营，例如小红书、B 站、抖音等；

②具备良好的文案撰写和编辑能力，能够撰写符合新媒体传播的文案；

③熟练掌握图片处理和视频制作软件，例如 PS、PR 等，能够对图片和视频进行编辑和制作；

④具有良好的创意思维和审美能力，能够根据新媒体传播需求设计合适的视觉效果，如科普文章的设计、科普漫画的创作、科普视频的制作等；

⑤有一定的数据分析能力，能够通过数据分析了解新媒体的传播效果和用户需求；

⑥具有良好的沟通能力和团队合作能力，能够与团队成员一起完成新媒体运营任务。

四 柔济青年团的制度建设

志愿者组织的长期维持是志愿者团队在建立初期要考虑的核心问题之一。目前的志愿者组织制度支持高校志愿者团队的建立，并允许其挂靠在高校和附属医院志愿者组织。志愿者组织内部的制度建设也是至关重要的，相关制度应涉及志愿者的选拔、考核、初期培养，以及管理部门的更替等内容。志愿者团队需要从以"一个人"为核心的管理模式，转向部门管理的模式，这也是目前很多高校志愿者组织面临的问题。

（一）志愿活动资金

志愿者团队的建立，需要来自社会和高校的支持。学校的支持主要为大学生创新创业训练计划项目，社会支持主要为各地区针对志愿服务项目的专项资金。同时，注册社会组织的项目团队也可以通过参加公益投资项目获得相关资助资金。柔济青年团的资金来源为科研资金和省市公益项目资金。

志愿组织想要长久发展就需要建立完善的资金管理制度。由于资金管理的专业性，最好应安排专门负责资金管理的同学来管理相关内容。在公益投资项目中，资金的管理需要做到每月及每季度的量表制作与提交，同时对于发票、支付材料、物资管理等财务内容要做到精细化管理。柔济青年团的资金由实践部进行管理。

（二）志愿活动福利

（1）提供丰厚的志愿时数。

（2）志愿服务队员可利用公众号相关资源参加科普比赛，但需要在工作群报备参赛相关内容（如果在相关网站和平台关注到健康科普和志愿服务相关大赛，需将比赛信息转发至志愿者大群）。

（3）对于参赛获奖的同学，按照比赛成绩颁发志愿服务时长。

（4）相关比赛所获奖金会用于支持科技创新和线下志愿服务等相关工作。

（5）提供了解科研的机会，给予立项支持，这些支持包括但不限于提供往届成功立项申报书、商业计划书及证明材料等相关资料。

柔济青年团的志愿活动福利由i志愿部负责管理。

（三）换届制度

部门负责人实行一年更换制。对于因实习及毕业安排而无法胜任工作的成员，给予志愿时清算与相应补贴。

（四）工作平台

通过利用互联网传媒，寻找适合自身的宣传主阵地，以提升妇幼服务的持续性。目前，各类传媒平台为医师的科普工作提供了诸多便利。然而，如何利用好这些不同互联网传媒平台的优势，以更好地为大众传播健康知识和理念，是需要深入思考的问题。糖妈妈俱乐部从创办之初就以微信公众号为主要的网络宣传阵地，通过科普文章、视频以及互动小游戏，为GDM孕妇科普妊娠期营养、药物使用和紧急情况处理等相关知识。

随着两孩、三孩政策的逐渐放开，高龄孕妇数量增加，妊娠的相关风险也随之增加。

目前的研究表明，妊娠期糖尿病和妊娠期高血压等疾病将会对孕妇及其子女的长期健康造成深远影响。同时，首次妊娠发生的不良事件，也会增加后续妊娠的相关风险。在未来，产科将会逐渐从只关注妊娠期疾病，转变为关注妊娠对女性的长期影响。伴随着疾病预防工作的深入开展，对医疗工作起着辅助作用的医务社会工作也需要考虑更多的疾病预防工作。糖妈妈俱乐部在近几年也更多地关注于妊娠期糖尿病高危人群的预防工作，通过健康科普让更多的孕妇了解妊娠期糖尿病，对高危人群进行健康宣教，以预防妊娠期不良结局的发生。

五　柔济青年团的组织架构和工作内容

柔济青年团包括编辑部、新媒体部、综合部、实践部和i志愿部，每半年到一年进行招新。

（一）编辑部

编辑部是柔济青年团中重要的一环，致力于提供优质的图文健康科普内容。这些科普内容主要通过公众号等渠道进行传播，为妇婴健康保驾护航。编辑部的工作内容包括以下几项。

（1）内容策划。根据公众号的定位和目标受众，策划和制订内容主题、形式和发布计划。

（2）素材收集与整理。通过各种渠道收集与主题相关的素材，整理成适合编辑的格式。

（3）文章撰写与编辑。根据策划内容，撰写原创文章或对已有素材进行编辑、整理，确保文章质量。

（4）图片编辑与设计。根据文章内容和公众号风格，选择或制作合适的图片、图表、表情包等元素，对文章进行美化。

（5）排版与发布。运用公众号编辑器对文章进行排版，确保版式美观、易读，并在规定时间内交给编辑部主任审核，然后上传至"柔济糖妈妈在线"公众平台。

（6）数据分析与优化。定期分析公众号文章的阅读量、点赞数和转发量等数据，了解用户喜好，优化内容策划和编辑工作。

（7）团队协作与沟通。与其他部门（如新媒体部、综合部等）保持密切沟通，共同推进公众号的运营和发展。

（二）新媒体部

新媒体部负责新媒体内容的创作、编辑、发布和推广，包括但不限于社交媒体和官方网站等平台，旨在扩大科普影响力，并吸引更多目标群体关注妇女健康。该部门需要熟悉各种新媒体工具和平台，具备良好的创意和表达能力，以及高度的责任心和执行力。新媒体部的具体工作内容包括以下几项。

（1）负责新媒体平台的日常运营和维护，包括内容策划、编辑、发布和推广。

（2）制定新媒体运营策略，旨在增加粉丝数量和提高粉丝活跃度。

（3）及时回复后台留言，对于高频率的健康咨询和相关问题，及时反馈。

（4）定期进行数据分析，评估新媒体运营效果，并提出优化建议。

（5）拍摄、剪辑和制作视频，包括活动记录、宣传推广和教育培训等。

（6）设计和制作图文，包括海报、宣传册、名片等。

（7）与其他部门协作，完成联合推广和活动策划等工作。

（三）综合部

（1）参与柔济青年团各类活动的策划，包括活动时间、地点、内容和预算等，同时考查活动的可行性并进行风险控制等。书写活动方案，分配活动的具体安排及日程。

（2）协调活动参与人员的工作，包括活动主持人和志愿者等，确保活动顺利进行。

（3）跟进活动进展，及时处理活动中出现的问题，确保活动能够按照计划顺利进行。

（四）实践部

（1）物资采购和管理。根据活动计划和预算，负责采购和管理活动所需的物资和设备，包括志愿服和科普文创等，确保其安全和妥善保管。

（2）财务统计。记录每次活动的财务交易明细，为综合部提供财务数据和分析结果，做出财务决策。

（3）负责各项活动文书工作的整理与收集，包括资料整理、签到表制作和财务报销表制作等。

（五）i志愿部

统计每月各部门同学的服务时长，并发放志愿时数。

【参考文献】

［1］谭建光.论青年志愿服务的"双功能"：助人与育人［J］.中国青年社会科学，2020，39（2）：80-87.

［2］娜仁其木格，李冬梅，米林香，等.中国妊娠期糖尿病患病率的Meta分析［J］.中国循证医学杂志，2018，18（3）：280-285.

［3］谭建光."志愿工匠"及其价值分析［J］.社会治理，2019（5）：30-39.

［4］谭建光.中国青年志愿服务发展的十大关系［J］.青年发展论坛，2020（1）：42-50.

［5］李雅倪，朱思雨，吴慧婷，等.医学生志愿团队介入社区老龄人口慢性病管理研究［J］.管理观察，2020（24）：170-172.

［6］张秋青，夏悫婧，张菊，等.临床护士参与医院志愿者服务的实践与探索［J］.当代护士，2020，27（27）：182-183.

（郑暄 李映桃 赵永朝 吴伟珍 叶婷 王艳 黎思颖）

第十五章

妊娠期糖尿病健康教育模式的创新

妊娠期糖尿病健康教育的模式主张个体化健康教育，针对不同孕妇的心理状态、教育程度和病情分级等，提供具体化和个性化的心理和临床治疗指导，从而达到个体化治疗的目的。健康教育的核心是由最初的说教式教育模式转变为以需求为基础的糖尿病自我管理式教育（self-management education，SME）模式，让患者作为自己的健康管理专家，主动参与制订疾病管理计划。医务人员所承担的责任是提供信息、激励、支持和帮助患者改变不良的生活方式，从而实现控制血糖的目标。

第一节　妊娠期糖尿病健康教育的管理模式

一　知信行模式管理

知信行（knowledge-attitude-practice，KAP）模式是指知识—信念—行为模式，其作为一种综合性自我管理模式，在糖尿病患者的管理中越来越受到重视。通过对患者进行教育，旨在提高其对糖尿病相关知识的认知度和控制血糖的积极性，进而使其掌握正确的自我管理方法，实现高效的自我行为管理，最终达到控制血糖稳定、减少糖尿病并发症的目的。目前主要采用糖尿病知信行量表来评价知信行管理模式的效果，该量表包括糖尿病知识量表、糖尿病态度量表以及糖尿病自我管理行为量表。国际上尚无统一的评价量表，各个版本之间存在一定差异。

Chapman-N Karen 等通过对社区糖尿病患者的研究发现，在知信行管理模式指导下的教育干预可以有效改善患者预后。这一管理模式同样适用于 GDM 患者的血糖管理。GDM 属于一种慢性疾病，对血糖的管理需要贯穿于整个妊娠期乃至产后 6~12 个月，甚至终身。因此，对血糖的控制不仅需要进行饮食、运动、药物的干预，也需要进行心理干预。通过知信行管理模式对 GDM 妇女进行健康教育，促使其掌握医学营养、运动控糖、体重管理、血糖监测和胰岛素注射等多方面的 GDM 相关知识，有利于帮助 GDM 妇女树立信心，使其积极参与到 GDM 管理中来。医患双方共同管理，从而达到控制孕妇血糖、降低母胎围产期及远期并发症的目的。

二　我国 GDM 患者知信行管理的应用及评价

一方面，糖尿病知信行量表主要针对非孕期糖尿病患者；另一方面，受文化差异、饮食结构等因素影响，欧美等国家和地区的评价量表中的某些问题选项并不适用于我国

GDM 妇女。因此，我国慢性非传染性疾病预防控制中心采用德尔菲法和预试验方法研制出具有我国人群社会文化适应性、性能良好的糖尿病患者自我管理知识、态度、行为量表和简化量表，将"知信行"三要素综合于一份量表中。而目前该量表尚未发布大样本人群数据，有待证实。国内多个学者通过自制问卷调查的形式研究发现：① GDM 妇女对糖尿病防治的态度较好，但对 GDM 相关知识的认知和行为实践上有所欠缺；② GDM 妇女对孕期营养普遍重视，但是营养专业知识欠缺、营养行为尚待提高；③营养教育可以改善 GDM 妇女对于 GDM 的认识、态度、自我管理行为和血糖状况；④与接受教育前对比，接受教育后 GDM 妇女对于 GDM 的认知、防治态度以及自我管理行为得到明显改善，由此表明 GDM 妇女的知信行现状有较大提升空间。

虽然目前尚缺乏对全国大数据样本的研究，且各个医院数据有限，采用量表不统一，尚不能反映我国 GDM 妇女整体的知信行现状，但由以上研究可以看出，无论是结合实际条件采用自制的知信行量表，或是采用糖尿病知信行量表，所得的调查结果均表明 GDM 妇女对疾病的防治有一定的积极性，但对疾病相关知识的认知以及自我管理行为尚有不足。有学者研究发现，知识、态度、行为存在着正相关性，而通过健康教育，可以显著改善 GDM 妇女自我管理的知识、态度、行为的现状。

第二节　国内妊娠期糖尿病健康教育模式

GDM 健康教育的教学模式较多，传统形式包括医患双方一对一个体教育、小组教育、大讲堂、报刊资讯等。目前国内主要采用的 GDM 健康教育教学手段包括以下 5 种。

（一）看图对话（conversation maps，CP）模式

2005 年，加拿大糖尿病协会首次推出了糖尿病看图对话工具（diabetes conversation map tool，DCMT）对 GDM 妇女进行指导治疗，并于 2007 年在欧美国家进行推广。

2009 年，中国正式引入了看图对话模式来进行糖尿病的治疗与教育。该模式通过看图对话工具，使患者能够对自身疾病有更为清晰的认识。CP 模式也是我国使用较早的帮助糖尿病患者改变生活方式，提升自我管理能力的教学模式。CP 模式相比于传统课堂模式更具有趣味性和丰富性，这种教育模式得到了中国糖尿病协会的认可，并被运用于医院、社区、健康护理中心和健康教育等机构。CP 模式也成为了中国糖尿病健康教育的基础形式。

（二）PBL（problem based learning）模式

PBL 教育模式相较于我国传统的医护人员单向式的宣教模式，最大的不同在于 PBL 教育模式将患者从教育中接受灌输的一方，转变为提出问题的一方和解决问题的一方，从而提高患者的参与度。患者通过主动查阅疾病相关资料，能够对自己的疾病有更加深刻的认识，从而提升患者在治疗时的依从性和积极性。

PBL 教育模式是以患者在日常生活中的常见问题为核心，以病例为主体，通过提出问题—查找资料—分组讨论—医师总结等环节，强化患者对知识的理解和应用。患者为了解决问题需要查阅相关资料，并归纳、整理所学的知识与技能，从而起到辅助治疗的作用。

同时，医师与护士也不再是唯一的知识来源，而是知识建构的促进者、学科专家和信息的咨询者。

其次，PBL 教学模式为患者营造了一个轻松、主动的氛围，使其能够自主地、积极地畅所欲言，在充分表达自己观点的同时也可以十分容易地获得来自其他患者和医师的信息与帮助。除此之外，PBL 教学模式还可使患者将有关的问题尽可能多地当场暴露，从而在讨论中加深其对正确治疗方法的理解。同时，患者还可以不断发现新问题、解答新问题，这不仅可使学习过程缩短，还能使患者的印象更加深刻，学习效果更好。

（三）健康俱乐部模式

健康俱乐部模式是我国现阶段应用较多的健康教育模式之一，常见于社区医院等基层卫生机构。健康俱乐部的核心团队由产科医师、营养师、相关学科医师、教育护士等组成，通过专题讲座、小组讨论、互动游戏等形式多样的活动，向患者传授包含妊娠期疾病的概念、病因、饮食治疗、运动治疗和药物治疗等相关知识。健康俱乐部作为一种形式多样的主流健康教育模式，一直被我国医疗机构所使用，并不断吸纳新的内容以进行优化和改进。

在健康教育俱乐部中，患者不仅可以得到专业医护人员的相关指导，还可以与其他患者进行经验交流，在治疗时获得更多的安全感，从而能提高患者治疗时的依从性，降低患者的焦虑感。随着移动通信工具的普及，线上科普教育活动的开展可以帮助患者随时随地地了解相关知识，双向的沟通交流使文化程度不同的患者都能够有效掌握相关知识。

（四）基于一日门诊的综合教育模式

一日教育门诊作为一种新型的教育模式，目前被广泛应用于 GDM 的相关教育。一日门诊由糖尿病专科护士主导，产科及内分泌科医师、营养师等参与，专为 GDM 妇女设定。一日门诊要求医护人员在一日内面对面地向患者及其家属传授 GDM 基本知识、饮食控制、药物治疗、运动疗法和血糖监测等健康教育内容，使孕妇能够在一日内学习与感受 GDM 管理的基本内容。结合现场反馈，可以提高患者对疾病的知晓率和自我管理能力，有助于帮助 GDM 孕妇有效地控制血糖水平、消除不良情绪，从而提升其治疗依从性。同时，也有助于孕妇定期规律产检，从而改善母婴妊娠结局。在一日门诊结束之后，医护人员可以通过微信等社交平台，建立医—护—患管理群，以对患者进行跟踪随访，了解孕妇血糖管理情况，并及时解决孕妇的相关问题。对于低血糖等紧急情况，可以做到早期干预并指导患者就医治疗，以降低并发症的发生概率。虽然一日门诊教育模式能为患者提供直接与医务人员沟通的渠道，但参加门诊教育课程的孕妇通常较多，医务人员很难做到个性化指导，而且患者的依从性没有得到充分的调动。

（五）基于新媒体的互联网健康教育模式

以远程医疗为媒介的健康教育模式，即在传统门诊教育模式的基础上结合电话、QQ、微信等方式进行随访教育，是一种基于大数据的远程监护诊断技术和基于深度学习的远程智能辅助诊疗的新型孕期管理模式。该模式可以突破时间和空间的限制，在一定程度上能提高 GDM 妇女的依从性，并在实际操作中产生了良好的效果。孕妇获取妊娠合并糖尿病相关知识的渠道是多样化的，而手机、互联网的普及也为医务工作者进行相关健康教育和管理提供了更多的选择。很多医院运用手机以图片、文字、声音、视频等形式将健康宣教信息传递给患者，同时医护人员通过手机可以方便及时地与患者进行实时的沟通和跟进。

2016年，国务院明确提出将健康医疗大数据作为国家重要的基础性战略资源，"互联网＋健康医疗"的服务新模式蓬勃发展。受限于当地医疗条件及缺乏受过训练的医务人员，偏远地区医学实践和公共卫生知识的推广和发展进程缓慢。然而，大数据共享使在资源有限的情况下进行协作与合作成为可能，这有利于促进全球医学的快速进步并有望成为未来的主流。

1. 微信模式

微信是目前使用广泛的一种网络沟通方式，在对GDM妇女的管理上有着良好的应用基础。通过建立GDM微信公众号，组建GDM管理医护患三方的微信群，从微信平台向所有患者详细介绍孕产保健相关知识，并讲解GDM疾病的危害及具体诊治方案，可使所有患者对GDM有一定程度的认识，从而消除患者的恐惧、紧张心理，进而提高患者的处理积极性、干预依从性和管理的规范性。健康教育内容包括自我血糖监测、饮食控制、合理运动方式和方法的指导、低血糖与高血糖的管理，胰岛素的选择、使用方法及剂量调整与减轻负面情绪的方式方法。微信群有利于患者对面对面专科指导时的不解之处进行进一步的咨询，以及患者间的相互经验交流。应用微信平台进行干预有以下优势：①通过发送图片、文字、音频及视频等形式的科普知识，医护人员传递的信息更明确，患者的学习积极性也随之提高，从而加强了孕期的健康管理。此外，这种模式的宣传效果大于传统媒介；②使患者与医护人员之间的沟通更直接、更具有实时性。对于患者的疑问，医护人员能够在微信群中及时回复，尤其是对于饮食与运动、血糖波动等实时变化的问题；③通过在微信群中对患者相关信息的实时管理，使患者的自我重视意识加强，对医护人员的信任度也有所提升。基于微信平台的管理模式能有效提高患者的回访率，便于个案追踪。在临床结局的回访中，利用微信回访患者的情况比传统方法更省时省力。然而，这种管理模式也存在着弊端，例如对于文化水平较低、网络无法覆盖的地区以及不会上网的病人来说作用有限。

2. APP模式

健康教育类APP作为我国新出现的健康教育工具，其主要作用在于帮助患者对自己的各项指标进行及时的记录，并通过大数据分析帮助患者对自己的身体情况有更好的了解。同时，APP与医疗机构合作，实时24 h在线督导患者并提供治疗意见，获得了良好的健康教育效果。目前，有关GDM预防和管理的手机APP研究不多，但此类APP也是一种新的医疗管理模式。现有研究显示，手机APP可以提醒患者及时监测血糖，并可用于每日医护患之间的沟通和反馈，对患者自我血糖监测及生活方式干预进行个性化指导，以增强GDM孕妇的自我管理能力，尤其在血糖管理方面可节省时间和成本，共同提高医疗效果。

微信平台及APP模式可以整合多种教育模式，通过利用移动终端，针对不同情况的患者，使用不同的教育方法，以达到个体化教育的目的。相比于单一的教育模式，个体化教育能够帮助患者更好地掌握知识。吴伟珍等在GDM健康教育管理中发现，应用微信平台和APP进行GDM健康教育，有助于提高GDM妇女健康教育的效果，从而达到控制血糖的目的。另外，该学者及其团队还尝试将改良后的糖尿病防治项目通过网络微信平台对产后女性进行健康教育，结果发现有利于新发GDM患者产后的体重恢复。聊天群健康教育模式在国内越来越受到重视，国内多个护理团队报告，通过微信群模式的家庭病床管理实现了改变患者的生活方式，有效控制 GDM 妇女的血糖，从而有效降低母婴并发症发生率的效果。

（六）多维度新型健教模式

该模式依托多学科团队（产科、内分泌科、眼科、营养科、心理科、运动康复科）制订了系统、专业、个性化的最佳综合诊疗方案，指导开发了饮食计算盘、标准餐具、看图对话工具等多种工具，并采用多维度的教育方式，及时回馈地检验患者的学习效果，从而启发了患者的学习兴趣，提高了患者的依从性和自我管理能力，进而提升了健康教育效果。

多维度教育模式主要联合了以下几种形式：①个人健康宣讲。为每个患者建立健康档案，记录其基本信息和生活习惯，以对其进行针对性的强化宣教；②集体健康教育。定期对患者群进行集体健康教育，并让他们相互讨论，以提高患者的参与感，进一步发现隐藏的问题；③系统健康教育。向患者发放 GDM 相关健康教育手册并使其填写手册内容，以检验患者的学习效果；④基于网络平台的教育模式。依托于现代化信息平台，由医护人员定期将 GDM 相关图文、视频等知识上传至平台，避免了因单调教学而导致患者学习积极性的降低。

第三节 国外妊娠期糖尿病健康教育模式

世界各国的 GDM 健康教育模式大同小异，主要以美国和英联邦国家的模式为例进行介绍。

（一）美国的 GDM 健康教育模式

美国采用医疗机构、私人营养师和线上教育相结合的模式，以医疗机构为主开展基础健康课程，以私人营养师、社区医疗教育为主开展线下教育，同时配以线上教育课程。美国糖尿病协会联合医疗机构为 GDM 妇女提供完善的健康课程，以医疗机构每周在固定时间进行的健康教育课为基础。在课程中患者会了解到 GDM 相关的医疗知识，如饮食管理、运动治疗以及血糖监测等。同时，协会还会为患者提供每年定期更新的相关书籍以为患者日常的饮食和活动提供参考。美国糖尿病协会下属社区医院的全科医师主要负责对患者日常各项指标的监测，以及基础问题的咨询。在治疗过程中，私人营养师会在固定的时间对患者进行线上或线下的随访，并解答患者的相关问题。美国糖尿病协会会定期推出 GDM 相关的电子版和纸质版的健康杂志以及相关电子营养书籍，同时联合网络开发商推出专业的移动平台健康教育网站，网站内容包含日常的饮食指导和健康知识，以及最新的研究进展。此外，网站还会提供视频课程以及在线的答疑。

（二）英联邦国家的"smart moms"模式

英联邦国家（英格兰，加拿大，澳大利亚，新西兰）提供高度完善的线上健康教育。英格兰糖尿病协会（Diabetes UK）、加拿大糖尿病协会（Diabetes Canada）、澳大利亚糖尿病协会（Diabetes Australia）以及新西兰糖尿病协会（Diabetes New Zealand）凭借完善的互联网体系和相关应用的开发，除了拥有基础健康课程和随访制度，还拥有完善的智能终端反馈体系以及实时的监控体系。这四个国家的糖尿病协会官网作为线上教育的权威终端，会定时更新 GDM 相关的治疗指南和饮食杂志，以为患者提供参考，同时还在其他网络平台发布相关视频，为患者提供治疗指南，并为经济困难的患者提供申请救助。

第四节　广医三院妊娠期糖尿病专科的健康教育模式

科技的发展为互联网形式的健康教育管理带来了动力，但应用互联网进行 GDM 健康教育管理，并不意味着摒弃传统的健康教育管理形式，两者是互补、共处的关系。而且国内基于互联网的 GDM 健康教育管理仍存在很大的提升空间。此外，GDM 的管理不仅是医师和患者之间的行为，还需要患者家属的支持以及社会的关注，需要让家属积极参与到疾病的管理中来。

随着 GDM 患病率的上升，GDM 越来越受到社会的关注，医务工作者的健康教育任务压力也随之增加。将传统管理形式与互联网管理形式相结合，可在一定程度上为医务工作者减压。GDM 的健康教育管理需要基于知信行管理模式，并通过知信行量表来评价管理效果。目前，如何更好地利用互联网进行健康教育管理，以及如制定适于国人应用的 GDM 知信行量表，仍值得进一步探讨。

广医三院 GDM 专科基于百年妇产传统和二十多年产科危急重症救治经验，坚持创新引领，适应医学模式的转型发展，结合广东健康促进与教育的具体实践，在"妊娠合并糖尿病的健康教育"方面实现了三大创新：①创新性的医防融合科普教材；②创新性的互联网 +AI 技术的健康促进平台；③构建了具有中国特色的医防融合与共建共享的 GDM 健康服务体系。由此实现了医护患志愿者四位一体，携手构建"孕教驭糖"智能 AI 血糖管控平台，助力 GDM 孕妇成为自己的健康管理者，守护母婴健康。同时，还树立了"母婴健康"服务的品牌意识，初步实现了 GDM 社会健康治理的全覆盖。

【参考文献】

［1］ZHU W W，YANG H X，WANG C，et al. High prevalence of gestational diabetes mellitus in Beijing：effect of maternal birth weight and other risk factors［J］.Chinese Medical Journal，2017，130（9）：1019-1025.

［2］徐婷婷，DAINELLI L，余恺，等 . 中国妊娠期糖尿病短期健康与经济负担的建模研究［J］. 英国医学杂志中文版，2018，21（5）：256-263.

［3］WAH Y Y E，MCGILL M，WONG J，et al. Self-management of gestational diabetes among Chinese migrants：a qualitative study［J］. Women and Birth，2019，32（1）：17-23.

［4］ZAHMATKESHA N M，ZAKERABASALI S，FARJAM M，et al. The use of mobile health interventions for gestational diabetes mellitus：a descriptive literature review［J］. Journal of Medicine and Life，2021，14（2）：131-141.

［5］CHÁVEZ-COURTOIS M，GRAHAM C，ROMERO-PÉREZ I，et al. Experiences perceptions and self-management of gestational diabetes in a group of overweight multiparous women［J］. Ciencia & Saúde Coletiva，2014，19（6）：1643-1652.

［6］BELTON，ANNE B．Conversation maps in Canada：the first 2 years［J］．Diabetes Spectrum，2008，21（2）：139-142．

［7］周丹，吴筱婷，陈正女，等．应用看图对话工具对妊娠期糖尿病孕妇进行健康教育的效果评价［J］．中国护理管理，2014，14（6）：644-647．

［8］贺晓莉，慕年花．PBL教育模式对妊娠期糖尿病患者自我管理能力和母婴并发症的影响［J］．实用临床医药杂志，2019，23（15）：68-70，74．

［9］郑小玲，陈亚青，胡丽娜，等．妊娠期糖尿病患者俱乐部式健康教育研究［J］．护理学杂志，2019，34（3）：4-6．

［10］黄贤君，刘丹，吴伟珍，等．新媒体在妊娠期糖尿病健康教育中的作用初探：以广医三院"糖妈妈俱乐部"为例［J］．西北医学教育，2016，24（2）：314-317．

［11］苏世萍，张岱，刘春红，等．妊娠期糖尿病一日门诊管理实践与效果［J］．中国护理管理，2012，12（7）：66-68．

［12］李丽，张斌，丁焱．妊娠期糖尿病专科实践模式的实施与效果评价［J］．中华护理杂志，2017，52（5）：535-539．

［13］孙翔宇，庆启婷，赵梅．远程医疗应用于妊娠期糖尿病医学营养治疗的研究进展［J］．全科护理，2020，18（36）：5052-5055．

［14］李孝平，谢建芳．基于微信平台的健康教育对妊娠期糖尿病孕妇血糖控制水平和妊娠结局的影响［J］．中国妇幼保健，2021，36（16）：3835-3838．

［15］EYSENBACH G．A mobile phone-based program to promote healthy behaviors among adults with prediabetes who declined participation in free diabetes prevention programs：mixed-methods pilot randomized controlled trial［J］．JMIR mHealth and uHealth，2019，7（1）：267．

［16］BECK J，GREENWOOD D A，BLANTON L，et al．2017 National standards for diabetes self-management education and support［J］．The science of diabetes self-management and care，2021，47（1）：34-49．

［17］禹小娟，顾建芳，金建兰，等．基于美国糖尿病教育者培养模式对我国的思考［J］．护理管理杂志，2018，18（3）：153-157．

［18］SHIBAYAMA T，KUDOH R，HIDAKA K．Factors associated with the practice of periodontal management by diabetes educator nurses for outpatients with diabetes：a nationwide survey in Japan［J］．Primary Care Diabetes，2021，15（5）：819-824．

［19］KYOZUKA H，YASUDA S，MURATA T，et al．Adverse obstetric outcomes in early-diagnosed gestational diabetes mellitus：the Japan environment and children's study［J］．Journal of Diabetes Investigation，2021，12（11）：1929-2105．

［20］周英凤，钟婕，李丽，等．妊娠期糖尿病临床护理实践指南实施的障碍因素分析［J］．护士进修杂志，2021，36（4）：307-310，316．

［21］CHAPMAN-N K，KARDUCK J．Improvement in knowledge，social cognitive theory variables，and movement through stages of change after a community-based diabetes education program[J].J Am Diet Assoc，2005，105：1613-1616．

（赵永朝　李映桃　李兆生　梁黎璇　吴伟珍　谢昕彤）

第十六章　健康教育公众号的设立及管理

第一节　医学科普与健康教育

一　医学科普与健康

《"健康中国 2030"规划纲要》明确要求：与 2008 年的 6.48% 相比，截至 2030 年，中国公民健康素养要提升至 30%。医学科普能有效提高公民健康素养，从而提升国家软实力。

由于互联网的迅捷发展，中国互联网络信息中心（CNNIC）在京发布的第 53 次《中国互联网络发展状况统计报告》显示，截至 2023 年 12 月，我国网民规模达 10.92 亿人，较 2022 年 12 月新增网民 2480 万人，互联网普及率达 77.5%。现代社会已由以互联网为主的第四媒体时代进入以手机为视听终端及上网平台的移动网络媒体时代。人们的阅读习惯不再是传统的报刊杂志和书籍阅读，而是通过移动设备即时获取资讯。同时，阅读模式也由系统性、连续性阅读，转变为碎片化、零散的简短式阅读。微信、微博、抖音、小红书等社交平台日益成为人们生活中获取资讯与沟通交流不可或缺的媒体。自媒体是对自主化、私人化、普及化、平民化的传播个体，借助网络相关媒体及技术手段，利用数字科技与全球知识体系相连，向不特定的公众或者特定的个体传递各种信息及看法的新媒体的总称。自媒体凭借其时效性强、内容丰富、互动性好、开放度高、具有国际视野、使用便捷以及信息量大等优势，正迅速发展，成为如今大众接触并使用最多的网络媒体之一。现今我国的自媒体平台主要包括微信、微博、抖音、百度、快手、知乎、搜狐、今日头条等各种社交、直播或短视频媒体平台。在众多自媒体平台中，微信公众平台占比约达一半。以微信为代表的自媒体信息传播形式在多学科多领域均有运用，已逐渐成为人们日常生活中不可或缺的信息传播渠道。订阅和关注公众号已成为用户在微信平台上使用的主要功能之一。通过自媒体，特别是微信公众平台进行医学科普可以更有效地传播健康知识与行为，同时可以传播卫生健康相关的法律法规，以提高大众的健康意识、自我保健能力和疾病防控观念，从而促进人们形成健康行为习惯，提升公民健康素养。这已成为人们的共识，也是每家医院力争做好品牌宣传的风向标。

二　GDM 与健康教育

糖尿病是影响人类健康最重要的疾病之一，我国 GDM 的发生率为 9%～18.7%，且呈逐年增长趋势。国内外研究均表明，良好的健康教育和管理在控制 GDM 病情、改善妊娠结局方面有积极作用，主要通过向孕妇及家属传达健康知识和及时反馈健康状况实现。在 GDM 发病率增长的当下，迫切需要寻求适合我国的 GDM 健康教育模式，而通过微信公众平台进行 GDM 医学科普及健康教育的有效性已被证实。

第二节　微信平台的传播特点

1.互动性

用户可通过微信平台消息推送后的留言与回复，首页的自动回复与一对一交流实现后台管理者之间的即时沟通，互动性强。平台后台也可以通过合理设置关键词进行关键词回复，由此提高互动效率、扩大互动范围，增强用户与后台管理者之间的互动和信息的传播功效。

2.曝光性

微信平台主要通过点对点传播，以推送的方式将信息传递给订阅者，每一条推送信息都可以被订阅者看到，这意味着100%的送达率，能够实现更高的曝光率。

3.精准性

与微博发送信息的受众广阔性和不确定性不同，微信用户根据个人兴趣关注相关微信平台以接收消息，在获取信息时表现为主动式资讯获取，用户相关性及黏性高，从而使微信平台能更精准地进行相关信息推送。微信公众平台后台还可以自行根据订阅者的不同特性进行分组信息推送，并通过微信公众平台的自动回复功能使订阅者精确获取某一领域的图文消息。订阅者也可以通过搜索功能获取想要的图文资讯，具有极高的精准性。

4.可信性

微信专注于深社交、精传播。在微信用户之间，双方只有在互为好友的前提下才能实现互相交流。微信的传播主体精确，往往从关系稳定、相对信任的熟人层面扩散至陌生人群体，从而使收、发双方在信息传播中逐渐建立信任，同时也加强了微信平台传播的可信性，有助于口碑传播。

5.私密性

微信用户关注的平台、查看的推送文章、留言或评论的对象仅自己可见，其他用户不能直接知晓。即使是微信平台的后台管理者，同时也只能知晓关注者不涉及隐私的基本资料，从而极大地保证了私密性与安全性，同时拉近了用户与平台之间的心理距离。

6.形式多样性

微信平台可以将文字、语音、图片、动画、视频进行结合，在同一篇内容推送中可包含多种内容形式，优于微博等其他社交平台，使得微信平台的形式更丰富，内容更具吸引力，传播效果更好。此外，微信平台一次能推送多篇信息或资讯，进一步丰富了推送的形式和内容。

7.内容碎片化

微信平台向用户提供短小精悍的内容，进行碎片化、广规模、即时性强的资讯传输，贴合现今碎片化阅读模式，从而提升向公众传播的有效性。

第三节　国内微信健康科普类公众平台的传播优势与不足

因便捷化、个性化、即时性、费用低、易操作等优势，微信在当下自媒体时代受到大众的广泛喜爱，成为最热门的公众交流平台之一。既往传统媒体的传播方式以受众被动接收资讯为主，而微信公众平台则以主动查询与获取为主要传播方式。大众根据对某方面的知识或技术的需求主动搜寻该学科的相关微信公众平台以满足自身的科普需求，获取相应的科普资讯。同时，微信公众平台还存在被动接收资讯的情况，实现了主动与被动的交叉结合。科普类微信公众平台通过发布推文向公众传播科技相关知识，为公众提供科普相关资讯与技能，对提升大众的科学素养、开阔大众的科学视野有积极意义。

一　优势

相较于其他科普方式，通过微信公众平台进行科普有一定的优势。微信用户因拥有类似的兴趣、经历或需求而关注同一公众平台，他们通过该平台关注并了解相关知识，进行自我观点的阐述与分享，这促进了用户之间的认同感，拉近了用户之间、用户与微信公众平台管理者之间的心理距离，从而使传播模式及效果稳定化。微信公众平台推文的推送有即时性、私密性、精准性、丰富性和强互动性等特点，符合现今碎片化的阅读习惯与快餐化的交流方式。微信公众平台所展示出的强互动性、关联性与私密性特点融合了大众传播与人际传播的优势，逐渐成为各学科各领域新的沟通交流平台。科普类微信公众平台的广泛普及与运用可打开"人人都是自媒体"、全民参与科普的良好局面，在对科普主体进行去中心化的同时有益于科普电子化、网络化、信息化的进一步发展。

二　不足

1. 说服技巧单一，互动思维薄弱

许多自媒体使用的说服技巧单一，喜好采用"恐惧式"说服技巧。适度的恐惧可以调动读者的情绪，达到一定传播效果，但过度的恐惧、愤怒等情绪的传播可能使读者出现回避心理，甚至直接跳过这部分内容，反而影响正确健康知识的良好传播。相比之下，采用多种说服技巧联合，甚至相互穿插的方式，再结合生动的内容，能够显著提升健康科普类平台的传播效果，对传播正确的医学科普知识、提高公民科学素养起到正面作用。此外，目前的自媒体平台，尤其是微信公众平台，均有强互动性，但现有的许多微信科普平台对互动区、留言区的应用与开发程度不高，没有利用好自媒体平台的强社交属性。而与读者、用户之间保持良好互动可以增加用户黏性，从而提升科普知识的传播效果。

2. 缺乏复盘意识，复合型人才稀缺

任何机构或平台的可持续发展都离不开对数据的复盘以及对传播效果的评估与总结。自媒体是新兴领域，通过自媒体进行医学科普及健康知识传播也属于自媒体传播中的新兴领域。大部分健康科普类微信公众平台后台管理者在数据收集及复盘、传播效果评估及总结方面的意识薄弱，传播与健康两个学科复合型人才的缺乏可能是导致这一现象的原因。

医务人员与媒体人在进行医学科普传播时的关注点不同。在部分健康科普类自媒体中，运营团队由医学专业人士兼职，包括一线医护、营养师及有医学专业背景的科普类作者，这类人群具备医学专业知识，有大量医疗经验，但缺乏传播学方面的专业知识，仅靠既往经验及常识对科普知识传播进行把控。部分健康科普类自媒体运营团队则由传播学知识背景的人才组成，包括编辑、记者等，这类人群有优异的传播工作的专业能力，然而其对专业医学知识了解的匮乏可能导致传播的医学科普知识缺乏科学性。对于如何融合医学与传播学、科学与人文以更好地进行医学科普，目前还缺乏足够的理论认知及广泛实践。因此，如何通过传播理论加强医学健康知识的传播效果，如何加强医务工作者与媒体工作者之间的交流与协作，以及如何培养复合型人才是许多科普平台后续需要解决的问题。

3. 缺乏行业共识

目前的健康科普类自媒体缺乏行业共识，即使是权威的自媒体平台，也可能出现观点不一、偏好不同的情况，导致信息杂乱不堪、科学性把关不严，从而使用户陷入混乱的健康信息之中，难以从中辨识出真实可靠的健康知识，进而回避信息。同时，这还会导致健康教育缺乏深度和广度，以及权威性和公信力下降。

第四节 微信公众平台的采编人员素质要求

在创建具体的医学科普内容之前，构建一个良好的素材架构将直接关系到读者对专业性强的医学知识的理解程度。通过对医学科普内容进行优化、合理设计其结构、构建合适的文风，并适当插入多媒体形式，能显著提升其传播效果。这需要每一篇医学科普推文在保证内容准确精练的前提下满足以下要求。

1. 网络技术

微信公众平台推文的编辑需要编辑者熟悉微信平台的基础功能，了解编辑技术，并对第三方编辑器及工具如 AE（Adobe After Effects）、PS（Photoshop）等有一定的应用能力，同时还需对不同编辑器、不同移动终端的兼容性有基本认知，并养成以上技术能力，拥有一定的计算机基础。2017 年，腾讯小程序的上线进一步丰富了微信公众平台后台的数据开发对接端口，需要由了解并能熟练运用编程技术的人员进行相应开发及维护，并由公众平台管理者进行后续的更新及共同维护，以拓展微信公众平台功能。

2. 结构化创新

好的推文离不开优秀的素材及结构创新，精妙的构思可以让稍显枯燥的医学知识变得鲜活，再通过情景引入、时事热点结合等方法，增加推文的故事感及代入感。

3. 美学赏析

公众推文的吸引力取决于编辑者良好的美学赏析能力，他们能将不同素材结合起来，提升推文整体观感，从而增强推文的吸引力与曝光率。

"内容为王"永远是维持医学科普类微信公众平台运营的必要条件。一篇好的医学科普推文的精髓在于其优质内容，科普内容决定科普价值，素材、排版及润色是在好内容的基础上的进一步优化。真正有价值的医学科普推文才能提高公民对健康知识的了解，提升公民健康素养。医学科普内容的特殊性要求科普推文内容必须由专业医学人士撰写，以保证其专业性及准确性。当然，在进行医学科普时需考虑到医学专业术语对普通大众的高难度性，这就要求在撰写医学科普类推文时做到语言文字通俗易懂、选题紧靠热点、贴近实际生活以及表述富含故事性。同时，后台及时处理读者的意见反馈、及时回复读者评论，利用微信公众平台的强社交性形成良好的互动氛围是保持用户黏性的重要手段。

第五节 "柔济糖妈妈在线"平台的设立及管理

李映桃教授团队充分利用广东高新技术环境与先行先示机制，研发了"柔济糖妈妈在线"健康教育平台（公众号：gysytmm），它是广医三院产科三区服务号，以发布医疗资讯、进行 GDM 及其他妊娠合并症相关科普与健康教育为主。订阅用户近 5 万。"柔济糖妈妈在线"平台以图文、漫画、动漫、视频、H5、互动游戏、声音 FM 等新媒体形式在线发布具有医防融合特色的 GDM 防治系列健康促进知识，方便医护患在线健康教育，辅助 GDM 孕妇进行自我健康管理。

一 微信公众号的内容设置——共4个板块

1. 互动课堂

互动课堂提供 GDM 科普视频、PPT 课件、有声读物和电子书《小柔工作手册》。

2. 护航舰

护航舰设置有 6 个应用型 APP，分别针对饮食、运动、血糖监测、药物治疗、体重管理和母胎监护，方便在线记录和医患沟通。

3. 在线门诊

在线门诊设置有挂号、缴费、验单查询功能。

4. 每周更新医疗资讯

定期推送 GDM 高危人群、病因、临床表现、诊断方法和科学防治的应对措施等科普知识，为 GDM 孕妇在日常饮食、规范运动、血糖监测、药物治疗、心理应对、母胎监护、产后康复、旅游出行及就医指引等方面提供贴心、便利的掌上参考。推送内容包括"糖妈妈俱乐部""健康讲堂""育儿专家团""医师版干货铺""文献速递"等，并开通了读者评论功能。

二 微信公众号运营

1. 运营团队

微信公众号的运营成员包括产科医师、糖尿病专科护士、糖妈妈俱乐部志愿者（医学相关专业的大学生志愿者，擅长作画、文案编辑、视频剪辑等的学生志愿者和社会工作人员等）。

2. 相关职责

（1）公众号主要负责人为 GDM 学科带头人，主要负责制定及维持公众号的运作模式、运营范围及方向，并审核公众号发布的相关内容。

（2）产科医师负责对公众号涉及的医学类相关知识进行审核，以及策划公众号每期更新的内容。

（3）糖尿病专科护士负责协助策划公众号每期更新的内容，编写及初审科普相关内容，并募集志愿者及 GDM 孕妇的投稿。

（4）大学生志愿者团队负责公众号后台的运行、维护，科普文章推送文案编写及插画创作等，以及接收、管理公众号投稿。

3. 主要受众群体

"柔济糖妈妈在线"微信公众平台的主要受众包括备孕期、孕期、产后的妇女及其亲属，医护人员及社区全科医师。

三 公众号的管理

1. 公众号更新频率

每周更新一次内容，统一安排在每周六 18：00 更新。

2. 公众号固定更新的版块内容

（1）糖尿病相关科普知识。主要包括饮食、运动、血糖监测、药物治疗、心理应对、产后康复、旅游出行等。更新的内容会根据节日进行调整，提供与该节日相关的科普知识，例如关于传统节日中秋节月饼的选择与食用，以及端午节 GDM 孕妇如何吃粽子等。

（2）文献及资讯。每周更新一次与 GDM 相关的前沿研究情况和资讯等。

（3）GDM 创新工作室相关工作。报道团队工作情况，例如学习班、每周学习沙龙、社会公益等。

（4）读者来信。接收 GDM 孕妇及社会各界人员的来信，来信包括孕期控糖感受、经验分享、感谢信等。

（5）热点问答。就医护患在 GDM 诊治过程中的疑问点和难点进行收集并定期答疑。

四 公众号的评价

1. 用户分析

"柔济糖妈妈在线"微信公众平台自成立以来每年的关注人数呈稳定上涨趋势，目前订阅用户近 5 万。分析显示，在一年中的不同月份，举办线下活动时（特别是在 10 月至 12 月期间）会出现关注人数大幅上涨的情况，这与整个互联网及新媒体的发展态势密不可分，也与医院、科室对外的不断宣传及微信公众平台的持续更新有关。持续上升的关注用户数对医院、科室的发展有正反馈作用，有助于营造一个良好的媒介环境。同时，线上与线下结合，医院矩阵式公众号联动，可增加用户黏性，并吸引新的订阅用户。

2. 发布及阅读次数分析

根据"柔济糖妈妈在线"微信公众平台后台数据统计，截至 2022 年 12 月 31 日，平台共发布科普文章 986 篇、科普视频 280 余部，累计阅读次数超千万，但 2023 年后，公众号的传播力明显下滑。随着哔哩哔哩、抖音和小红书等新媒体火爆，笔者团队意识到"柔济糖妈妈在线"微信公众号平台在栏目设置、内容设计、视频时长、推文发布时间与数量等方面均需优化，还需要吸纳复合型优秀人才加盟，以让"柔济糖妈妈在线"微信公众平台发展得更好。这是一项任重而道远的任务。

近8年的临床研究和实践证明，微信公众平台作为移动网络媒体时代的重要组成部分，能被有效运用于GDM健康教育中，明显改善GDM患者血糖控制、改善母婴结局，并提高患者掌握相关知识的能力，值得在临床中进行推广。

第六节　创新全媒体宣传矩阵

广医三院GDM专科作为首批广州医科大学的大学生劳动实践基地，于2019年吸纳大学生志愿者参加活动。2021年，柔济青年团正式接手并运营其公众号。充满朝气和活力的青年团，拓宽了宣传渠道，打造以糖妈妈俱乐部为主题，以微信公众号平台为主，B站、抖音、知乎、小红书等互联网平台为辅的全媒体宣传矩阵。通过创作图文、漫画、动漫、视频、H5、互动游戏、声音FM等新媒体形式的GDM系列健康知识科普内容，设计GDM专业知识的健康教育课程，打造名医KOL（key opinion leader），以多种有趣的形式增强公众对GDM的了解，并辅助GDM孕妇进行健康管理。同时，定期收集GDM孕妇故事，通过深度报道和声音FM的形式传播GDM孕妇的真实故事，让社会更加了解GDM孕妇群体，以帮助育龄期妇女及其家庭提高对GDM的防治意识。

【参考文献】

[1]黄贤君，刘丹，吴伟珍，等.新媒体在妊娠期糖尿病健康教育中的作用初探：以广医三院"糖妈妈俱乐部"为例［J］.医学教育研究与实践，2016，24（2）：314-317.

[2]吴伟珍，梁丽霞，李湘元，等.微信平台在妊娠期糖尿病医学营养健康教育中的应用［J］.护理实践与研究，2016，13（2）：65-67.

[3]张莉，李娜.基于微信平台的PBL教育模式对妊娠期糖尿病患者自我管理能力及妊娠结局的影响［J］.天津护理，2017（2）：28-30.

[4]邵颖，何更生，徐先明，等.微信平台宣教对妊娠期糖尿病患者血糖控制和妊娠结局的影响［J］.中华围产医学杂志，2018，21（10）：678-682.

[5]SAYAKHOT P, CAROLAN-OLAH M, STEELE C. Use of a web-based educational intervention to improve knowledge of healthy diet and lifestyle in women with gestational diabetes mellitus compared to standard clinic-based education［J］. BMC Pregnancy and Childbirth, 2016, 16: 1-12.

[6]ZHANG X T, WEN D, LIANG J, et al. How the public uses social media wechat to obtain health information in china: a survey study［J］. BMC Medical Informatics and Decision Making, 2017, 17（66）: 71-79.

[7]李梦飞.基于新媒体中微信公众号的科学传播现状研究：以"科普中国""混知"为例［D］.济南：山东师范大学，2020.

[8]傅谭娉，陈明雁，董琳，等.以学科建设模式开展医学科普工作［J］.中国健康教育，2019，35（5）：470-473.

[9]黄楚君，叶思祺，蔡坚雄，等.微信平台的医学科普知识管理策略与建议［J］.广西医学，2018，40

（7）：867-869.

［10］陈汉青，王子莲.妊娠期糖尿病健康生活方式管理［J］.中国实用妇科与产科杂志，2018，34（9）：976-979.

［11］VIDAL F. Introduction：from "the popularization of science through film" to "the public understanding of science"［J］. Science in Context, 2018, 31（1）：1-14.

［12］朱艳侠，周利华.移动信息技术在妊娠期糖尿病患者健康管理中的应用进展［J］.国际护理学杂志，2020，39（18）：3448-3452.

［13］TASSONE C, KESHAVJEE K, PAGLIALONGA A, et al. Evaluation of mobile apps for treatment of patients at risk of developing gestational diabetes［J］. Health Informatics Journal, 2020, 26（3）：1983-1994.

［14］GIJSEN V, MADDUX M, LAVERTU A, et al. #Science：the potential and the challenges of utilizing social media and other electronic communication platforms in health care［J］. Clinical and Translational Science, 2019, 13（1）：26-30.

［15］MUSTAFA A G, TAHA N R, ALSHBOUL O A, et al. Using YouTube to learn anatomy：perspectives of Jordanian medical students［J］. BioMed Research International, 2020, 2020（1）：1-8.

［16］新华社.我国网民规模达10.92亿人［EB/OL］.（2024-03-22）［2024-04-12］. https://www.gov.cn/yaowen/liebiao/202403/content_6940952.htm.

（梁黎璇 白恬 李映桃 吴伟珍 李兆生 李湘元 郭慧 温景峰）

第十七章　省级卫生健康适宜技术申报与推广

对基层护理人员来说，在妊娠期糖尿病医防融合临床管理工作中，如何依据临床需求总结出特色的省级卫生健康适宜技术，并进行申报和推广有一定难度。通过沉浸式地学习糖尿病诊治相关知识，对孕妇与非孕妇间的健康管理异同及侧重点不同的机理进行思考和总结，就会柳暗花明又一村。下面根据广东省卫生健康适宜技术申报书的填写要求，选取了广医三院 GDM 专科的护理人员于 2022 年度申报成功的广东省卫生健康适宜技术项目"基于互联网＋妊娠期高血糖妇女的血糖安全管理模式应用推广"作为例子，供大家参考。

第一节　项目的研究背景及目的

对项目的研究背景及目的的撰写，一般从疾病的严重性、项目的必要性、项目的可行性三个方面进行阐述。

我国 GDM 的发生率为 9%～18.7%，且呈逐年增长趋势，GDM 为最常见的高危妊娠之一，会严重影响母婴妊娠结局及远期健康。血糖的安全管理是改善不良妊娠结局的焦点和核心。

通过对 GDM 孕妇进行健康教育问卷调查发现，GDM 疾病的知晓率为 52.4%，健康教育内容掌握达标率仅为 30.2%。GDM 孕妇对自身血糖控制目标、出现低血糖及高血糖时应采取何种应急措施、居家自行监测血糖的安全血糖范围，以及在何种情况下要求助医师进行复诊以进行方案调整等均存在很多疑惑。此外，连最基本的指尖微量血糖仪的规范操作使用及微量血糖监测的方法达标率也不足 60%。

目前，我国对于妊娠期高血糖妇女的血糖安全管理培训方法相对空缺，且多数基层医院的目标血糖安全管理培训经验也不足，更关键的是缺乏可监管、预警及随访的平台。基层医院的医护人员迫切需要新的管理方法去改进对 GDM 妇女的安全血糖管理。

笔者团队近 3 年来成功救治 GDM 孕妇数千例，并通过独创的实操体验营，实现了目标血糖安全管理培训标准化。"基于互联网＋妊娠期高血糖妇女的血糖安全管理"模式在广医三院及广州市推广施行的效果明显，患者的血糖监测依从性率达 87%，血糖达标率达 90%，因血糖监测不规范引起的低血糖及高血糖发生率为 0%，从而降低了不良妊娠结局的发生率。此外，笔者团队还原创了医患喜闻乐见的产品——"血糖的预警和处置"鼠标垫以及专利产品"图说糖妈妈安全胰岛素注射""图说糖妈妈测血糖"扑克牌。因此，笔者团队拟在基层医院中推广"基于互联网＋妊娠期高血糖妇女的血糖安全管理"的健康教育模式，以进一步促进广东省各地区对妊娠期高血糖妇女的血糖安全管理，从而达到控制血糖达标，改善不良妊娠预后的目的。

第二节 推广项目的具体实施方法

推广项目的具体实施方法一般从教和学两方面进行介绍，建议采用理论＋实践技能＋考核反馈的联合培训模式。这种模式实现了高度理论专业化和实战化，使得学员的学习效果佳。

对于培训用具、培训模式及内容、考核和评价等方面的创新性和可行性，需要重点表述。

一 培训用具

1. 血糖安全管理图书

科普书《妊娠合并糖尿病知识读本》和《孕期控糖一看通》均为案头常备书籍，建议时常温习。喜闻乐见的产品包括"血糖的预警和处置"鼠标垫（附录九），"图说糖妈妈安全胰岛素注射""图说糖妈妈测血糖"扑克牌（（附录十三、十四）。

2. 微量血糖监测培训教具

（1）笔者团队自主研发了GDM健康教育的人体软体模型，该模型主要用于血糖监测部位选择的培训。

（2）各种品牌的微量血糖仪。

（3）教学视频采用笔者团队组织拍摄的《孕期控糖大作战》系列视频中的血糖监测相关视频。

3. 动态血糖仪操作技巧培训用具

（1）动态血糖仪。

（2）动态血糖仪操作教学视频使用笔者团队拍摄的《孕期控糖大作战》系列篇中的动态血糖仪介绍视频，该科普视频涉及动态血糖仪使用的适应症、高血糖及低血糖报警装置等。

4. 柔济护航舰小程序

柔济护航舰小程序由笔者团队自主研发，该小程序主要包括信息输入模块和血糖数据录入等，当血糖处于高血糖或者低血糖警戒线时会自动发出警示，提示患者要采取应急措施。

5. 目标血糖安全管理模式培训

通过由团队自主研发的"柔济糖妈妈在线"微信公众号、"柔济护航舰"小程序以及微信群构建的目标血糖互联网线上与线下相结合的教育模式，进行"基于互联网＋妊娠期高血糖妇女的血糖安全管理"模式操作演示。

二 培训模式及内容

1. 理论学习

上午由教师进行集体理论授课（培训课表见表4-17-1），让学员掌握血糖控制目标、血糖监测方案、血糖监测操作、动态血糖仪使用方法及技巧、低血糖及高血糖应急处理能力等"基于互联网＋妊娠期高血糖妇女的血糖安全管理"健康教育模式理论，以指导实践。

2. 实践技能培训

（1）学习并实操"柔济糖妈妈在线"平台上的目标血糖安全管理科普知识，掌握"基于互联网＋妊娠期高血糖妇女的血糖安全管理"模式。

（2）学习微量血糖测量仪和动态血糖监测仪的安装和操作方法，并学会使用以上设备给患者进行安全血糖测量。

（3）采用血糖监测的实操体验营模式，先由老师示范血糖监测的规范操作流程（包括指尖微量血糖监测和动态血糖监测），并讲解"基于互联网＋妊娠期高血糖妇女的血糖安全管理"模式的健康教育内容。然后学生两人一组分别扮演医护人员和患者进行操作演示。

表4-17-1 目标血糖安全管理培训课程安排

项目	内容	时间
理论学习	指尖微量血糖监测操作流程、动态血糖仪安装及使用操作，"基于互联网＋目标血糖安全管理"模式理论指导实践，低血糖及高血糖应急处理流程	上午
实践技能培训	平台使用（"柔济护航舰"小程序、"柔济糖妈妈在线"公众号）	下午
	动态血糖仪安装及监测方法、指尖微量血糖仪监测方法	
	血糖监测体验营（老师先示范指尖微量血糖仪及动态血糖仪操作流程，然后学员两人一组进行互测，以体验血糖监测）	
培训考核	（1）考核指尖微量血糖监测技巧，实操考核 （2）考核动态血糖仪使用技巧，实操考核 （3）考核低血糖及高血糖处理流程，实操考核 （4）考核对"互联网＋目标血糖安全管理"模式的掌握情况	（1）培训结束 （2）培训结束一个月后
评价	学习评价	培训结束
督查	学习结束后	每个月定期督查

三 培训考核

（1）培训前先使用《安全血糖监测知信行问卷》对学员的目标血糖安全管理知识的掌握情况进行调查。

（2）培训后对学员进行考核，包括指尖微量血糖仪和动态血糖仪的具体使用，低血糖及高血糖应急处理能力，以及对基于互联网＋安全技术模式的掌握情况。

（3）培训结束1个月后定期考核相关知识。

第三节 推广应用情况与评价

推广应用情况与评价从项目的推广应用范围、应用方式、推广单位可提供的条件、推广计划、经费预算、目标及社会、以及经济效益等方面进行简述。

一　推广应用范围

（1）面向广州市区各级医院进行推广（各县、镇、乡级医院和社区医院）。

（2）面向全省的各级医院进行临床推广（各县、镇、乡级医院和社区医院）。

二　推广应用方式

（1）通过文章发表进行推广。

（2）在广医三院产科GDM专区培训来自广东省各级医院的进修医师及护士3个月，使他们熟练掌握相关技术，巩固培训效果。

（3）医护人员通过对口下乡的方式到各个二级医院及乡镇医院，进行为期1天的手把手临床推广及培训。

三　推广单位可提供的条件

1. 图书

培训手册一份，包括课件PPT、核心技术操作示范、考核评分等内容。

2. 模具

培训的模具清单一份，由推广单位指导并协助被推广单位购置。

3. 视频

"柔济糖妈妈在线"平台上的"指尖微量血糖监测及动态血糖仪安装"等培训视频。

4. 技术

师资本土化并重点培养相关人才。每月组织一次科内"GDM血糖安全管理"培训，"柔济护航舰"小程序（血糖预警管理技术）的使用培训，以及鼠标垫"高低血糖预警和处置"和扑克牌"图说糖妈妈测血糖"的使用培训。

5. 定期复训和考核

考核血糖监测核心技术和目标血糖调控技术。

四　推广计划、经费预算、目标及社会、经济效益

1. 推广计划

计划培训广州市二级及部分三级医院，约10家，培训人数300～500人。同时，在广东省粤西、粤东和粤北各选择6家医院进行培训，总计培训人员800～1000人。

2. 经费预算

GDM健康教育的人体软体模型研发和培训人员的差旅费约1万元；教材、工作手册、GDM健康教育的人体软体模型的购置和教学视频制作费1万元；培训和考核手册0.5万元；动态血糖仪培训模具0.5万元。

3. 目标

对于GDM的健康教育，不仅限于从产科医护的专业角度出发，更重视对GDM孕妇和高危人群的普及。通过对基层医院医护患进行妊娠期高血糖患者目标血糖安全管理模式

的规范性培训，并重点学习"基于互联网＋妊娠期高血糖妇女的血糖安全管理"模式，可以协助医护人员对 GDM 孕妇实施快速、精准的管理，并让 GDM 孕妇从科普视频中学到目标血糖安全管理知识，从而降低低血糖等不良并发症的发生率，达到控糖目标。此外，参与培训的医院医护患知晓率应高于 90%。

4. 经济效益

本项目部分解决了医务人员在进行 GDM 健康教育时面临的费时费力、过程繁琐、难以实现全面沟通以及人手相对不足的矛盾，从而达到了让广大孕妇积极主动参与的目的，进而改善了 GDM 不良母婴结局。其带来的社会和经济效益难以估量。

第四节　专家论证和申报

项目申报书的主体内容在完成以上 3 节后告一段落，但还需进行专家论证、伦理审查和承诺书的填写，并按时完成网上申报。

一　专家论证

按照广东省卫生适宜技术推广项目申报要求，需组织专家论证并填写专家安全性论证意见表（表 4-17-2）。

表 4-17-2　适宜技术推广项目专家安全性论证意见表

项目名称	
负责人	
承担单位	

论证专家组成员			
姓名	单位	职务／职称	签名

论证结论：□通过　　　□未通过

论证专家组组长签字：

日期：

论证专家组应由5名在相关技术领域内具有高级职称的专家组成，以确保多角度、全面的安全性评估。其中1名专家担任组长，负责综合其他专家的论证意见，形成项目安全性论证意见，被论证为安全的技术项目方可推荐。专家组构成应符合回避原则，与论证项目及项目承担单位无利益关系或其他直接关系，且同一单位的专家不超过两人。此外，参与论证的专家应具有较高的思想政治素质及良好的科学道德和职业操守。

需要注意的是，申报人在向专家陈述适宜技术推广项目时，要对项目的背景、创新性、实用性和可行性进行重点强调。

二 伦理审查和承诺

按照科研要求，需填写申报医院的医学伦理委员会伦理审查申请表和医学伦理审查申请人承诺书。医学伦理委员会伦理审查申请表的格式每家医院略有不同，一般包含项目概况、拟申请课题或资金来源、研究组主要人员、研究摘要等内容，按要求完成即可。

三 申报

广东省的卫生适宜技术推广项目一般在每年的四月进行网上申报，注意申报时应按字数要求凝练内容。需要补充的核心内容，可以在附件材料中予以补充。另外，附件中提交申报的卫生适宜技术的佐证材料非常重要，尤其是与项目相关的科研成果，如获奖证书、专利证书、书籍、论文和课题等，对项目的成功申报帮助极大。

项目"基于互联网＋妊娠期高血糖妇女的血糖安全管理模式应用推广"取得了显著成果，包括在2020年荣获广东省医学科技奖（科普奖）、获得6个专利、1个著作权，出版了4部书籍，发表了相关论文8篇，并得到了3项省级课题的支持。

2022年度，该项目成功申报了广东省卫生健康适宜技术项目，获资助2万元。

【参考文献】

[1] 中华医学会妇产科学分会产科学组，中华医学会围产医学分会，中国妇幼保健协会妊娠合并糖尿病专业委员会.妊娠期高血糖诊治指南（2022）[第一部分][J].中华妇产科杂志，2022，57（1）：3-12.

[2] American Diabetes Association. Management of diabetes in pregnancy：standards of medical care in diabetes—2021[J]. Diabetes Care，2021，44（Suppl.1）：S200–S210.

[3] 中华医学会妇产科学分会产科学组，中华医学会围产医学分会，中国妇幼保健协会妊娠合并糖尿病专业委员会.妊娠期高血糖诊治指南（2022）[第二部分][J]. 中华妇产科杂志，2022，57（2）：81-90.

[4] 尹琳，霍胜男，于明安，等.临床医师参加医学科普能力培训意愿及培训需求调查分析[J].中国医院，2019，23（11）：35-37.

[5] SAYAKHOT P，CAROLAN-OLAH M，STEELE C. Use of a web-based educational intervention to improve knowledge of healthy diet and lifestyle in women with gestational diabetes mellitus compared to standard clinic-based education[J]. BMC Pregnancy and Childbirth，2016，16：1-12.

（吴伟珍 李映桃 黄芳英 陈佳 张梦琪 梁伟璋 李玉芳）

第十八章 创新发明与专利的申报

妊娠期糖尿病的临床诊治，目前仍存在较多问题，尤其是基层医院的筛查率、诊断率和治疗达标率仍然不容乐观。在此情况下，健康教育尤为重要。然而，如何依据 GDM 孕妇的需求创新健康教育教具，并进行创新发明与专利的申报对基层护理人员来说有一定难度。下面选取了广医三院 GDM 创新工作室于 2019 年度申报的"图说糖妈妈饮食 3+3"案例作为例子进行阐述。该案例在 2020 年成功获得国家外观设计专利，并在 2021 年第六届广州市发明创新大赛中荣获"五小"奖。供大家参考，以借此获得启迪。

第一节 "图说糖妈妈饮食 3+3"的创作背景

按照申报要求，应重点阐述项目创作的必要性和实用性。

健康教育是防治 GDM 的基础和关键是全球共识。80% 以上的 GDM 妇女仅需规范饮食和进行运动治疗，便可以使血糖得到良好控制，获得良好的母婴结局。然而，GDM 是一种慢性疾病，健康教育需要贯穿于整个孕期乃至产后 6～12 个月，甚至终身，尤其以"管住嘴——科学饮食管理"为重点和难点，落实和实施异常困难。2024 年，美国糖尿病协会发布了有关营养治疗的新共识，强调临床医师需要考虑 GDM 孕妇的文化背景、个人喜好、合并症及所生活的社会经济环境，为其制订个体化的饮食计划。但对于大部分 GDM 孕妇来说，很难掌握食物交换份法，且每餐都要去计算热卡特别繁琐。目前，国内尚无一本 GDM 孕妇喜闻乐见的、国际推崇的、"看图对话"模式的、简单易懂的科普读物，因此打造以此为目的的科普图册《图说糖妈妈饮食 3+3》实属必要。

第二节 "图说糖妈妈饮食 3+3"的创新理念

按照申报要求，应重点阐述创作项目的创新性。

根据《中国居民膳食指南》和《中国孕妇、乳母膳食指南》，GDM 孕妇科学饮食管理总的原则是营养全面、均衡且适量。建议每天的膳食应包括谷薯类、蔬菜水果类、畜禽鱼蛋奶类、大豆坚果类等食物。每天应摄入 12 种以上食物，每周 25 种以上，体现出"荤素兼备、粗细搭配、少吃多餐、品种多样"的特点。目前，国内以"居民膳食宝塔"来呈现，但其没有呈现出每日的餐盘食品，临床适应度不够高。因此，广医三院 GDM 创新工作室设计了"3+3"的一日饮食模式，来完美呈现指南推荐的膳食原则。

1. "3+3" 主要指优化进餐次数

每日应安排3大餐+3小餐，共6餐。

2. "3+3" 还指优化食物选择

均衡饮食应包含3大宏量营养素（蛋白质、脂肪和碳水化合物），3种微量营养素（铁、钙、镁）和3种基础营养素（水、纤维素、维生素）。

3. "3+3" 也指优化食物构造

营养素占比依据饮食习惯、个人喜好和代谢目标这3种个体化特点确定，并鼓励"3多"：多摄入非淀粉类蔬菜、多限度减少添加糖（特别是含糖饮料）及精制谷物的摄入、多摄入未加工食品。

第三节　研发团队的成立与分工

根据产品研发的需求，GDM创新工作室成立了研发团队，并进行如下分工。

1. 一日食谱的设计组

成员包括：吴伟珍（护士）、陈佳（医师）、黎思颖（护士）。

2. 餐图拍摄和设计组

成员包括：张宇、梁建钟（专业摄影师）、王艳（护士）、陈佳（医师）、黎思颖（护士）、郑暄（护士）、赵永朝（大学生志愿者）。

3. 扑克牌外观设计组

成员包括：李映桃（医师）、朱苑桐（美术大学生志愿者）、钟清（设计师）、吴翠微（编辑）、吴伟珍（护士）。

第四节　"图说糖妈妈饮食3+3"扑克牌的诞生

经过前期的论证和中期的设计，并经过反复的修改和优化，"图说糖妈妈饮食3+3"扑克牌的雏形诞生了。

一　"图说糖妈妈饮食3+3"扑克牌的设计及特点

1. 一副扑克牌

一副扑克牌共54张，扑克牌元素齐全，可以用于进行扑克牌游戏。

2. 扑克牌的牌底设计及大王和小王的设计

（1）牌底：人物为GDM孕妇、GDM专科护士和机器人小助手，图文设计清新、文雅、有趣，动静结合且形象生动，寓意医护患志愿者携手"孕教驭糖"。

（2）大王和小王的设计：GDM孕妇化身为一身双职的"美食厨娘"和"控糖斗士"。

大王餐图为一日6餐的待餐食品图集，小王为备餐食品大全，数量均为12种以上，体现了"荤素兼备、粗细搭配、少吃多餐、品种多样"的特点（图4-18-1）。

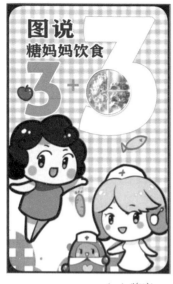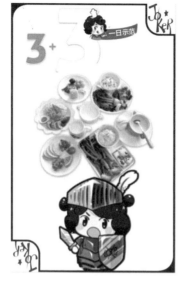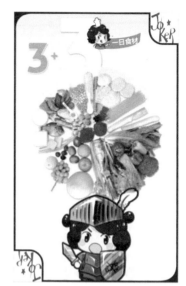

（a）牌底　　　　　　　　　（b）大王　　　　　　　　　（c）小王

图4-18-1　扑克牌的牌底设计及大王和小王的设计

（3）各个色系的扑克牌的设计。

①GDM孕妇化身为一日形象多变的可爱准妈妈（早上疲倦慵懒、日间神采奕奕、晚上休闲端庄），GDM专科护士和机器人小助手则时刻陪伴其左右。

②餐图丰富多彩，美味诱人。黄色方块为早餐、绿色梅花为加餐（上午茶和下午茶）、红色红桃为正餐（午餐和晚餐）、蓝色黑桃为宵夜。

■二　"图说糖妈妈饮食3+3"扑克牌的应用及特点

GDM孕妇挑出6张对应花系（方块1张、梅花2张、红桃2张、黑桃1张）的扑克牌就可诞生一天的饮食计划（图4-18-2）。

"图说糖妈妈饮食3+3"一日热量的设计：早餐315~453 kcal，正餐421~477 kcal，加餐162~346 kcal，宵夜126~252 kcal。任意搭配后，每日总热量在1500~2200 kcal之间。其中碳水化合物占总热量的50%~60%，蛋白质占比15%~20%，脂肪占比25%~30%。早餐和两正餐的能量应分别控制在每日摄入总能量的10%~15%和30%，加餐或宵夜的能量占比应为5%~10%。

扑克牌创新性的设计充满智慧，不仅兼顾了GDM孕妇的个体饮食习惯，还提供了种类全面、营养均衡、优质且足量的食物。这种设计简单、直观和便捷，让GDM孕妇能够吃得开心和安心。

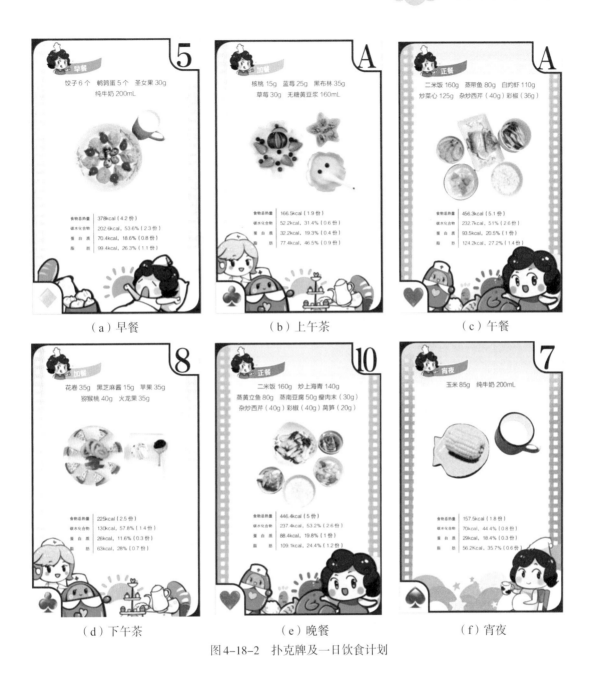

（a）早餐　　　　　　（b）上午茶　　　　　　（c）午餐

（d）下午茶　　　　　　（e）晚餐　　　　　　（f）宵夜

图4-18-2　扑克牌及一日饮食计划

第五节　专利的申报、临床转化、申奖及科普推广

创作完成，成品定案后，开始启动创新成果的专利申报、临床转化、申奖及科普推广工作。

一 专利的申报

与有资质的专业专利申请公司合作，填写《专利申请代理委托合同》，交付扑克牌"图说糖妈妈饮食3+3"的外观设计简要说明和54张扑克牌成品设计图。等待约半年就会获得专利证书。

二 临床转化

笔者团队与华南理工大学出版社合作，公开出版发行了扑克牌"图说糖妈妈饮食3+3"（图4-18-3）与配套书籍《图说糖妈妈饮食3+3》。至此，健康教育教具的创新设计和发明实现了临床转化（图4-18-4）。

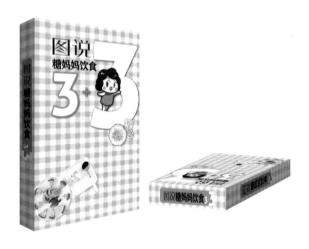

图4-18-3　出版的扑克牌

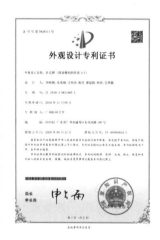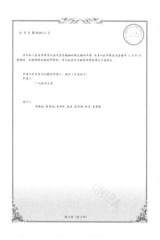

图4-18-4　专利证书

三 申请奖励和科普推广

GDM创新工作室的创新成果,以"看图对话"模式科普GDM孕妇的科学饮食,简单明了、图文并茂、通俗易懂、一看就明、一学就会,适宜各种文化层次的GDM孕妇、社区健康教育者以及GDM专科护士,还有妇产科的各级医护人员。产品面市后,广受欢迎。

2021年,在广州市总工会、广州市科技进步基金会举办的"较真功 展才华"第六届广州市职工创新发明大赛中,"图说糖妈妈饮食3+3"扑克牌在广州市超千个作品中突围而出,荣获优秀"五小"奖(图4-18-5)。为了更好地宣传,GDM创新工作室还拍摄了视频《图说糖妈妈饮食3+3扑克牌的设计及应用》,GDM孕妇夫妻在游戏中展示了快速建立科学健康饮食的方法,其中"路人"演员夫妻的表演,生动而和谐、温馨而感人,达到了很好的宣传和推广效果(图4-18-6)。

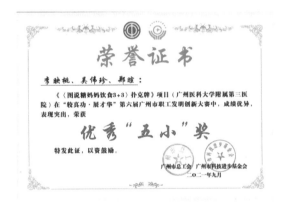

图4-18-5 获奖证书

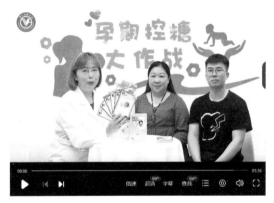

图4-18-6 视频宣传片

【参考文献】

[1] American Diabetes Association. Diabetes care in the hospital: standards of medical care in diabetes—2019 [J]. Diabetes Care, 2019, 42(Suppl.1): 173-181.

[2] 中国营养学会.中国居民膳食指南(2016)[M].北京:人民卫生出版社,2016.

(李映桃 朱苑桐 吴伟珍 陈佳 黎思颖 王艳 梁建钟 张兆金)

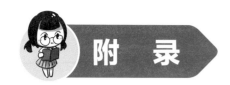

附 录

附录一 初诊GDM个案资料采集记录表

一、基本信息

床 号		住院号		门诊卡号		
姓 名		年 龄		籍 贯		职业
干预孕周		文化程度		联系电话		
报销方式	□医保 □自费		经济状态	□可 □经济压力大		
家庭支持力度	□无 □支持力度大					
是否外院转诊	□是 □否 转诊医院：					
诊 断						
孕产史	孕_____ 产____ 孕___ 周 □单胎 □双胎 □三胎 其他：_____					
末次月经		预产期		产检医师		
本次受孕方式	□自然怀孕 □促排卵 □IVF-ET □人工受精					
本次妊娠反应	妊娠剧吐：□无 □轻度 □明显					
孕前减重史	□无 □有 _____					
孕期体重下降	□无 □有 ___ 周____kg（下降____kg）					
控糖物品准备	三件套： 体重秤、食物秤、血糖仪					

二、孕期体重评估及方案设计

身高	孕前体重	BMI	现孕周	当前体重	现阶段体重增长情况
					□过少□合适□过多

胎儿体重评估：

建议孕期增重（kg）		建议每周增重（kg）	
0～__周增重（kg）		___～20周增重（kg）	
20～30周增重（kg）		每周增重（kg/w）	

续表

30～__周建议增重（kg）		每周增重（kg/w）	
备注（体重方案更改）			

OGTT	____周 OGTT 结果：_____—_____—_____mmol/L
糖尿病类型	□A1 □A2 □B □C □D 其他（合并症）：_____
孕前糖尿病者	_____年确诊 □1型糖尿病 □2型糖尿病 □未分型糖尿病
孕前降糖方案	□无 □口服药 □二甲双胍_____ □胰岛素（种类＋剂量）_____
糖尿病并发症/合并症	
GDM 高危因素	□高龄 □家族史 □PCOS □GDM 史 □巨大儿史 □高血压 □糖耐量受损 □不良孕产史 □地贫 □子宫肌瘤 □甲亢 □甲减 □高脂血症 □FGR 史 □其他
本次怀孕特殊情况	□宫颈机能不全 □宫颈环扎术后：□预防性环扎 □治疗性环扎 □紧急性环扎 □前置胎盘 □羊水过多 □羊水过少 其他_____
相关化验指标	糖化血红蛋白：_____ 血型：_____ 血红蛋白：_____ 血脂：_____ 营养三项：_____ 其他：_____
药物使用情况	□钙片_____/d □铁剂_____/d □复合维生素_____/d □肝素_____/d □阿司匹林_____/d □其他：_____
特殊用药	□利托君_____/d □硝苯地平片_____/d □泼尼松_____/d □羟氯喹_____/d □其他：_____
备注	孕期是否有促胎肺：□否 □是：___周

三、饮食日记本（表）

广州医科大学附属第三医院（The Third Affiliated Hospital of Guangzhou Medical University）

妊娠合并糖尿病患者饮食血糖记录表

姓名：_____ 科室：_____ 床号：_____ 住院号：_____ 年龄：_____ 孕周：_____ 糖尿病类型：_____ 级 □应用胰岛素 □饮食控制

日期/孕周	空腹血糖	早餐	餐后2 h血糖	点心餐	餐前血糖	午餐	餐后2 h血糖	点心餐	餐前血糖	晚餐	餐后2 h血糖	点心餐	睡前血糖	空腹体重kg	备注
															运动早：中：晚：
															运动早：中：晚：
															运动早：中：晚：
															运动早：中：晚：

目标血糖：

孕期血糖(GDM)：空腹4.0～5.3 mmol/L，餐前4.0～5.6 mmol/L，餐后2 h及睡前4.4～6.7mmol/L。

孕期血糖(PGDM)：空腹4.0～5.6mmol/L，餐前4.0～5.6 mmol/L，餐后2 h及睡前5.6～7.1mmol/L。

产后血糖：空腹4.0～6.1mmol/L，餐后2 h及睡前4.4～7.8 mmol/L。

若出现头晕、心慌、冷汗、饥饿感等不适，则可能出现了低血糖，应立即按照低血糖的方式去处理。

附录二　糖尿病食物交换份法图

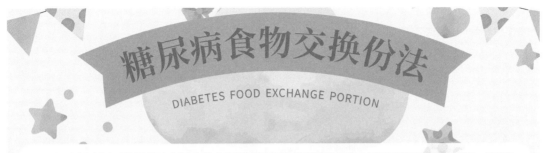

　　糖尿病食物交换法是以糖尿病妇女的营养物质与热量控制目标为依据，为方便患者和医务人员进行配餐计算和操作等而设计。食物交换份法将食物按照来源、性质分成八类，每份食物指的是相当于提供90kcal能量的食物质量（不同类别的每份食物所含的蛋白质、脂肪及碳水化合物的量详见下表），每份调味料指的是相当于提供1g盐或400mg钠的质量，一份同类食物所含蛋白质、脂肪、碳水化合物和热量大致相同。其特点是：便于了解、控制和计算总热量，同类食品可以互换，以避免饮食的单一性。但是，不同类别的食品由于其营养成分区别很大，不建议跨类别进行交换。

　　例如：若晚餐中增加了100g马铃薯，相应地就应在主食中少吃25g米或面。这样，通过有限的食谱进行原材料上的按份交换，可让餐桌食品更加丰富，而且获得的营养成分及总热量还符合规定。

　　热量与食物交换的转化及一日热量分配：
　　每日所需交换份数=总热量÷90kcal。
　　一日热量分配：早餐10%~20%、正餐（午餐、晚餐）25%~30%、加餐（早加餐、午加餐、睡前加餐）5%~10%。

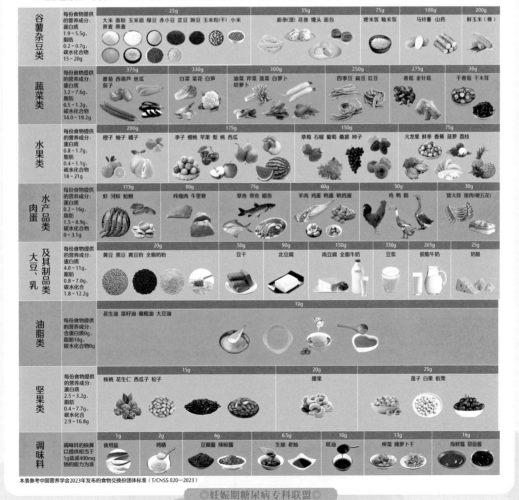

本表参考中国营养学会2023年发布的食物交换份团体标准（T/CNSS 020—2023）

◎妊娠期糖尿病专科联盟◎

附录三 糖尿病食物宜忌图

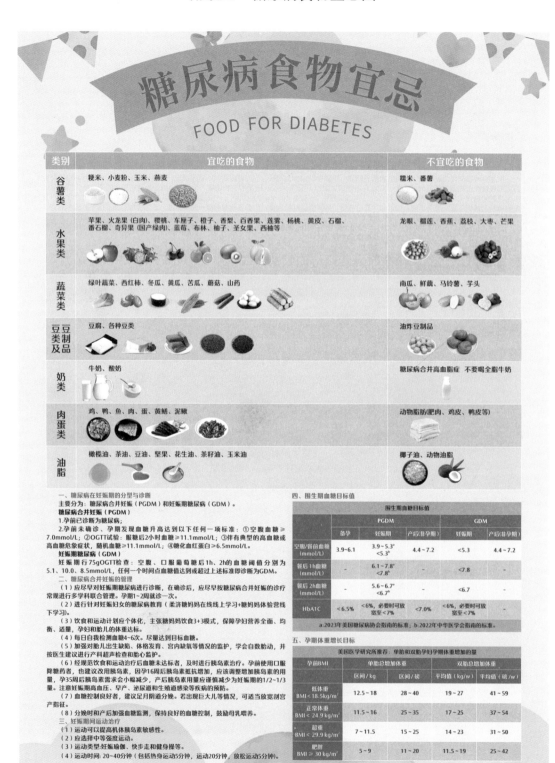

附录四　GDM 孕妇标准餐具

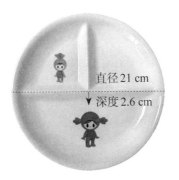

碟子：直径 21 cm
深度 2.6 cm

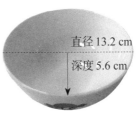

碗：上口直径 13.2 cm
深度 5.6 cm
容量 350 mL

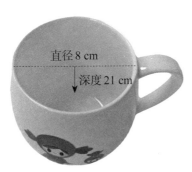

杯子：上口直径 8 cm
深度 21 cm
容量 260 mL

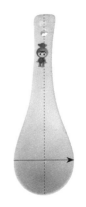

瓷勺：长 13.88 cm
宽 4 cm
容量 10 mL

碟子：直径 21 cm，浅式盘（自助餐衡量食物的量）。

碗：用于衡量主食类食物的量，也可用于盛粥和汤。

杯子：可用于衡量奶、豆浆等液体食物的量。满杯 250 mL，每天 2 杯。

瓷勺：容量 10 mL（衡量油盐的量）。

按餐盘吃饭：蔬菜的比例占餐盘的 1/2，谷类占 1/4，蛋白质类食物占 1/4。

附录五　GDM孕妇体力活动量表

日常生活	MET	运动及娱乐	MET
自我照顾（坐、站、吃药等）	1	散步（4 km/h）	3
坐着和动物玩	2.5	散步（3.2 km/h）	2.5
带小孩	3	散步（<3.2 km/h）	2
同时做多个家务（轻度吃力）	2.5	快走（6.4 km/h）	5
同时做多个家务（中度吃力）	3.5	慢跑（7 km/h）	6
同时做多个家务（高度吃力）	4	游泳（慢）	4.5
照顾老年长者（仅活跃期）	4	骑车（固定、慢）	3.5
扫地	7.7	有氧舞蹈（一般）	6
铺床	3.9	健康操（慢）	3
上楼	9	乒乓球	4.5
下楼	5.2	羽毛球	5.5
躺着哄宝宝入睡	1.5	写作	2

注：① MET：能量代谢当量，指某种活动能量消耗与静坐能量消耗的比值，单位为kcal/(kg·h)；

②运动能量消耗（kcal）=体重×某种运动的代谢当量×运动时间（h）。例如：体重为60 kg的妊娠中期妇女，每天慢跑30 min消耗的能量为6 kcal/(kg·h)×60 kg×0.5 h=180 kcal。

资料来源：AINSWORTH B E，HASKELL W L，WHITT-GLOVER M C，et al. Compendium of physical activities：an update of activity codes and MET intensities［J］. Medicine and Science in Sports and Exercise，2000，32：498-504.

附录六　孕前运动评估及孕期运动处方

姓名	
性别	
年龄	
职业	
孕前的体育爱好	
孕前运动习惯	
孕期健康检查情况	身高___cm，孕期体重___kg，BMI___kg/m²，目前孕周___，体重___kg，___（单/双胎）。有无运动禁忌证
运动负荷测定（6 min 步行实验）	实验前：心率___次/分，血压___mmHg，血氧饱和度：___% 实验后：心率___次/分，血压___mmHg，血氧饱和度：___%
体能测定	力量测定：上肢哑铃抗组运动1.5磅（0.68 kg）
体质评定	
运动目的	维持孕期体重增长___kg/w，控制血糖达标
运动项目	散步、上肢举哑铃、瑜伽、健康操等
运动强度	由小逐渐增大，轻中等运动强度 保持运动过程中能与他人交谈对话，但不能唱歌的强度 感知运动强度评分应为13～14分 运动时心率达到心率储备的40%～59%
运动时间	至分娩前，三餐后运动30～45 min
运动频率	每周5次以上，累计不少于150 min
注意事项	避免清晨空腹进行运动，外出运动时要携带饼干或糖果等并有家属陪同，预防低血糖及意外发生。运动过程中注意有无宫缩、阴流液情况

附录七 孕期体重增长的目标管理

美国医学研究所推荐：与孕前BMI相对应的孕期体重管理（单胎）

孕前BMI/(kg·m⁻²)	总体重增加		妊娠中晚期体重增加	
	增长值区间/kg	增长值区间/磅	平均值/(kg·w⁻¹)	平均值/(磅·w⁻¹)
低体重（BMI＜18.5）	12.5～18	28～40	0.51（0.44～0.58）	1（1～1.3）
正常体重（18.5≤BMI＜24.9）	11.5～16	25～35	0.42（0.35～0.50）	1（0.8～1）
超重（25≤BMI＜29.9）	7～11.5	15～25	0.28（0.23～0.33）	0.6（0.5～0.7）
肥胖（BMI≥30）	5～9	11～20	0.22（0.17～0.27）	0.5（0.4～0.6）

美国医学研究所推荐：单胎和双胎孕妇孕期体重增加的量

孕前BMI/(kg·m⁻²)	单胎总体重增加		双胎总体重增加	
	增长值区间/kg	增长值区间/磅	增长值区间/kg	增长值区间/磅
低体重（BMI＜18.5）	12.5～18	28～40	19～27	41～59
正常体重（18.5≤BMI＜24.9）	11.5～16	25～35	17～25	37～54
超重（25≤BMI＜29.9）	7～11.5	15～25	14～23	31～50
肥胖（BMI≥30）	5～9	11～20	11.5～19	25～42

妊娠期高血糖诊治指南（2022）

妊娠前BMI分类/(kg·m⁻²)	总增长范围/kg	妊娠早期增长/kg	妊娠中晚期周体重增长[中位数（范围）]/kg
低体重（BMI＜18.5）	11.0～16.0	≤2.0	0.46（0.37～0.56）
正常体重（18.5≤BMI＜24.0）	8.0～14.0	≤2.0	0.37（0.26～0.48）
超重（24.0≤BMI＜28.0）	7.0～11.0	≤2.0	0.30（0.22～0.37）
肥胖（BMI≥28.0）	≤9.0	≤2.0	≤0.30

附录八　围生期血糖目标值

	PGDM			GDM	
	备孕	妊娠期	产后	妊娠期	产后
FPG/ （mmol·L^{-1}）	3.9～6.1	3.9～5.3[①] < 5.3	3.9～7.0	< 5.3	3.9～7.0
餐后 1 h 血糖 / （mmol·L^{-1}）	—	6.1～7.8[①] < 7.8[②]	—	< 7.8	—
餐后 2 h 血糖 / （mmol·L^{-1}）	—	5.6～6.7[①] < 6.7[②]	—	< 6.7	—
HbA1c	6.0%～6.5%	< 6%，必要时可 放宽至 < 7%	—	< 6%，必要时可放 宽至 < 7%	—

注：①2023 年美国糖尿病协会指南的标准；②2022 年中华医学会指南的标准。

附录九 血糖预警值及处置预案表

类型	低血糖	处理	高血糖	处理
一级预警	≤4.0 mmol/L	口服补糖（15/15原则）	≥11.1 mmol/L	15 min复测，必要时皮下或静脉使用胰岛素
二级预警	≤3.3 mmol/L	口服补糖（15/15原则）	≥13.9 mmol/L	15 min复测，必要时静脉使用胰岛素
三级预警	≤2.8 mmol/L	静脉补糖（25/25原则）	≥16.7 mmol/L	母胎监护、血气分析，立即静脉使用胰岛素（5个5原则）

低血糖急救：不同食物引起的血糖升高快慢不同，葡萄糖＞蜂蜜＞白糖水＞可乐＞果汁＞冰淇淋＞巧克力。

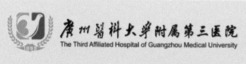

广州医科大学附属第三医院
The Third Affiliated Hospital of Guangzhou Medical University

高低血糖的预警和处置

类型	低血糖 (mmol·L⁻¹)	高血糖 (mmol·L⁻¹)	RRT 团队
一级预警（小抢救）	≤4	≥11.1	一线医师/护士
二级预警（中抢救）	≤3.3	≥13.9	住院总/内分泌/护士
三级预警（大抢救）	≤2.8	≥16.7	二线/内分泌/ICU/护士

15 g 含糖食品举例如下：

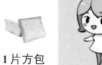

4块苏打饼　　2～5块糖果　　4块方糖　　半杯果汁　　1片方包

附录十　常用胰岛素介绍

常用胰岛素种类

作用特点	胰岛素类型	通用名
速效	胰岛素类似物	门冬胰岛素注射液 赖脯胰岛素注射液 谷赖胰岛素注射液
短效	动物胰岛素	胰岛素注射液
	人胰岛素	生物合成人胰岛素注射液 重组人胰岛素注射液
中效	动物胰岛素	低精蛋白锌胰岛素注射液
	人胰岛素	低精蛋白生物合成（重组）人胰岛素注射液 精蛋白锌重组人胰岛素注射液
长效	动物胰岛素	精蛋白锌胰岛素注射液
	胰岛素类似物	甘精胰岛素注射液 地特胰岛素注射液 德谷胰岛素注射液
预混	动物胰岛素	精蛋白锌胰岛素注射液（30R）
	人胰岛素	精蛋白生物合成人胰岛素注射液（预混30R） 精蛋白锌重组人胰岛素混合注射液30/70 30/70混合重组人胰岛素注射液 50/50混合重组人胰岛素注射液
	胰岛素类似物	门冬胰岛素30注射液 门冬胰岛素50注射液 精蛋白锌重组赖脯胰岛素混合注射液（25） 精蛋白锌重组赖脯胰岛素混合注射液（50）
双胰岛素	胰岛素类似物	德谷门冬双胰岛素注射液70/30

常用胰岛素的制剂和作用时间

单位：h

胰岛素制剂	起效时间	达峰值时间	有效作用时间	最大持续时间
速效人胰岛素类似物	1/6～1/3	0.5～1.5	3～4	3～5
短效胰岛素	0.5～1	2～3	3～6	7～8
中效胰岛素	2～4	6～10	10～16	14～18
长效胰岛素	3～6	12～16	24	24

不同情况下的胰岛素注射部位选择

不同情况		注射部位
胰岛素剂型	速效或短效胰岛素	腹部
	中效或长效胰岛素	臀部、大腿
特殊人群	妊娠中期	腹部外侧远离胎儿的区域
	妊娠晚期	腹部（使用捏皮技术）、大腿、上臂
	儿童	臀部、大腿

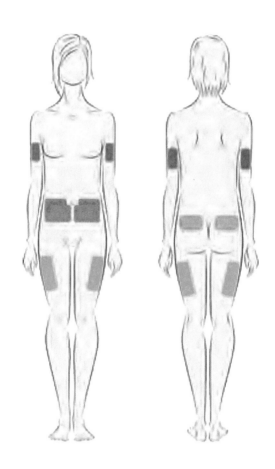

附录十一　宫缩与胎动记录表

宫缩记录表（周）

日期	强度	持续时间 /s	1 h宫缩 总数

宫缩强度评估标准：①强：有痛感，子宫硬如额头；②弱：仅有下腹胀感。宫缩持续时间：从胀痛感开始到完全消失。

提醒：若宫缩＞4次/h，请通知您的医师或护士。

病人签名：

日　　期：

胎动记录表（周）

日期	早/ （次/h）	午/ （次/h）	晚/ （次/h）

计数方法：可按孕妇本人习惯感受的胎动计数自成体系，每次按统一标准即可。

提醒：若胎动＜3次/h，请通知您的医师或护士。

病人签名：

日　　期：

附录十二 血压记录表

血压记录表（周）

日期	第一次 6：00—8：00		第二次 13：00—15：00		第三次 18：00—21：00		用药种类：①②③④⑤⑥ 给药方式：A/B
	收缩压/舒张压	心率	收缩压/舒张压	心率	收缩压/舒张压	心率	
							（ ）（ ）用药时间： （ ）（ ）用药时间：
							（ ）（ ）用药时间： （ ）（ ）用药时间：
							（ ）（ ）用药时间： （ ）（ ）用药时间：
							（ ）（ ）用药时间： （ ）（ ）用药时间：
							（ ）（ ）用药时间： （ ）（ ）用药时间：
							（ ）（ ）用药时间： （ ）（ ）用药时间：
							（ ）（ ）用药时间： （ ）（ ）用药时间：
							（ ）（ ）用药时间： （ ）（ ）用药时间：
							（ ）（ ）用药时间： （ ）（ ）用药时间：
							（ ）（ ）用药时间： （ ）（ ）用药时间：
							（ ）（ ）用药时间： （ ）（ ）用药时间：
							（ ）（ ）用药时间： （ ）（ ）用药时间：
							（ ）（ ）用药时间： （ ）（ ）用药时间：
							（ ）（ ）用药时间： （ ）（ ）用药时间：

降压药：①硝苯地平；②拉贝洛尔；③尼卡地平；④硝酸甘油；⑤硝普钠；⑥其他。

给药方式：A.口服 B.静脉泵入

提醒：若血压高于140～150/90～100 mmHg，请通知您的医师或护士。

病人签名：

日　　期：

附录十三　"图说糖妈妈测血糖"扑克牌的设计特点和使用说明

它是一副扑克牌，共54张，扑克牌元素齐全，可以当扑克牌游戏。它也是一套"看图对话"模式的科学监测血糖图卡集，专门介绍适宜的血糖监测方法、时间和注意事项，以及适宜中国GDM孕妇的血糖检测流程。GDM孕妇可以根据自己的糖尿病分级和血糖控制状况，参考扑克牌上的建议进行血糖监测。简单易懂，便于实践，旨在帮助GDM孕妇达到良好的血糖控制，促进自然分娩和母婴健康。

1. 扑克牌的大王、小王及牌背的设计

大王：图案为六驾马车女王，寓意血糖达标，母婴健康。这六驾马车分别代表健康教育、科学饮食、规范运动、血糖监测、药物治疗和母胎监护。

小王：图案为掌控血糖及GDM孕妇弹奏六弦琴（吉他），每根弦分别代表空腹、餐前、餐后1 h、餐后2 h、睡前和凌晨3点的血糖监测。

牌背：画面为血糖监测及调控的情景。

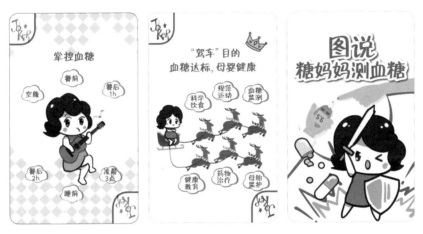

2. 四张对应花系（红桃、方块、梅花、黑桃）的设计

（1）红桃：OGTT试验（问与答）。

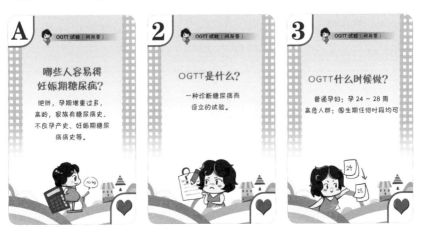

（2）方块：微量血糖仪测定指尖血的微量血糖流程。

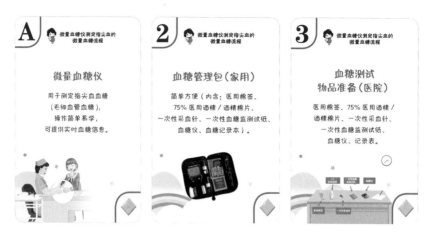

（3）梅花：血糖监测知多点。

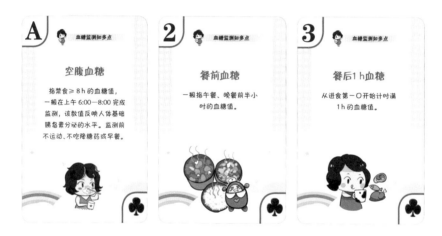

（4）黑桃：动态血糖（CGM）监测。

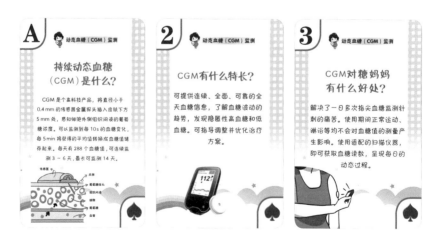

　　挑出 13 张对应花系（红桃、方块、梅花、黑桃）的扑克牌就是一套完整的 GDM 孕妇安全科学测血糖的示范了，可以一边游戏，一边学习。

附录十四　"图说糖妈妈安全胰岛素注射"扑克牌的设计特点和使用说明

　　它是一副扑克牌，共54张，扑克牌元素齐全，可以当扑克牌游戏。它也是一套"看图对话"模式的科学安全胰岛素注射图卡集，专门介绍胰岛素相关知识、胰岛素的注射方法和注意事项，以及适宜中国GDM孕妇的胰岛素安全注射流程。GDM孕妇可以参考该扑克牌上的建议进行胰岛素的安全注射。内容简单易懂，便于实践，能够帮助GDM孕妇达到良好的血糖控制，促进自然分娩和母婴健康。

　　1. 扑克牌的大王、小王及牌背的设计

　　大王：图案为六驾马车管理。管住嘴和迈开腿是基础。

　　小王：图案为三孩全家福。血糖管控达标，健康三孩不是梦。

　　牌背：画面为GDM孕妇自我注射胰岛素的场景。

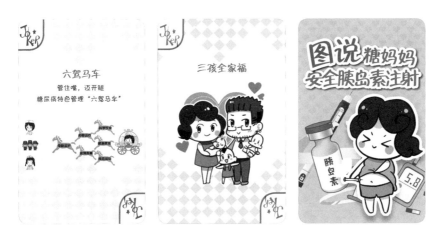

　　2. 四张对应花系（红桃、方块、梅花、黑桃）的设计

　　（1）红桃：胰岛素相关知识问与答。

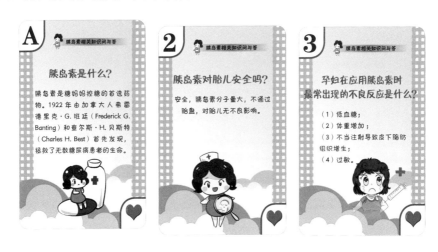

（2）方块：胰岛素笔注射流程及注射事项（手臂为例）。

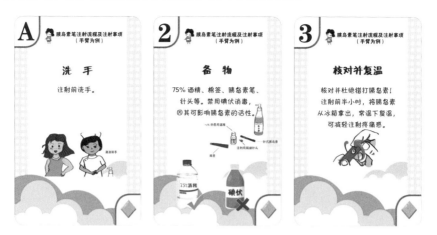

（3）梅花：胰岛素泵知多点。

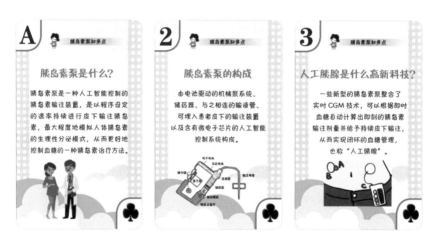

（4）黑桃：胰岛素注射部位及轮换。

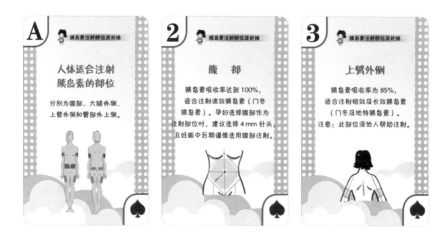

挑出 13 张对应花系（红桃、方块、梅花、黑桃）的扑克牌就是一套完整的胰岛素安全注射的示范了。